体に効く！
酢を おいしくたっぷり 食べるレシピ

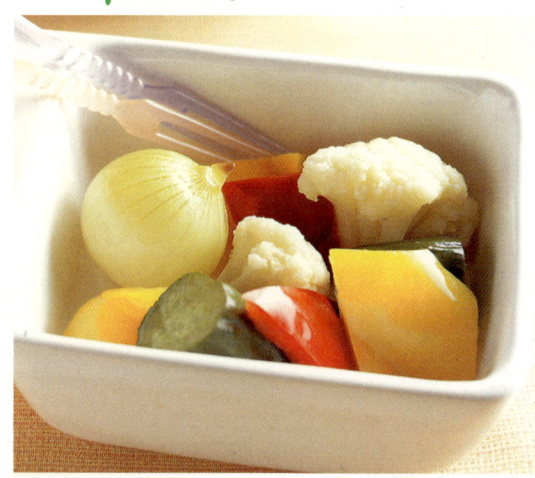
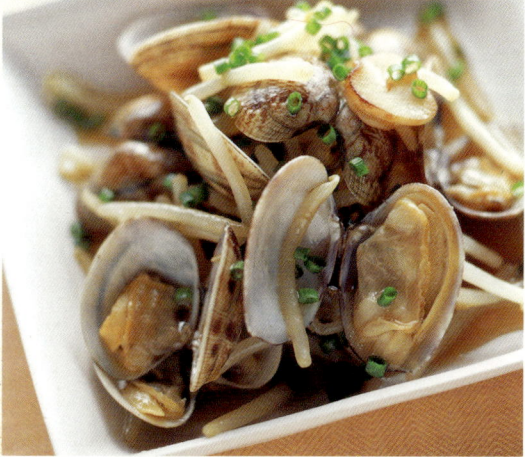
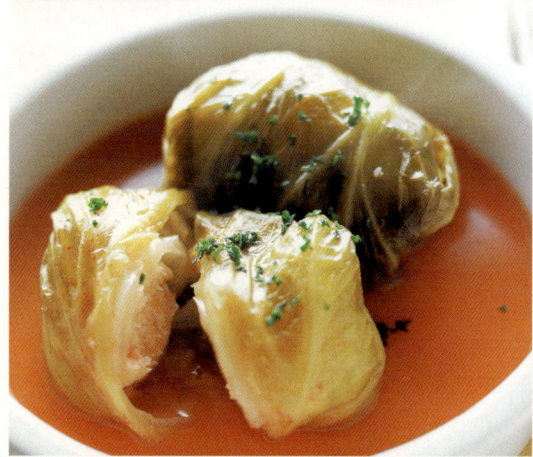
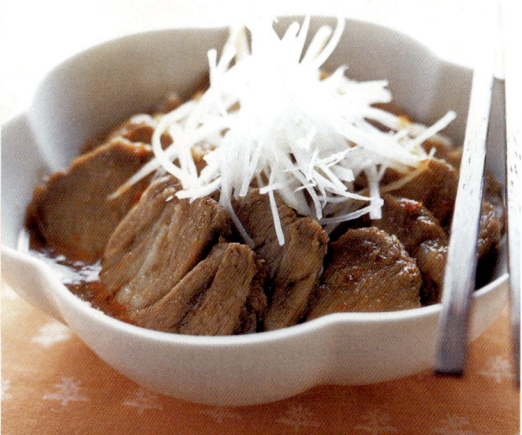

成美堂出版

お酢は体にいい！
だから
お酢をたっぷり
いただきましょう。

プロローグ

調理法を工夫して、
お酢をおいしく食事に取り入れましょう。

お酢はすっぱい！といって敬遠している人はいませんか？

お酢ほど、人間にとって不可欠な調味料はありません。古代ローマの兵士は、酢とはちみつを合わせて「疲労回復ドリンク」として飲んでいたと言われ、医薬品としても扱われていたほどです。日本でも古くから調味料として使われ、私たちの健康を保ち、豊かな食生活を過ごすには欠かせない存在でした。

最近では、「黒酢」「もろみ酢」などさまざまな種類のお酢が登場し、その健康効果も脚光を浴びています。「血液サラサラ」「疲労回復効果」「カルシウムの吸収を助ける」「美容効果」「減塩効果」「整腸作用」「血糖値を下げる」など、お酢には私たちが日頃気をつけたいと感じている、体の健康を維持するための効果が期待できるのです。

ですから、お酢を毎日の食事に積極的に取り入れて欲しいと思います。目安は1日大さじ1のお酢。ドリンクにしたり、料理に使ったりと飽きないように継続する努力をしましょう。

この本では、お酢の種類と造り方、健康効果をわかりやすく解説し、おいしいお酢レシピもたくさん紹介しています。毎日の食生活にぜひ、役立たせて下さい。

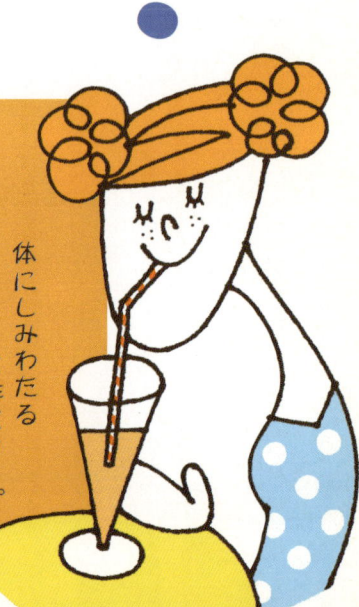

体にしみわたるお酢パワー。

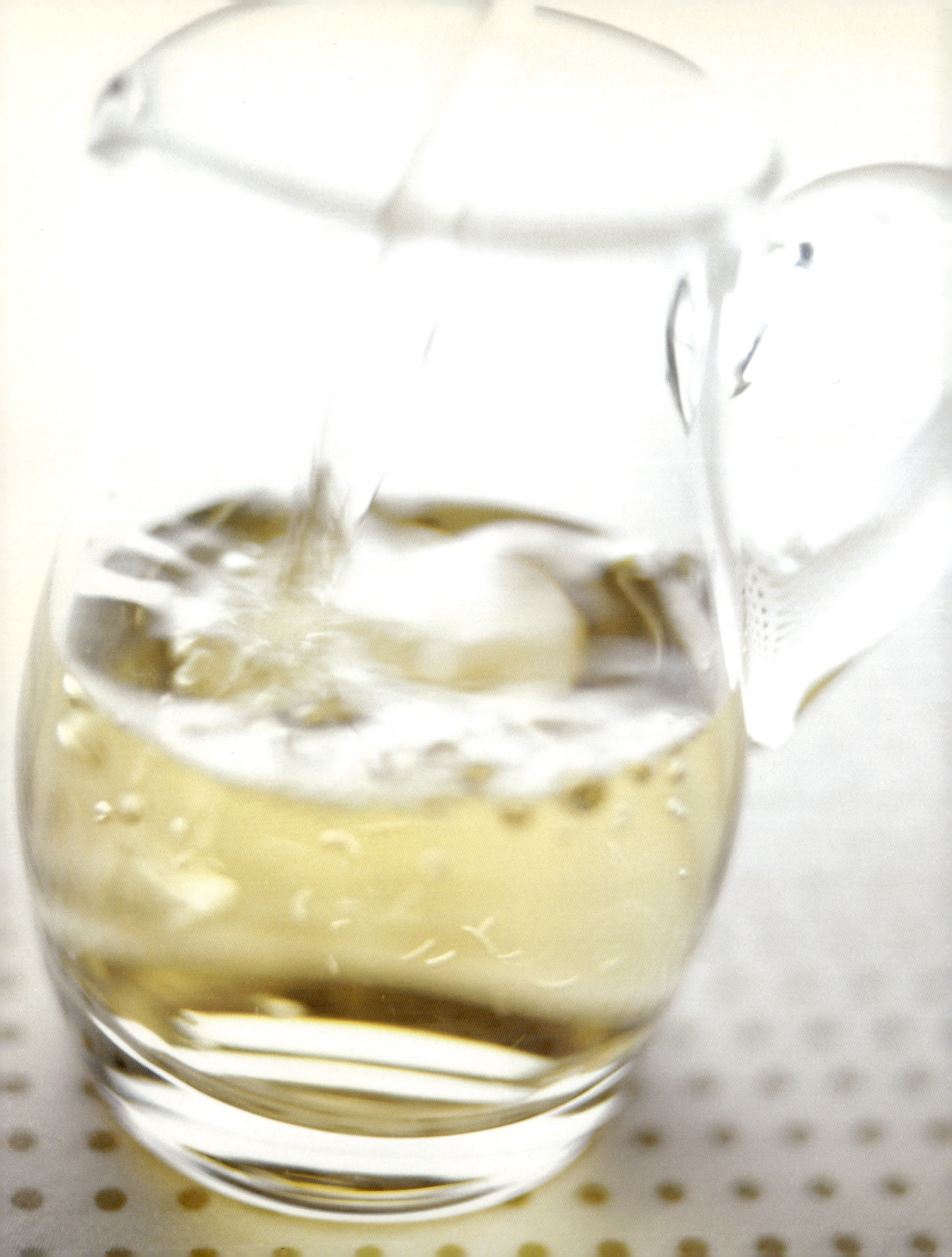

INDEX
体に効く！酢をおいしくたっぷり食べるレシピ

お酢はこんなにすごい！
酢の健康効果と食べ方10

お酢の種類と造り方 …… 8

- 酢の健康効果1　血液サラサラ効果 …… 10
- 酢の健康効果2　疲労回復効果 …… 12
- 酢の健康効果3　カルシウムの吸収を助ける …… 14
- 酢の健康効果4　美容効果 …… 16
- 酢の健康効果5　減塩効果 …… 18
- 酢の健康効果6　食欲増進効果 …… 19
- 酢の健康効果7　食中毒予防 …… 20
- 酢の健康効果8　血糖値を下げる …… 21
- 酢の健康効果9　整腸作用 …… 22
- 酢の健康効果10　抗ストレス …… 23

コラム　お酢の調理効果いろいろ …… 24

おいしくって簡単！酢たっぷりレシピ88

お酢たっぷり1 煮込み料理

- カチャトーラ …… 26
- 豚肉の辛酸味煮 …… 28
- 豚ばら肉とゆで卵のすっぱ煮 …… 29
- 鶏手羽先のさっぱり煮 …… 29
- いわしの梅酢煮 …… 30
- たこの揚げ煮 …… 30
- レバーの煮込み …… 31
- えびといかのプリプリロールキャベツ …… 32
- ラタトゥイユ …… 33
- スペアリブのマスタード煮込み …… 34
- たらのビネガー煮 …… 34
- 牛肉の赤ワイン煮 …… 35
- さばのヌックマム煮 …… 36
- 太刀魚のコチュジャン煮 …… 37
- 鶏肉のココナッツミルク煮 …… 37

お酢たっぷり2 スープ

- トムヤムクン …… 38
- サンラータン …… 40
- 鶏手羽と干ししいたけの酸味スープ …… 41
- あさりの酸味スープ …… 41
- きゅうりとわかめの冷やしスープ …… 42
- トマトと卵と帆立の中華風スープ …… 42
- ガスパチョ …… 43
- ポトフ風サワースープ …… 44
- 豆ミネストローネ …… 45
- 白菜と肉団子のスープ …… 45

コラム　海外のお酢事情◆アジア編 …… 46

お酢たっぷり3 炒め物・あんかけ

- 酢豚 …… 48
- あじの南蛮漬け …… 50
- わかさぎのエスカベーシュ …… 50
- あさりのにんにくポン酢炒め …… 51
- 揚げ出し豆腐の野菜あんかけ …… 51
- ハンバーグおろしソース …… 52
- 豚肉とにらの酸味炒め …… 53
- カリフラワーと桜えびの炒め物 …… 54
- じゃがいもの白ワインビネガー炒め …… 54
- 牛肉とセロリのバルサミコ炒め …… 55
- かきと長ねぎの黒酢炒め …… 55
- きゅうりの甘酢炒め …… 56
- 揚げ団子の甘酢ソースかけ（エスニック風） …… 56
- 揚げ魚と長ねぎの黒酢あんがらめ …… 57
- 白身魚と卵のチリソース炒め …… 58

コラム　お酢たっぷり！ドレッシング＆たれ …… 60

お酢たっぷり4 マリネ

- シーフードマリネ／ハムと大根のマリネ …… 62
- 長ねぎのホットマリネ …… 64

4

かつおのカレー風味マリネ 64
揚げなすの和風マリネ 64
新玉ねぎとスモークサーモンのマリネ 65

お酢たっぷり 5 サラダ

海藻サラダ／たことときゅうりの和風サラダ 66
春雨サラダ 68
にんじんとツナのサラダ 68
ルッコラのサラダ・バルサミコ酢風味 69
豆とアボカドのサラダ 69

お酢たっぷり 6 ピクルス・漬け物

きゅうりのピリ辛漬け 73
ラーパーツァイ 73
ザワークラウト 72
カリフラワーとうずらの卵のカレーピクルス 72
彩りピクルス 70

お酢たっぷり 7 酢の物

切り干し大根の酢の物 76
れんこんの酢の物 76
にがうりの酢の物 77
ひじきの酢の物 77
もずく酢／えのきとほっき貝の酢の物 74

お酢たっぷり 8 あえ物

ゆで豚のからし酢みそ 78
なすの中華あえ 80
なます（ベトナム風：ニョクチャム） 80
いわしの刺身キムチたれかけ 81
まぐろと長いものからし酢じょうゆあえ 81

コラム
海外のお酢事情 ◆アメリカ・ヨーロッパ編 82

お酢たっぷり 9 ごはん

ロール巻き寿司3種＆いなり寿司 84
まぐろの手ごね寿司 86
ローストビーフの洋風ちらし寿司 87
鮭ちらし寿司 87
シーフードライスサラダ 88
納豆キムチチャーハン 88
フライドエッグのエスニックごはん 89
ビビンバ 90
焼き豚ときゅうりの中華あえ丼 91
めかぶ丼 91

お酢たっぷり 10 麺

さっぱりあんかけ焼きそば 92
冷やし中華 94
バンバンジー風サラダ麺 95
簡単冷麺 96
汁ビーフン 97
トマトのさっぱりひんやりサラダパスタ 98
ぶっかけ納豆うどん温泉卵のせ 99
サラダそば 99
じゃじゃ麺 100
うなぎスタミナそうめん 101

コラム
お酢のいろいろな使い方 美容編 102

コラム
きほんの合わせ酢 106

毎日飲み続けたい！お手軽サワードリンク&デザート 18

お酢たっぷり 11 酢＋果汁（サワードリンク）
いちごサワーシロップ 108
黒酢はちみつレモン 110
オレンジサワードリンク 112
グレープフルーツドリンク 112
白桃ラッシー 113
りんごサワージュース 113

お酢たっぷり 12 酢＋野菜ジュース（サワードリンク）
青い野菜サワードリンク／にんじんサワードリンク 114
トマトサワードリンク 115

お酢たっぷり 13 酢＋その他（サワードリンク）
ダブルジンジャーサワードリンク 116
りんご酢のサワードリンク 117
即席ヨーグルトドリンク 117
梅酒の黒酢割り 117
ウイスキーのりんご酢割り 117

お酢たっぷり 14 デザート
いちごのせアイスクリーム・バルサミコ酢かけ 118
りんご酢ゼリー 120
フルーツハーブマリネ 121
さつまいものレモン煮 121

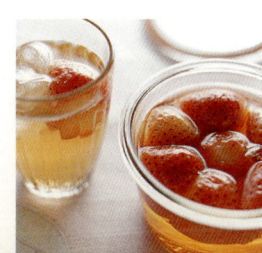

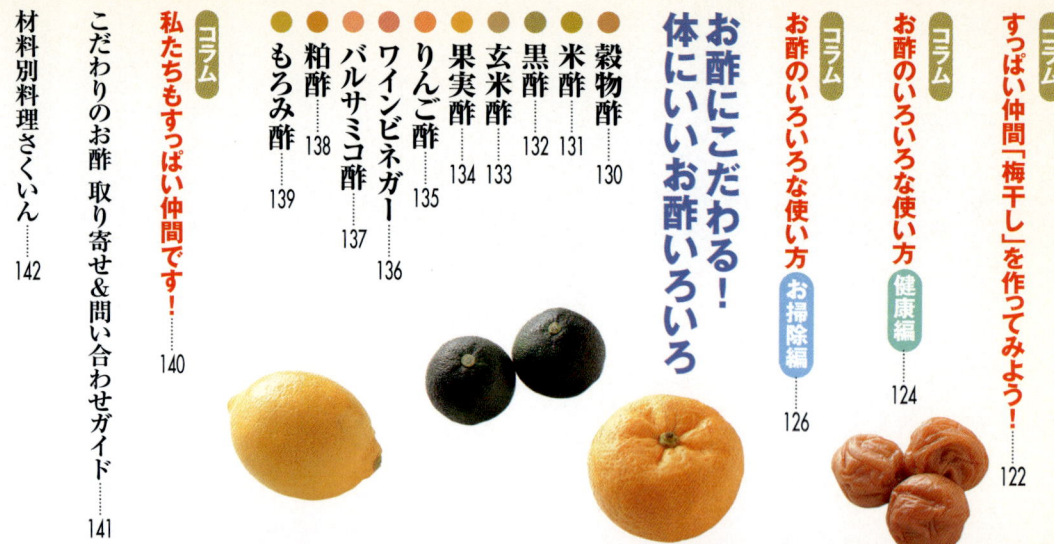

コラム すっぱい仲間「梅干し」を作ってみよう！ 122
コラム お酢のいろいろな使い方 健康編 124
コラム お酢のいろいろな使い方 お掃除編 126
お酢にこだわる！体にいいお酢いろいろ
穀物酢 130
米酢 131
黒酢 132
玄米酢 133
果実酢 134
りんご酢 135
ワインビネガー 136
バルサミコ酢 137
粕酢 138
もろみ酢 139
コラム 私たちもすっぱい仲間です！ 140
こだわりのお酢 取り寄せ＆問い合わせガイド 141
材料別料理さくいん 142

この本の使い方

＊料理の材料は、4人分を基本としています。
＊計量単位は、1カップ＝200ml、大さじ1＝15ml、小さじ1＝5ml、米1合＝180mlとしています。
＊電子レンジは600Wを基本としています。500Wなら1.2倍の加熱時間にしてください。

レシピマークの見方

牛肉の赤ワイン煮

ビーフシチューにバルサミコ酢をプラス

すっぱマーク：料理の酸味を「マイルド」「ややすっぱ」「かなりすっぱ」の3段階に分けています。また、その料理の味わいを表わしています。参考までに。

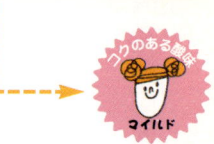

| エネルギー 509kcal | 塩分 2.2g | バルサミコ酢 | 赤ワインビネガー |

材料（4人分）
牛もも肉（シチュー用）…600g
ブロッコリー…1株
にんじん…1本
・・・・・・

作り方
1. 牛もも肉は塩、こしょうをふる。
2. ブロッコリーは小房に分け、にんじんは乱切りにし、じゃがいもは4等分に切り、それぞれ下ゆでする。
・・・・・・

1人分のエネルギーと塩分を表わします。

この料理に合う酢の種類をマークで表わします。

お酢はこんなにすごい！
酢の健康効果と食べ方 10

- お酢の種類と造り方 P.8-9
- 血液サラサラ効果 P.10-11
- 疲労回復効果 P.12-13
- カルシウムの吸収を助ける P.14-15
- 美容効果 P.16-17
- 減塩効果 P.18
- 食欲増進効果 P.19
- 食中毒予防 P.20
- 血糖値を下げる P.21
- 整腸作用 P.22
- 抗ストレス P.23

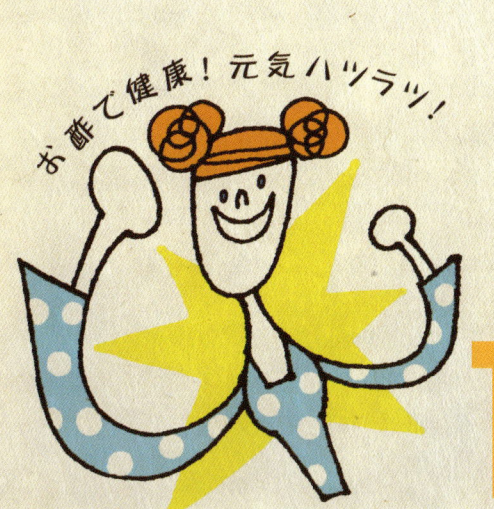

お酢で健康！元気ハツラツ！

"お酢"の種類と造り方

塩と並び人類最古の調味料といわれるお酢。私たちの食生活には欠かせない基本的な調味料であるお酢は、どんな風に造られるのかをご紹介します。お酢についての「へぇ～」を知れば知るほど、ますますお酢が好きになるはず！

お酢とは？

お酢は食酢ともいわれ、4～8％の酢酸を主成分とする酸味調味料です。穀類や果実を酢酸発酵させて造る醸造酢と化学的合成成分を原料とした合成酢に分類されますが、合成酢は現在、ほとんど市販されていません。日本では、酸度4％以上のものを食酢と定義していて、その原料により穀物酢、果実酢、その他の醸造酢に分けています。お米から造る米酢をはじめ、ワインビネガー、モルトビネガーなど、世界には数多くのお酢があり、私たちの食生活を豊かにしてくれています。

お酢ができるまで

◆◆◆

酵母菌により原料の糖分をアルコールに変え、できたアルコールを酢酸菌によって発酵させるとお酢ができます。つまり簡単にいえば、お酒を作る工程に「酢酸発酵」を加えるとお酢が造られるのです。

（日本農林規格による）

```
┌─ 穀物酢 ─┬─ 穀物酢 (P130)
           │   1リットルの酢を造るのに使用する米、小麦、とうもろこし、豆などの穀物原料が40g以上のもの。
           │
           └─ 米酢 ─┬─ 米酢 (P131)
                    ├─ 黒酢 (P132)
                    └─ 玄米酢 (P133)
                     米の使用量が1リットルあたり40g以上。米だけを原料とするものは純米酢、玄米だけを原料とするものは純玄米酢と表示できる。
```

原料
◀◀◀

米、麦、とうもろこし、豆などの穀物、またはりんご、ぶどう、ベリー類、ピーチなどの果実がお酢の原料になります。

糖化
◀◀◀

原料が穀物の場合は、酵素などを加えて糖化させます。果実の場合はこの工程はなく、圧搾することで果汁にします。

お酢の種類と造り方

食酢の分類と品質規格

食酢

合成酢
化学的に合成した酢酸を水で薄め、これに醸造酢を加えたもの。

醸造酢

果実酢

醸造酢
- もろみ酢 P139
- 粕酢 P138

穀物酢と果実酢以外の醸造酢。穀物、果実、アルコールを原料とする。酒粕から作る粕酢や高濃度の酒精酢、蒸留酢など。

ぶどう酢
- バルサミコ酢 P137
- ワインビネガー P136

ぶどう果汁が1リットルあたり300g以上。ワインを原料として用いるものもある。

りんご酢
- りんご酢 P135

りんご果汁が1リットルあたり300g以上。りんご果汁だけを原料とするものは純りんご酢と表示できる。

果実酢
- 果実酢 P134

1種または2種以上の果実を原料としたもので、その使用量が搾汁として酢1リットルあたり300g以上。

アルコール発酵
酵母を加えてアルコール発酵をさせます。これでまず、お酒ができるわけです。お酢になるのは、あともう少し！

◄◄◄

酢酸発酵
酢酸菌を培養して作った種酢を加えて、できたアルコールを酢酸発酵をさせます。お酒がお酢に変わる工程です。

◄◄◄

熟成
原料の持つうまみやコク、香りを調和させるのに必要なのが熟成。種類によって異なりますが、通常は1〜2ヶ月ほど貯蔵します。

◄◄◄

ろ過・殺菌
熟成が終わったらいよいよ最後の工程、ろ過と殺菌です。これでお酢が完成！

◄◄◄

充填
製品にするための最後の作業が、容器に詰める充填作業。この後は、流通に乗って食卓へと届くわけです。

9

酢の健康効果 ①
血液サラサラ効果

ドロドロ血液とサラサラ血液

「ドロドロ血液」とは、中性脂肪、コレステロール、糖分などを過剰に含み、粘度が高いうえ固まりやすい血液のこと。酸素や栄養分が体のすみずみまでうまく行き渡らず、老廃物が溜まりやすくなってしまいます。

反対に、スムーズに流れる「サラサラ血液」は、成分がバランスよく保たれていて柔軟性があり、細い血管でも難なく通り抜けていくことができます。ドロドロ血液は、体の不調だけでなく、動脈硬化など生活習慣病を引き起こす原因にもなる危険な状態。早めの対策が必要です。

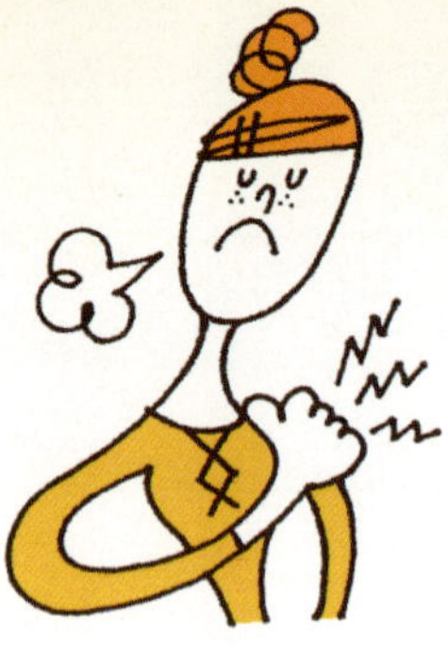

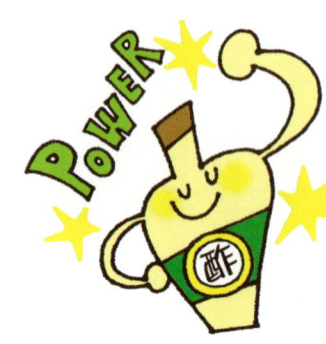

お酢のアミノ酸が効く！

お酢には、リジン、アラニン、ロイシンなどのアミノ酸が含まれています。このアミノ酸には、コレステロールが血管に溜まるのを防ぐ善玉コレステロールを増やし、悪玉コレステロールを減らすはたらきがあるのです。つまりお酢は、ドロドロ血液の原因である中性脂肪やコレステロールを退治して、血液をサラサラにしてくれる力を持っているということ。この効力は見逃せません！

毎日のお酢が「サラサラ血液」の秘訣

毎日の食事にお酢を取り入れる、これがサラサラ血液への近道です。お酢には、コレステロールを減らすアミノ酸だけでなく、脂質の代謝を活発にし、余分な脂肪の蓄積を抑える働きを持つクエン酸も含まれています。また、酸性に傾いた血液をアルカリ性にする効果も。お酢と相性のいい野菜や海藻をたっぷり使ったサラダを食卓に乗せたり、焼き魚にしょうゆの代わりにお酢をかけたり、はちみつと合わせてサワードリンクを作ったり。いろいろと工夫して、お酢を毎日、とりましょう。

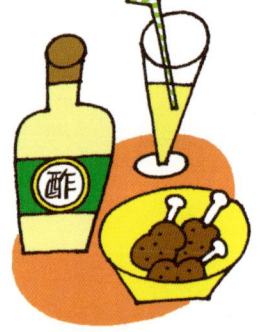

血液サラサラに効く食材いろいろ

香りの強い野菜や緑黄色野菜

香りの強い野菜（玉ねぎ、にんにく、にらなど）や緑黄色野菜（ピーマン、にんじん、ほうれん草など）の抗酸化作用は、活性酸素による血液の老化を抑えます。

1

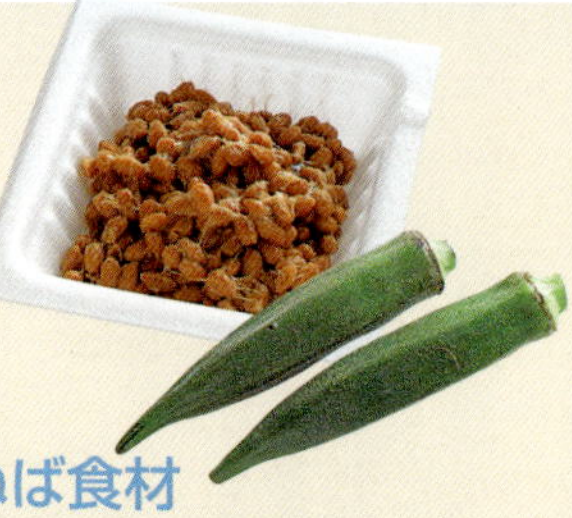

ねばねば食材

納豆、長いも、オクラなどの「ねばねば食材」は、腸内で一緒に食べた食物の糖分を絡めとり、吸収を防いでくれます。サラサラ血液には必要不可欠な食材。

2

青背の魚

さば、ぶり、いわし、まぐろなど「青背の魚」に含まれる、エイコサペンタエン酸（EPA）とドコサヘキサエン酸（DHA）には、血栓をできにくくする働きがあります。

3

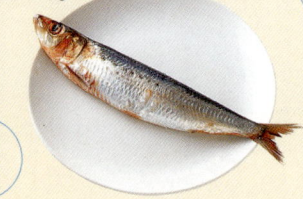
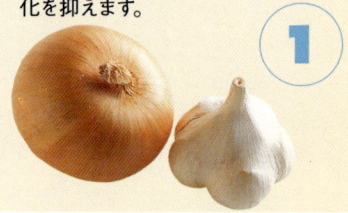

酢の健康効果 ① 血液サラサラ効果

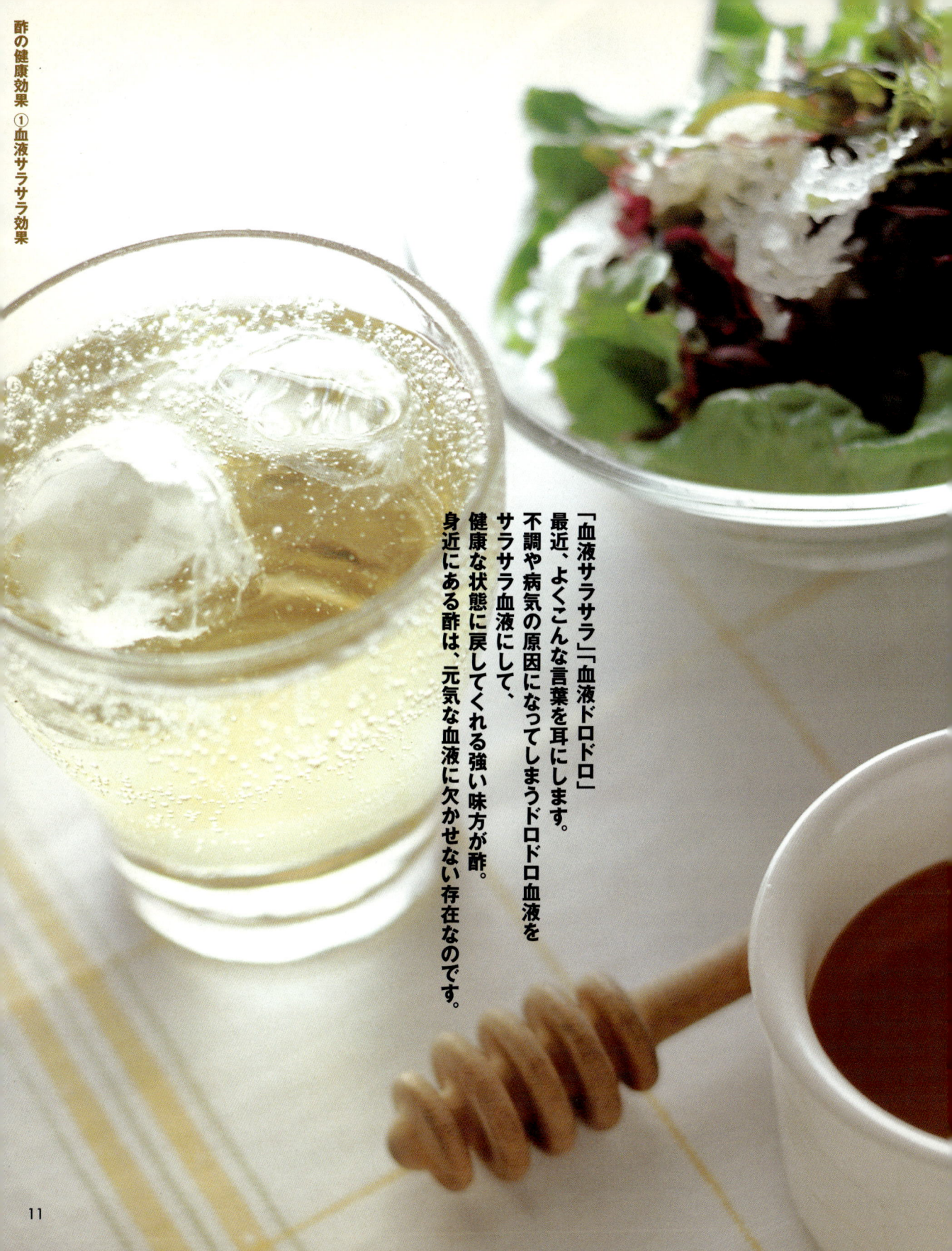

「血液サラサラ」「血液ドロドロ」
最近、よくこんな言葉を耳にします。
不調や病気の原因になってしまうドロドロ血液を
サラサラ血液にして、
健康な状態に戻してくれる強い味方が酢。
身近にある酢は、元気な血液に欠かせない存在なのです。

酢の健康効果 2

疲労回復効果

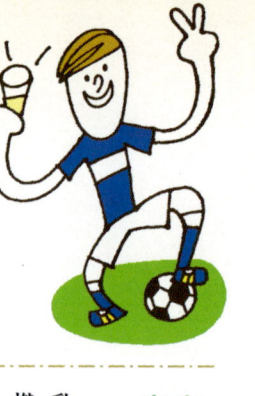

スポーツをする人はお酢をとりましょう！

激しい運動で大量のエネルギーを消費すると、不完全燃焼した栄養が燃えかすとなって体内に残ってしまいます。この燃えかすが「乳酸」とよばれるもの。乳酸が体内に溜まると疲れを感じやすくなってしまうので、すばやく分解しなければなりません。お酢に含まれるクエン酸には、乳酸を分解するはたらきがあります。ですから、スポーツ後にお酢をとれば、疲れが残りません。激しく体を動かすスポーツ選手が積極的にお酢をとるよう心がけているのは、このような理由があったのです。

お酢のクエン酸が疲れた体に効く！

お酢に含まれるクエン酸は、乳酸（消費されたエネルギーの燃えかす／疲労のもと）を化学反応によって水と炭酸ガスに分解するだけでなく、新たなエネルギーを生み出して疲労感を取り除くはたらきを持っています。さらに、酢の主成分である酢酸は体内でクエン酸に変わるので、お酢だけでも十分に疲労を吹き飛ばすことができるのです。疲れた体にお酢は欠かせませんね。

お酢＋糖質、お酢＋豚肉の組み合わせがベスト

1日中パソコンに向かって仕事をしたときなど、頭（脳）が疲れたと感じることも多いはず。脳のエネルギー源は唯一、糖質です。しかし、消化吸収が速い糖質は、血糖値やインスリン血中濃度を急激に上昇させてしまう恐れもあるので注意が必要。こんな場合は、糖質の吸収をコントロールするお酢を組み合わせましょう。さらに「疲労回復ビタミン」と呼ばれるビタミンB1を含む豚肉をプラスすれば完璧。「ご飯、酢の物、豚の生姜焼き」疲労回復ベストメニューはこれで決まり！

疲労回復に効く食材いろいろ

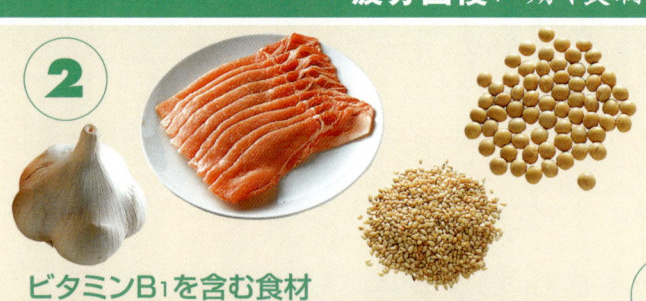

2 ビタミンB1を含む食材
豚肉、大豆、ごま、にんにくなどに多く含まれるビタミンB1も、糖の代謝機能を助け疲労物質を体内に溜めないようにする働きを持っています。これが「疲労回復ビタミン」といわれる理由。お酢と一緒にこれらビタミンB1を含む食材もとるようにしましょう。

穀類の「糖質」
冷やし中華や寿司、ご飯と酢の物、パンとピクルスなど、穀類の「糖質」と酢の組み合わせが疲労回復に役立ちます。お酢に含まれる酢酸が、糖の代謝機能を高めてグリコーゲン（糖分が体内で変化した物質／エネルギーのもと）の補充作用を早めてくれるからです。

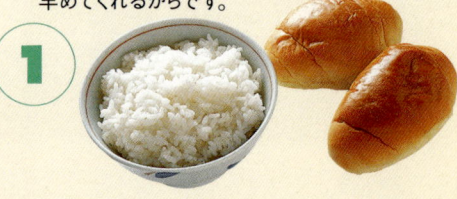

1

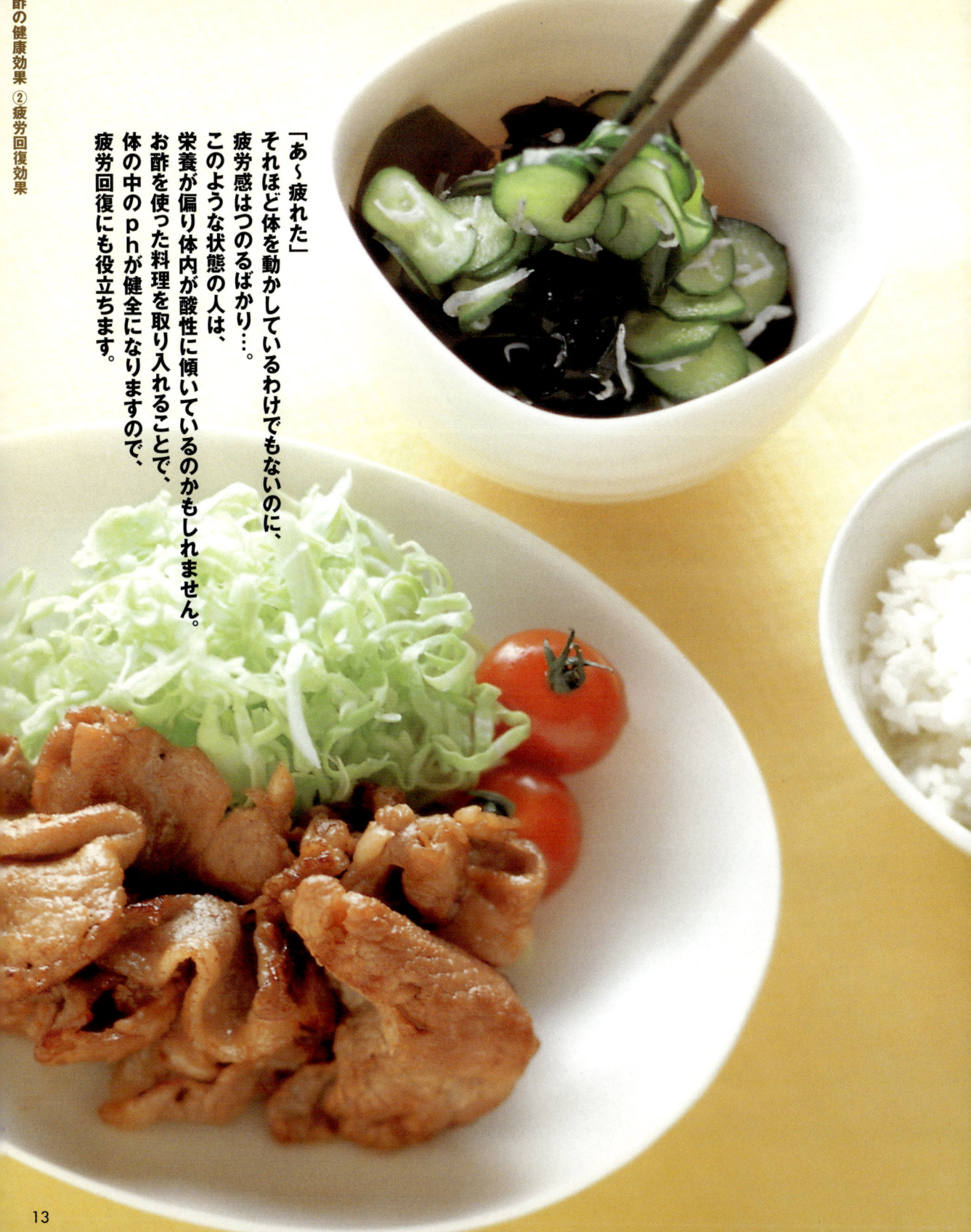

酢の健康効果②疲労回復効果

「あ〜疲れた」
それほど体を動かしているわけでもないのに、疲労感はつのるばかり…。
このような状態の人は、栄養が偏り体内が酸性に傾いているのかもしれません。
お酢を使った料理を取り入れることで、体の中のpHが健全になりますので、疲労回復にも役立ちます。

酢の健康効果 ③

カルシウムの吸収を助ける

お酢の主成分 酢酸パワー

お酢の主成分である酢酸には、カルシウムの吸収を高めるはたらきがあります。これは、酢酸がカルシウムと化合すると、吸収率のいい「酢酸カルシウム」になるから。生理学的研究でも、酢酸によるカルシウム吸収促進が実証されています。また、こうして吸収されたカルシウムは、骨にまで移行することも明らかになりました。つまり、酢酸はカルシウムの吸収率を上げるだけでなく、骨形成を促す効果も合わせ持っているのです。酢酸パワーで、カルシウム不足を解消しましょう。

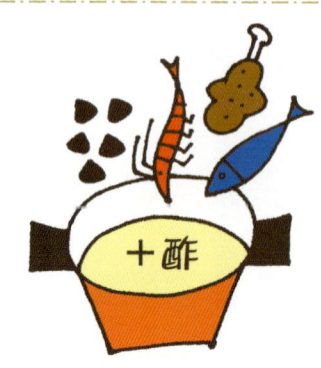

貝やえびの殻、肉や魚の骨までやわらかく

酢酸には、食材に含まれるミネラル（特にカルシウム）を引き出す力もあります。肉や魚介類を煮るときにお酢を加えると、骨や貝、えびの殻などからカルシウムが煮汁に溶け出すので、効果的にカルシウムを摂取することができます。また、魚の骨もやわらかくなるので、丸ごと食べることができて効率的。これなら、残しがちなカルシウム源を無駄にすることはありませんね。

お酢で理想的なミネラルバランスに

ミネラルの摂取で大切なのは、バランスです。たとえば、カルシウムばかりとっていてもマグネシウムの摂取量が少なければ、循環機能に影響が出てしまうため、心筋梗塞などの病気を引き起こすリスクが高くなってしまいます。またマグネシウムは、カルシウムの吸収を妨げるリンの溶出を抑える働きがあるので、このバランスも崩してしまう危険が。お酢には、カルシウムだけでなくマグネシウムも効率よく溶出させる効果があるので、理想的なバランスでミネラルを摂取することができます。

カルシウム吸収を助ける 食材いろいろ

貝類や殻つきえび
貝類や殻つきえびなどには、ミネラルが豊富に含まれています。お酢の効果があれば、殻部分からもカルシウムを摂取することが可能。スープなどにして食べましょう。

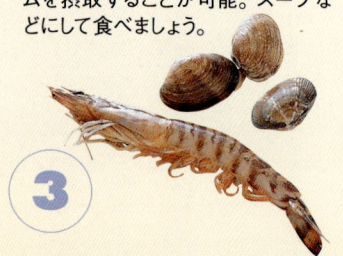
③

丸ごと魚や骨つき肉
あじやいわしなどの魚や手羽先などの骨つき肉も、お酢でマリネしたり煮込んだりすれば、カルシウムを無駄なく摂取できます。魚も丸ごと食べられます。

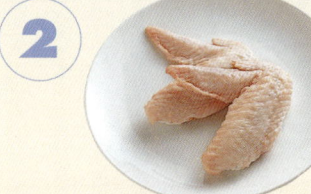
②

乳製品、小松菜、海藻類、豆類など
カルシウムといえば、牛乳を筆頭とする乳製品。他にも、小松菜、桜えび、ひじきなどの海藻類、豆腐や納豆にも、カルシウムは多く含まれています。

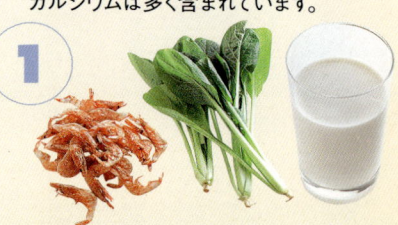
①

酢の健康効果 ③カルシウムの吸収を助ける

カルシウムは、骨や歯をつくったり、イライラとする気持ちを鎮めたりする大切な栄養素。しかし、体内でつくることができない上、吸収されにくい性質を持っています。そんなカルシウムの吸収効率をアップさせるには、お酢の力が必要です。

酢の健康効果 4

美容効果

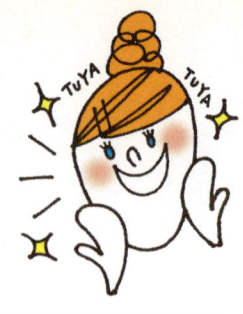

ビタミンC＋お酢の組み合わせはシミの予防にぴったり

女性の大敵であるシミは、皮膚にメラニン色素が沈着してできるもの。ビタミンCはこのメラニン色素の生成を抑えるはたらきを持っているのですが、酸化されやすくアルカリや加熱に弱いという難点があります。お酢には、この難点をフォローする効果があるので、ビタミンCを効率的に摂取することが可能。ビタミンC＋お酢の力があれば、シミ対策は万全です。

美肌のためには黒酢がおすすめ

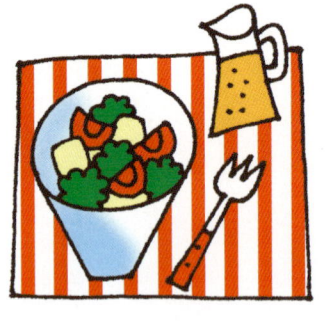

加齢とともに気になるのが、肌のかさつき、しわ、たるみなど。「うるおいのある美肌」になりたいと思う気持ちは、女性共通のもの。そんな美肌を目指すには、アミノ酸をたっぷりと含んだ黒酢がおすすめです。肌のうるおいは、皮膚表面の角質層にある天然保湿因子（NMF）が保っているのですが、このNMFを構成する成分の半数近くがアミノ酸でできています。黒酢には、普通の酢に比べて数倍のアミノ酸が含まれているので、内側からしっかりとNMFを補給することができるのです。

コラーゲンたっぷりの食材と組み合わせプリプリの肌に

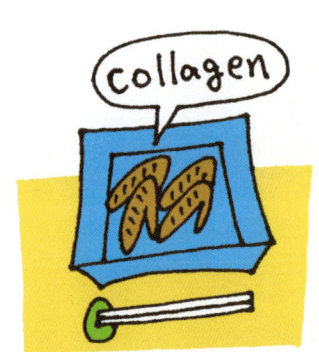

肌の弾力性やハリ、キメの細かさなど、いわゆる「プリプリ素肌」のカギを握るのが、コラーゲン。コラーゲンは、皮膚の真皮部分の約70％を占めています。内側から弾力のある若々しい肌をつくりたいのなら、コラーゲン補給が欠かせません。動物の骨や皮に多く含まれているので、たとえば手羽先や魚を丸ごと使ったスープや煮物などを汁ごと食べるようにしましょう。お酢をプラスすれば、クエン酸が肌の新陳代謝を活発にしてくれるので、さらに高い効果が期待できます。

美容効果のある食材いろいろ

ビタミンCが豊富な野菜、いも

ブロッコリー、カリフラワー、じゃがいもなどの野菜は、ビタミンCが豊富。シミ対策のみならず、コラーゲンの生成にも役立つので、ぜひともとりたい食材です。

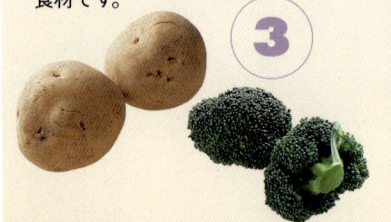

ミネラル豊富な海藻類

ひじきやわかめなどの海藻類は、ビタミンやミネラル、食物繊維を含んだ健康食材。肌荒れの原因となる便秘を解消させるには、海藻類がいちばん。低カロリーなのも魅力です。

手羽肉、かれいなどのコラーゲンたっぷり食材

鶏の手羽肉、牛すじ、かれい、うなぎ、サザエなどには、コラーゲンがたっぷり含まれています。美肌効果だけでなく、免疫力を高める働きもあるんですよ。

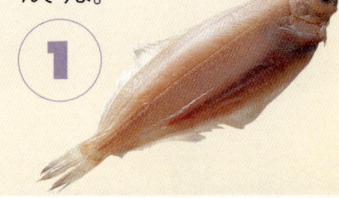

酢の健康効果 ④ 美容効果

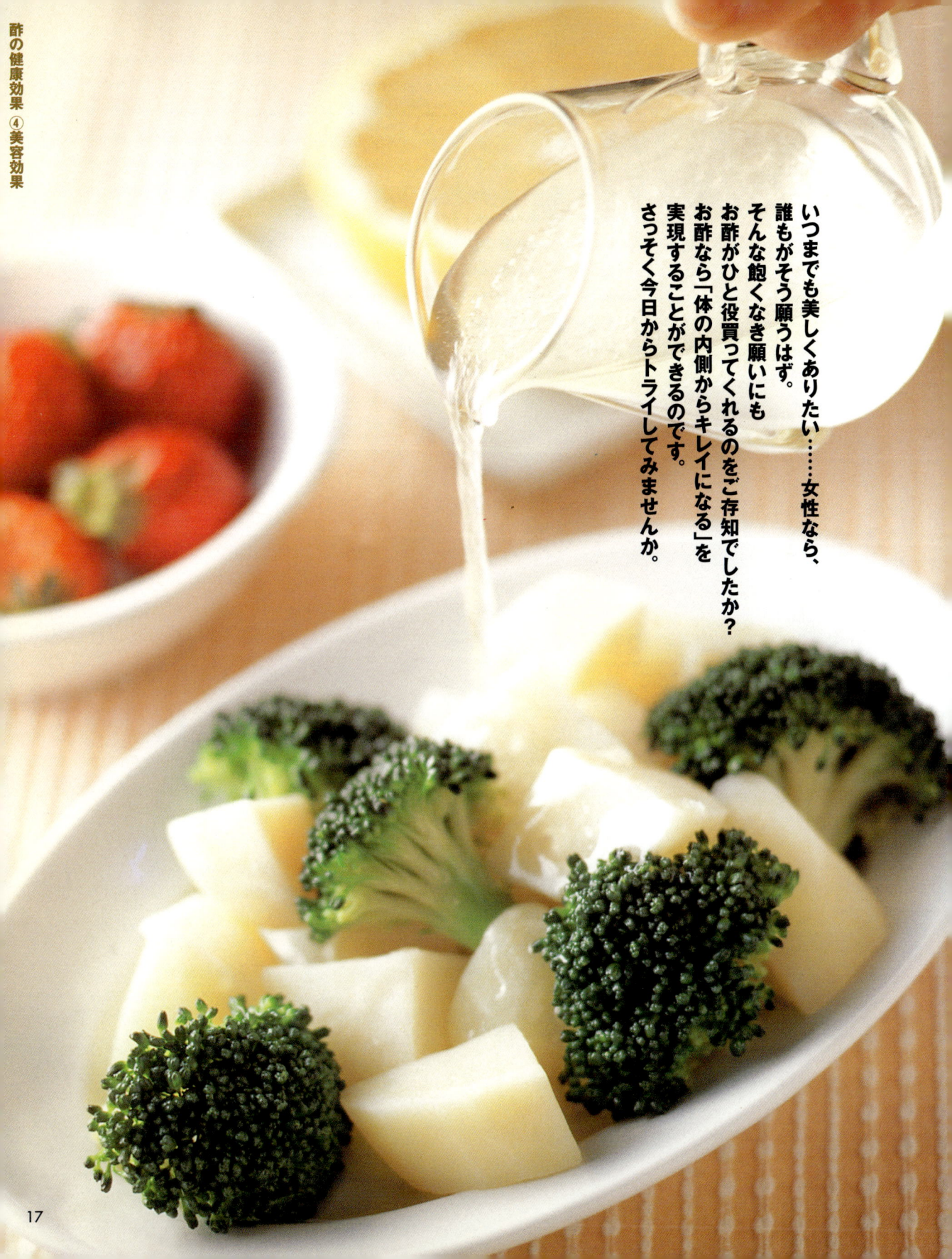

いつまでも美しくありたい……女性なら、誰もがそう願うはず。
そんな飽くなき願いにもお酢がひと役買ってくれるのをご存知でしたか？
お酢なら「体の内側からキレイになる」を実現することができるのです。
さっそく今日からトライしてみませんか。

酢の健康効果 5

減塩効果

塩分のとり過ぎは、高血圧だけでなく心筋梗塞や脳梗塞などの病気を招く恐れがあります。塩味をまろやかにさせ料理に風味をプラスするお酢を使って、減塩作戦スタート！

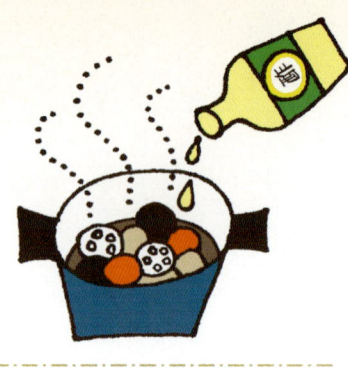

塩味をまろやかに感じさせる効果で上手に減塩

お酢は、減塩を心がける人にぴったりの調味料。お酢を加えることで、塩味をいつもより強く感じさせる効果があるとともに、料理の味を引き立て風味を増す力があります。塩分をカットした薄味の料理は味気ないものですが、おいしくいただけるのは、このお酢のおかげ。塩分摂取量が多い日本人ですが、お酢を多くとっている地域では塩の消費が少ないというデータがあります。このことからも、お酢が減塩に必要なことが明らかでしょう。

しょうゆの代わりに三杯酢をあえ物に使ったり、煮物のしょうゆや塩を減らし、お酢を大さじ1ぐらい加えるなど、ちょっとした工夫で塩分が減らせます。

ある研究結果からこんな酢の力が証明されました。

料理に使うなら、きゅうり、ほうれん草などのカリウムの多い食材を使って酢の物にしたり、水溶性食物繊維が多い海藻類や果物などのサラダにドレッシングをかけてみたりと、いろいろ工夫してみましょう。

また、料理だけでなく、はちみつを加えたサワードリンクを取り入れることもおすすめです。飲みにくいときは、オレンジ果汁を加えるなどして毎日続けてみましょう。ただし、お酢をそのまま飲むと胃が荒れてしまうこともあるので、10倍ほどの水で薄めるなどの工夫が必要です。継続は力なり、を実感してみてください。

毎日、大さじ1以上のお酢で血圧が下がる効果も

お酢を毎日、大さじ1以上摂取していると血圧が低下する…てみてください。

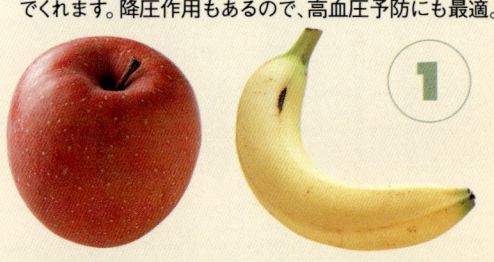

毎日 大さじ1杯の酢

減塩効果のある食材いろいろ

1 水溶性食物繊維が多い海藻類、果物

ひじきやわかめなどの海藻類、りんごやバナナ、オレンジなどの果物に含まれる水溶性食物繊維も減塩にお役立ち。腸内でナトリウムと結びつき、その吸収を防いでくれます。降圧作用もあるので、高血圧予防にも最適。

2 カリウムの多い食材

食塩（塩化ナトリウム）のとり過ぎで体内に増えてしまったナトリウムの排泄を促してくれるのがカリウム。カリウムは、きゅうり、冬瓜、ほうれん草、ブロッコリーなどの野菜に多く含まれています。

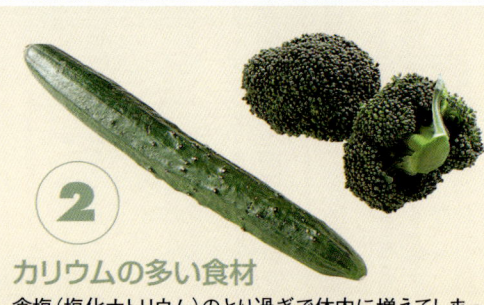

酢の健康効果 6

食欲増進効果

なんとなく食欲がない…こんな時もお酢があれば大丈夫。
お酢の酸味が胃の働きを活発にし、食欲をアップ！
食事は健康の基本です。
お酢を活用して毎日の食事に取り入れましょう。

お酢の酸味が唾液や胃液を分泌させて食欲UP

すっぱいものを見ただけで唾液が出てしまう…そんな経験は誰にでもあるはず。

唾液には糖質を分解するアミラーゼという消化酵素が含まれているので、唾液の分泌と連動して胃の働きが活発になり胃液が分泌します。つまり、お酢の酸味は唾液や消化液の分泌を高めるはたらきがあるのです。

また、酢のさわやかな酸味は気分を爽快にさせ、食欲を増進させてくれます。

食欲がなくてもお酢の料理なら食べられるのは、お酢が食欲を呼び起こしてくれるからなんですね。

食前のサワードリンク、酢の物、寿司などがおすすめ

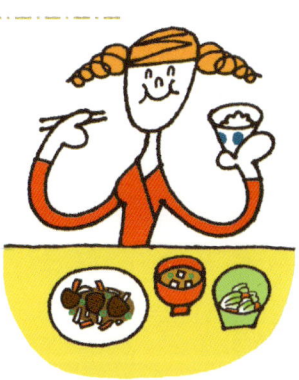

朝食の前に1杯のオレンジジュース、ヨーロッパなどの海外ではおなじみの習慣です。実は、これもオレンジの酸味が食欲を呼び起こす好例のひとつ。食前に酸味の効いたサワードリンクを飲めば、食欲増進につながります。

お酢とオレンジ、りんご果汁を合わせたサワードリンクや、りんご酢を炭酸水とはちみつを加えたドリンクなど、毎朝の習慣にしたいですね。

また、酢の物やお寿司などのお酢を使った料理は口の中がさっぱりするため、食欲がないときでも不思議と食べられてしまうので、おすすめです。

料理に青じそやみょうが、しょうがなどの香味野菜、こしょうや赤唐辛子などを組み合わせて、さらに食欲をアップさせましょう。

食欲増進効果のある食材いろいろ

1 ハーブ類
古くから薬草として親しまれているハーブ類は、食欲増進や消化促進に効果があるものばかり。ジャパニーズ・ハーブの代表青じそ、その香りの成分（ペリルアルデド）が食欲アップの手助けをしてくれます。

2 こしょうなどのスパイス類
その昔、こしょうは、健胃作用、消化液分泌促進、食欲増進の効果があるとして、医薬品として扱われていました。このように、こしょうを代表とするスパイスは、食欲を刺激し消化を助けるはたらきを持っています。

酢の健康効果 7

食中毒予防

ジメジメとした梅雨から蒸し暑い夏にかけて、気をつけたいのが食中毒。お酢の酢酸には強力な殺菌作用・防腐効果があるので、この季節、多いに活用したいものです。

強力な殺菌力で食中毒を予防

お酢に強力な殺菌力があることは、古くから知られていました。酢漬けや酢じめ、酢洗いなどの調理法は、こんな知恵から生まれたものです。

酢の主成分である酢酸が細菌の成分であるたんぱく質を変性し死滅させてしまうのが、その威力の理由。ほとんどの菌はお酢の中で10分以上は生きられないことがわかっています。

また、普段から酢の物を多く食べる人は、風邪や食中毒になりにくいとも言われています。酢には身体に入ってきた病原菌をも殺す効果があるためです。

普段の食事にもお酢を取り入れるとともに、料理に使うだけでなく、調理器具を酢水で洗うなどの工夫をし、食中毒をはね除けましょう。

ピクルスや漬け物を食べる習慣を

お酢の殺菌力は、腸内でも発揮します。大腸菌などの有害細菌を減らしてくれるほか、消化吸収も高めてくれるので活用しない手はありません。

保存のきくピクルスや漬け物を常備し、毎日体内に酢を送り込むようにすれば、腸内環境もバッチリ整うはず。ピクルスにするなら、小玉ねぎ、にんにくなどもプラスすると効果がさらにアップします。

ヨーグルトも毎日食べて欲しい食品です。これに、はちみつと黒酢をかけたり、バルサミコ酢をかけたりして食べれば、さらにおいしく効果アップ！

また、歯ぐきに付着した食べかすの腐敗も防いでくれるので、口臭予防や歯槽膿漏の予防にも役立ちます。

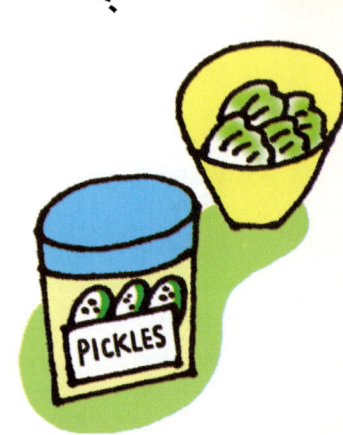

食中毒予防効果のある食材いろいろ

2　ヨーグルトなどの発酵乳製品

ヨーグルトなどの発酵乳製品に含まれるビフィズス菌やオリゴ糖は、免疫力を低下させる悪玉菌を退治してくれる善玉菌。有害物質の発生を抑え、腸内バランスを整えてくれるので、食中毒予防にも力を発揮してくれます。

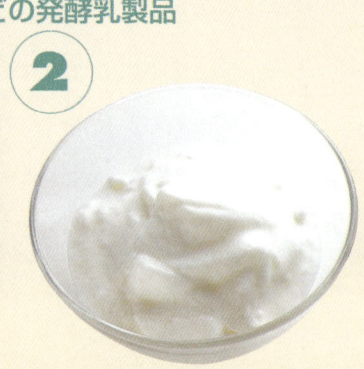

1　香味野菜

玉ねぎ、にんにく、しょうが、みょうが、しそなどの香味野菜に含まれる香りの成分には、殺菌作用があります。腸内の善玉菌はそのままに、悪玉菌だけを殺す働きがあるので、食中毒予防には欠かせない存在です。

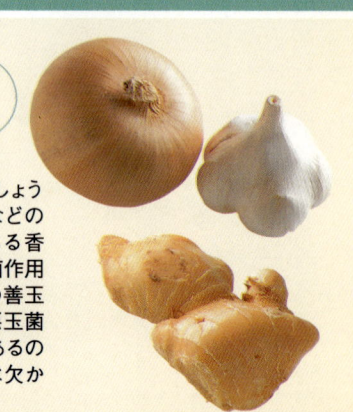

酢の健康効果 ⑧ 血糖値を下げる

生きる上で大切なエネルギー源である血糖をコントロールするインスリンの働きが悪くなると、血糖値が上がり糖尿病を招くことに。こうなってしまう前にお酢の力を借りましょう。

クエン酸が糖質をエネルギーに変える

膵臓から分泌されるインスリンというホルモンのコントロールによって、血糖値は正常な値をキープしています。

しかし、インスリンの分泌が不足すると血糖値が下がらず、余分な糖が尿と一緒に排出してしまう結果に…これが糖尿病。

通常、糖質はブドウ糖に分解されて血液に入り、血糖値は上昇しますが、お酢に含まれるクエン酸は、体内での糖質利用率を高めエネルギーに変えるはたらきを持っています。血糖値を下げてくれるので、糖尿病のリスクを軽減することができるのです。

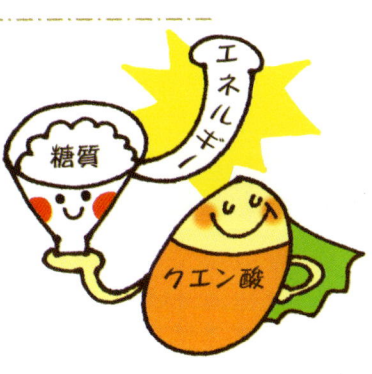

酢の物、ピクルスなどの常備菜を作って、毎日お酢を

網膜症や腎不全、神経障害など危険な合併症を引き起こす糖尿病にならないためには、バランスのとれた食生活と適度な運動を続けることが大切です。

運動は、ウォーキングやサイクリングなどの適度な運動を1回につき20〜30分、週に2〜3回以上、計画性を持って持続させましょう。

そして、毎日のバランスのよい食生活にお酢を取り入れれば、そのリスクを回避する可能性は高くなるといえるでしょう。必ず酢の物を献立にプラスしたり、ピクルスなどの常備菜を用意するなどして、毎日欠かさずお酢をとる工夫を心がけてみてください。

また、カテキンも血糖値上昇を抑える働きを持つので、食後には必ず、緑茶、中国茶を飲む習慣をつけましょう。

血糖値を下げる食材いろいろ

緑茶や中国茶

緑茶や中国茶に含まれる苦み渋みの成分カテキンには、さまざまな働きがありますが、糖質の消化吸収を遅らせ血糖値の上昇を抑制するのもそのひとつ。食後に一杯の緑茶は、まさに理にかなった習慣だったのです。

①
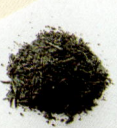
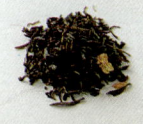

玉ねぎ、にら、ねぎなど

玉ねぎ、にら、ねぎなどの刺激臭の成分である硫化アリルには、血糖値を下げるはたらきがあります。さらに、血栓を防いだり代謝を活発にさせたりする効果もある体にうれしい成分。生活習慣病予防の味方です。

②
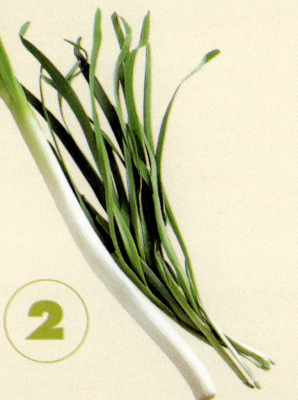

酢の健康効果 9

整腸作用

多くの女性の悩みである便秘は、肌荒れ、腸内異常発酵、痔などの症状を引き起こす原因。腸内のはたらきを活発にしてくれるお酢で、辛いこの悩みから解放されましょう。

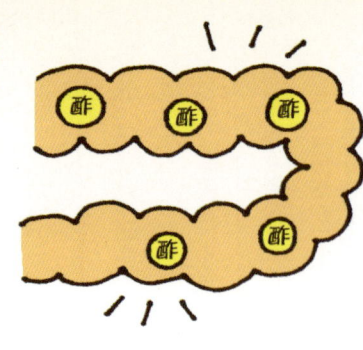

お酢で消化吸収がUP

疲れやストレスが溜まったり、食生活が乱れたりすると、腸内細菌のバランスが崩れ、便秘や下痢などを引き起こします。この腸内環境を整えるのにひと役買ってくれるのが「お酢」です。

お酢の持つ酸味は、味覚や嗅覚を刺激して唾液の分泌を促します。唾液が分泌されると連動して胃液が分泌するので、食べ物の受け入れ態勢が整います。その結果、食べたものの消化吸収がアップして、腸内の環境が整うということは、便秘や下痢、食欲不振などのトラブル解消につながります。

また、お酢の持つ殺菌効果が腸内の整備にひと役買っているのも忘れてはいけない効力です。

さっぱり味の海藻サラダやりんごのサワードリンクで便秘解消！

しつこい便秘を解消するためには、まずは腸内環境を整えること。魚と大豆、野菜を中心にした昔ながらの日本の食生活が理想です。

食物繊維の多い海藻類や果物、乳酸菌の多いヨーグルトと一緒にお酢を毎日の食生活に取り入れるようにしましょう。お酢は腸内のはたらきを活発化させ炭酸ガスの発生を促し、自然な便意を呼び起こしてくれます。

食物繊維たっぷりの海藻サラダには、お酢をたっぷり使ったドレッシングやポン酢しょうゆをかけていただきましょう。また、りんごをすりおろして、りんご酢とはちみつを加えたサワードリンクなら、毎朝の習慣にもぴったり。

毎日続けて健康的に便秘を解消しましょう。

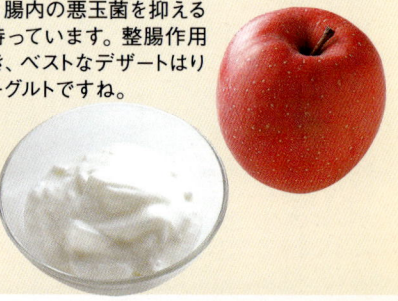

整腸作用に効果的な食材いろいろ

ヨーグルトやりんご

① ヨーグルトなどに含まれる乳酸菌（ビフィズス菌など）やりんごに含まれるペクチンは、腸内の悪玉菌を抑えるはたらきを持っています。整腸作用を考えたとき、ベストなデザートはりんご入りヨーグルトですね。

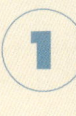

もずくやわかめなど海藻類

② もずくやわかめなどの海藻類に含まれる食物繊維の一種がフコイダン。あの特有のぬるぬるした成分です。これが腸内細菌の栄養源となり、腸のはたらきを活性化。この成分はがん細胞を自滅させることも判明し、注目を集めています。

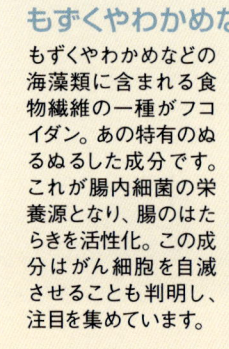

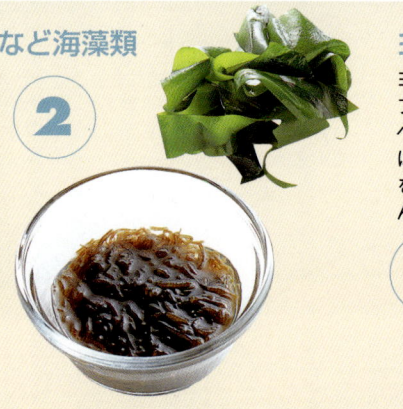

酢の健康効果⑩

抗ストレス

人間関係、仕事など、私たちは常にストレス状態に身を置いています。ストレスは、さまざまな体調のトラブルを引き起こす原因。お酢を活用して、ストレスから身を守りましょう。

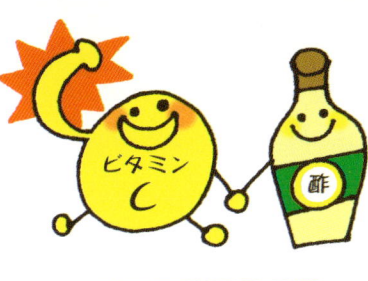

ストレスで失われるビタミンCの損失を防ぐ

ストレスを感じると、体内のビタミンCが大量に消費されてしまいます。もともと熱や酸素に弱いビタミンCですが、お酢の酸性にはビタミンCの破壊を弱めるはたらきがあるので、合わせて調理することで素材のビタミンCを守ることができます。

たとえばビタミンCが豊富な野菜をゆでるときは、湯にお酢を加えれば、ビタミンCの破壊を防ぐことができますし、酢を少量ふりかけ、電子レンジで調理すれば、さらに効果的です。

緑黄色野菜とかつおなどの魚を合わせた即席マリネなどを食べて、ビタミンCをたっぷり補給。ストレスに強い体をつくりましょう。

また、ビタミンCの豊富なブロッコリー、ピーマンなどの野菜を使ったサラダにお酢をたっぷりかけたドレッシングをしてみたりと、毎日の食卓に登場させましょう。

デザートにもお酢を効果的に使って。アイスクリームにバルサミコ酢をかけたり、ヨーグルトにはちみつ黒酢をかけたりして、乳製品も積極的にとるように心がけましょう。

カルシウムやミネラル豊富な食材と合わせてとりましょう

カルシウム不足だとイライラしてしまう…など、ミネラル類は精神のバランスを正常に保つためには欠かせない成分。お酢には、カルシウムやミネラルの吸収を高めるはたらきがあるので、手羽先や魚などの食材と合わせて調理し、カルシウムをしっかりとりましょう。手羽先のお酢煮、あじの南蛮漬けなどがおすすめです。

抗ストレスに効果的な食材いろいろ

緑黄色野菜

緑黄色野菜は、抗ストレスに欠かせないビタミンやカルシウムを含む優良食材。ブロッコリー、パセリ、ピーマンにはビタミンCが、小松菜、ほうれん草にはカルシウムが、それぞれ特に豊富。毎日の食卓に乗せたいですね。

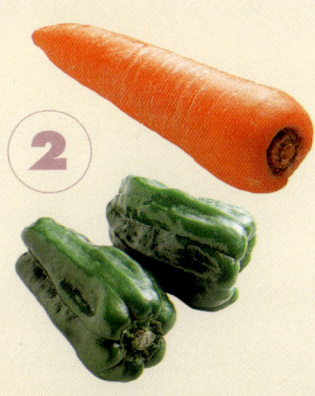

牛乳やチーズなどの乳製品

牛乳やチーズ、ヨーグルトなどの乳製品には、カルシウムが豊富に含まれているのはご承知のとおり。また、神経やホルモンはたんぱく質でできているため、乳製品に含まれる良質なたんぱく質も抗ストレスに役立ちます。

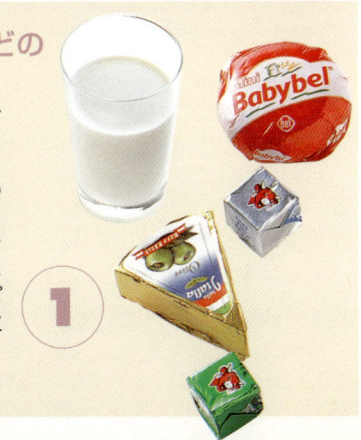

> コラム

覚えておくと便利!
お酢の調理効果いろいろ

お酢は健康効果だけでなく、調理するうえで、よい効果があります。
ぜひ覚えておいて!!

肉・魚料理に加えてやわらかくなる！食べやすくなる！

肉に酢を加えたマリネや酢煮など、肉料理と酢は相性バツグン。酢は肉をやわらかくして食べやすくするはたらきがあります。また、魚も酢で煮ると骨までやわらかくして丸ごと食べることができます。

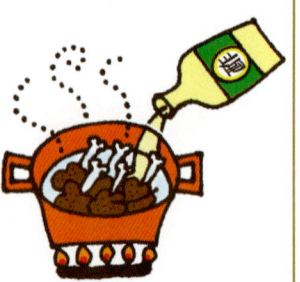

素材の色を鮮やかにする！

しょうがやみょうがを酢漬けにしたり、ブロッコリーや紫キャベツをドレッシングなどであえると、鮮やかな色になります。また、カリフラワーはお酢を加えた湯で煮ると白くゆであがります。これは、食酢の酸性による効果で素材に含まれる色素にはたらきかけて発色させているためです。

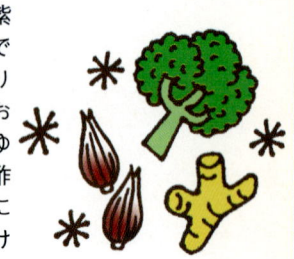

魚のくさみ消しにもピッタリ！

あじやいわしなどの生臭さが気になる魚を煮るときは、仕上げに酢を加えて。アルカリ性のいやな臭いを酢の酸性が中和させるので、くさみが消えます。

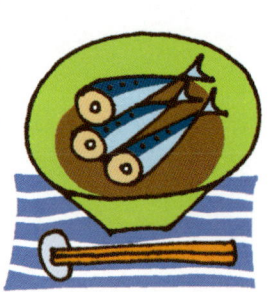

こってりした料理をさっぱりと

食酢には油の粒子を小さく分解して油っこさをやわらげるはたらきがあります。脂身の多い肉などの煮物やラーメンのスープに加えると、さっぱりとおいしく食べられるのでおすすめです。

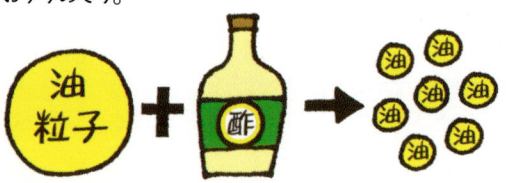

ごぼうやれんこんの色を白く

アクの強いごぼうやれんこんは、切った後、酢水にさらしたり、酢を加えた湯でゆでると白く仕上がります。食酢には酸化酵素のはたらきを抑え、褐変を防ぐとともに酸性なので、ごぼうやれんこんに含まれる色素フラノボイドにはたらきかけ、白く保つことができます。

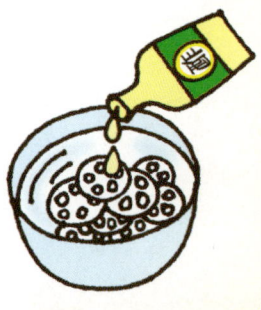

| 煮込み料理 P.26-37 |
| スープ P.38-45 |
| 炒め物・あんかけ P.48-59 |
| マリネ P.62-65 |
| サラダ P.66-69 |
| ピクルス・漬け物 P.70-73 |
| 酢の物 P.74-77 |
| あえ物 P.78-81 |
| ごはん P.84-91 |
| 麺 P.92-101 |

おいしくって簡単！酢たっぷりレシピ88

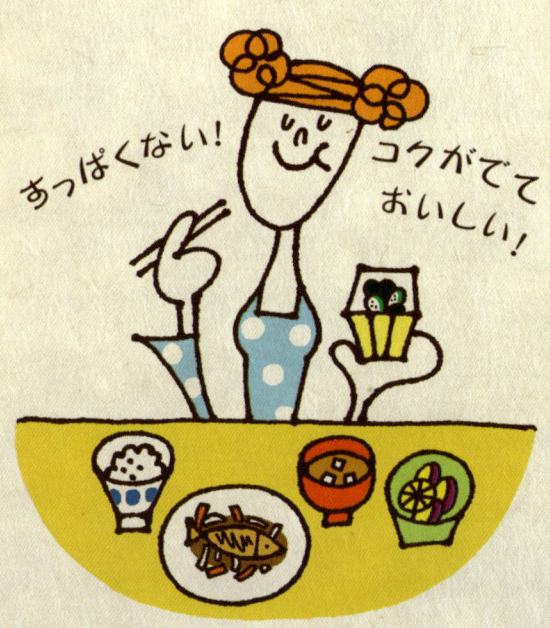

すっぱくない！
コクがでておいしい！

お酢たっぷり 1 煮込み料理

煮込み料理に酢を使うと全然すっぱくない！まろやかな味に。

お酢は酢の物やマリネ、寿司飯などに使うもの、と思っていませんか？ お酢こそ、煮込み料理にどんどん使ってほしい調味料。煮込み料理に加えることで、酸味が消え、コクがでてきます。肉料理に加えることで肉をやわらかくしますし、魚も酢で丸ごと煮ると骨までやわらかく食べられます。

カチャトーラ

イタリア料理の鶏肉料理も酢を加えてコクをプラス

エネルギー 682kcal ／ 塩分 0.8g ／ 赤ワインビネガー ／ 白ワインビネガー

材料（4人分）
- 鶏もも肉…3枚
- 塩・こしょう・小麦粉…各適量
- にんにく…2片
- 赤唐辛子…2本
- オリーブ油…1/2カップ
- ローズマリー…1枝
- 黒、緑オリーブ…各12粒
- バター…5g
- イタリアンパセリ、チャービルなどのお好みのハーブ…適量
- 水…2カップ
- a ┌ 赤ワインビネガー…1/2カップ
    └ 白ワイン…1カップ

作り方
1. 鶏もも肉は4等分に切り、塩、こしょうをふり、小麦粉をまぶす。
2. にんにくは包丁の腹などでつぶし、赤唐辛子は種を取り除く。
3. 鍋にオリーブ油を熱し、2を香りが出るまで炒める。
4. 3に1、ローズマリーを入れて両面にしっかりと焼き色がつくまで焼く。（途中、こげそうになったら、にんにく、赤唐辛子、ローズマリーは取り出しておく。）
5. 4の余分な油は捨て、aを入れ、ゆすりながら水分量が1/4位になるまで煮詰める。
6. 5に4で取り出したにんにく、赤唐辛子、ローズマリー、分量の水、オリーブを入れ、蓋をして弱火で30分ほど煮る。
7. 6に塩、こしょう、バターを加えて味を調え、器に盛り、お好みのハーブを添える。

副菜ワンポイント
鶏肉を使った主菜には、温野菜サラダを添えて

イタリア料理のカチャトーラに合わせるなら、ブロッコリー、カリフラワー、にんじんなどをゆでて温野菜サラダを添えて、ビタミン、ミネラルを補給。スープは、じゃがいものポタージュなどがおすすめ。
主食：フランスパン
副菜：温野菜のサラダ
スープ：じゃがいものポタージュ

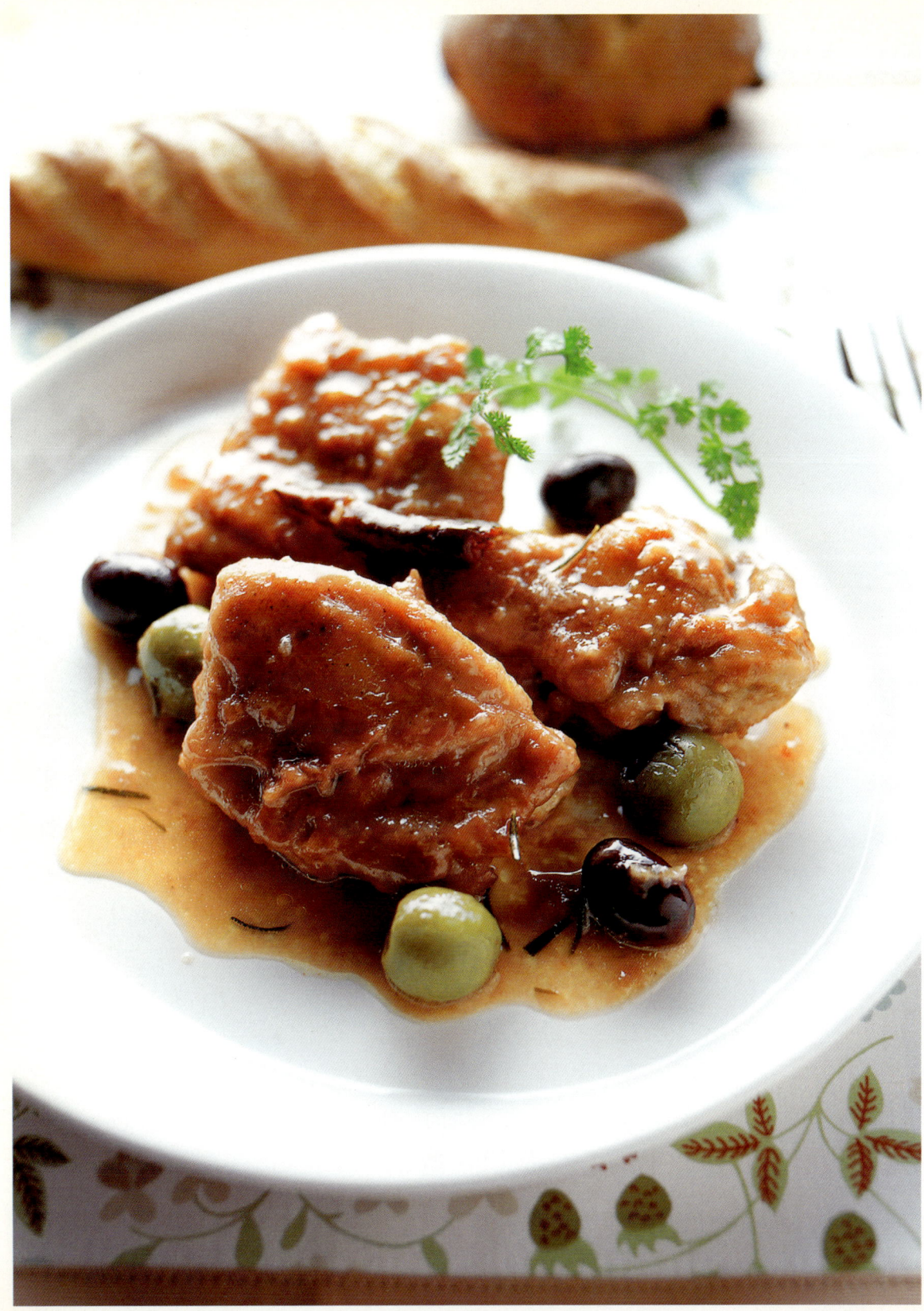

お酢たっぷり1 煮込み料理――カチャトーラ

豚肉の辛酸味煮

驚くほど豚肉がやわらかくて、ジューシー！

エネルギー	塩分
383kcal	4.5g

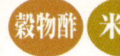   穀物酢 米酢 玄米酢 黒酢

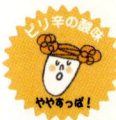

材料（4人分）
- 豚ロース肉（かたまり）…400g
- 長ねぎ…1本
- しょうがの薄切り…1片分
- a
  - 水…2カップ
  - 酢…1/2カップ
  - しょうゆ…大さじ4
  - みそ・みりん…各大さじ2
  - 砂糖…大さじ3
  - 豆板醤…小さじ2

作り方
1. 豚ロース肉はたこ糸でしっかりと巻き、鍋に入れる。
2. 1に長ねぎの青い部分、しょうがを加え、ひたひたの水（分量外）を加えて火にかけ、30分ほどゆでる。
3. 長ねぎは白髪ねぎにする。
4. 2のゆで汁を捨て、aを加えて落とし蓋をし、弱火で30分ほど煮る。
5. 4の豚肉を取り出し、たこ糸を取り除いて薄切りにする。
6. 器に5を盛り、3をのせる。煮汁をかけていただく。

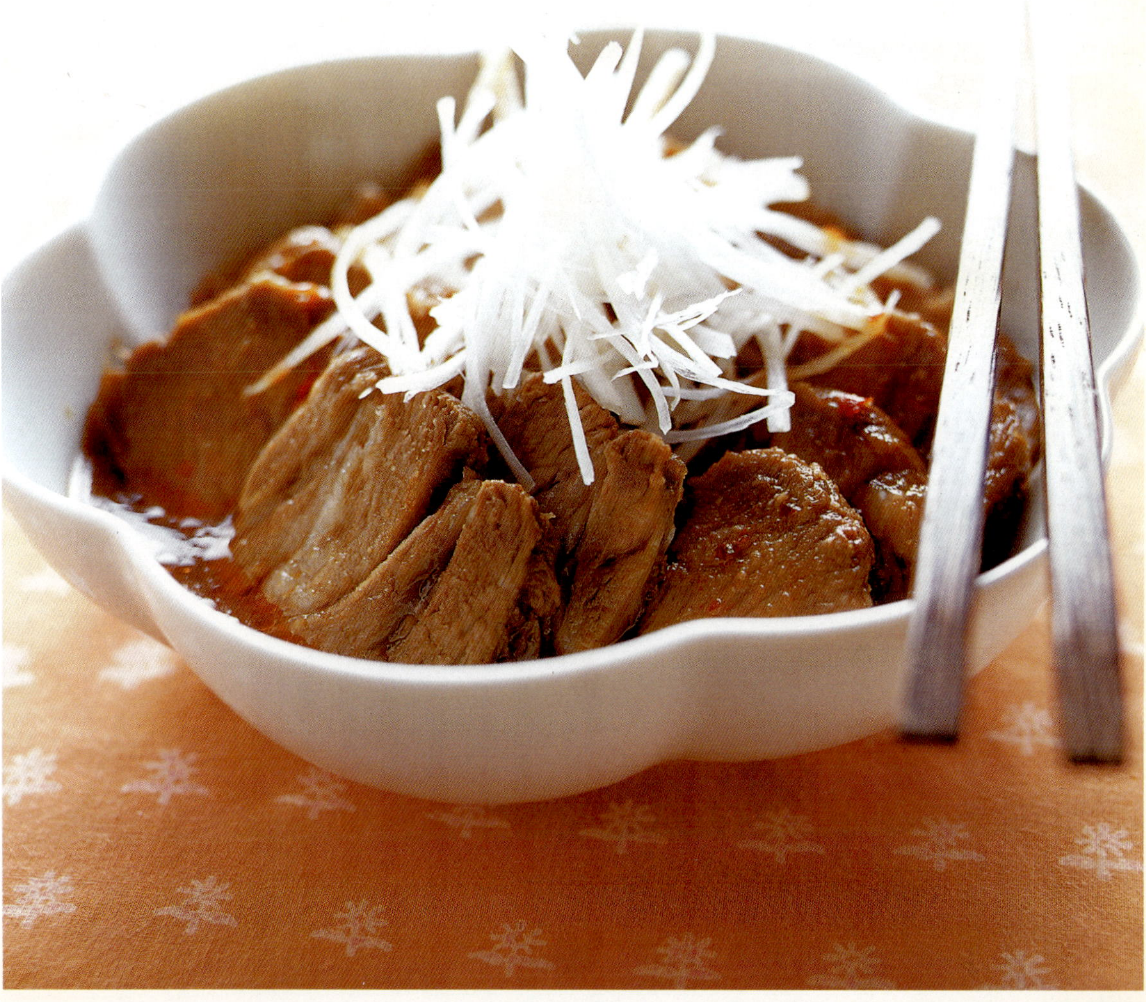

豚ばら肉とゆで卵のすっぱ煮

豚の角煮にお酢をたっぷり

エネルギー 812kcal　塩分 4.6g

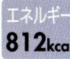 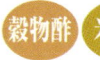
穀物酢　米酢　黒酢

材料(4人分)
豚ばら肉(かたまり) …600g
ゆで卵 …4個
しょうがの薄切り …1片分

a
- 酢 …1/2カップ
- しょうゆ …1/2カップ
- 水・みりん 各1/4カップ
- 砂糖 大さじ3

作り方
1. 豚ばら肉は食べやすい大きさに切り、鍋に入れてひたひたの水(分量外)をはり、強火にかけて下ゆでし、ザルにあげて水気をきる。
2. 鍋にa、しょうがを入れて強火で煮立て、1、殻をむいたゆで卵を加えて落とし蓋をし、弱火で30分ほど煮る。

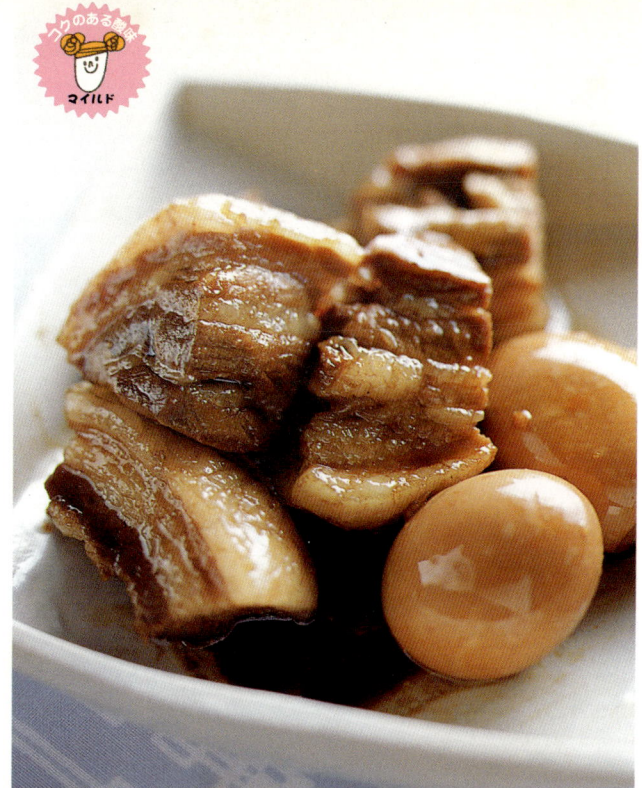

鶏手羽先のさっぱり煮

手羽先の骨からカルシウムを効果的にとる!

エネルギー 165kcal　塩分 2.2g

 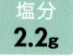
穀物酢　黒酢

材料(4人分)
鶏手羽先 …12本
しし唐辛子 …12本

a
- だし汁 2カップ
- 酢 1/4カップ
- しょうゆ 大さじ3
- みりん 大さじ2

作り方
1. 鍋にaを煮立たせ、鶏手羽先を入れ、落とし蓋をして中火で15分ほど煮る。
2. 1にしし唐辛子を加えて5分ほど煮、器に盛りつける。

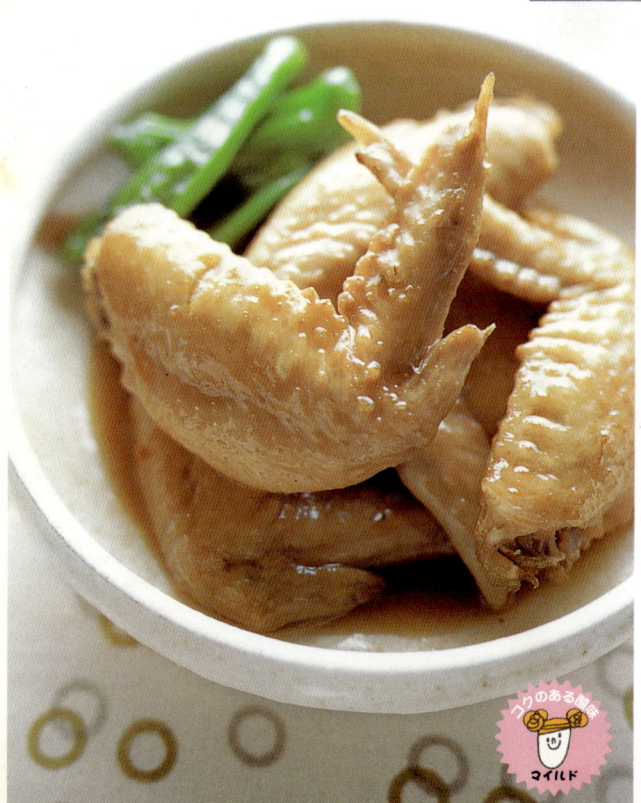

いわしの梅酢煮

梅干しを一緒に煮てもおいしい

エネルギー 274kcal　塩分 3.9g　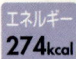

材料（4人分）
いわし…8尾
青じそ…4枚

a
- だし汁…2カップ
- 梅酢…大さじ3
- しょうゆ・みりん…各大さじ2
- 砂糖…大さじ1/2

作り方
1. いわしは頭を切り落とし、腹わたを取り除いて水でよく洗い、水気を拭き取る。
2. 鍋にaを煮立たせ、1を入れて落とし蓋をし、中火で15分ほど煮る。
3. 2を器に盛り、せん切りにした青じそをのせる。

※梅酢とは…梅干しを作る際にできる上澄みのこと。市販されています。

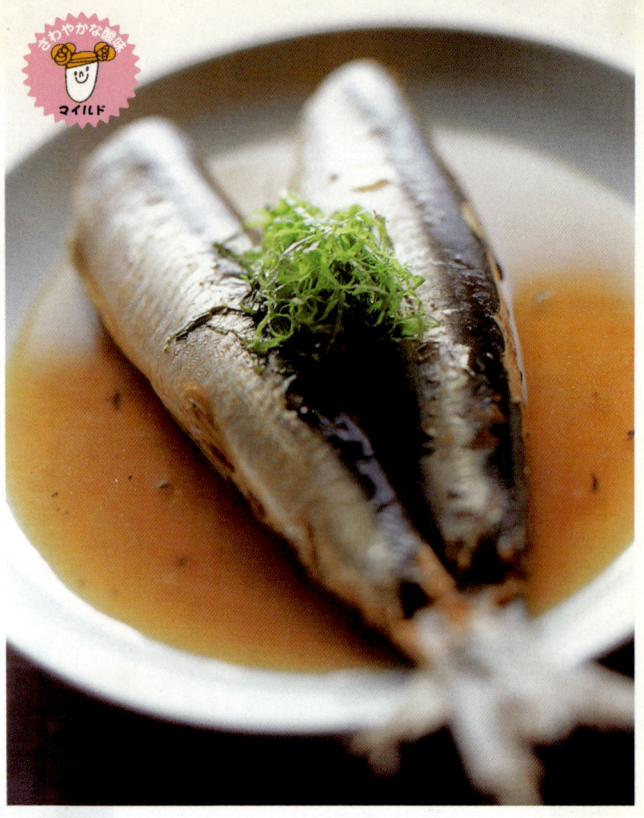

たこの揚げ煮

大根おろしをプラスしてもおいしい

エネルギー 139kcal　塩分 2.6g　

材料（4人分）
たこ…400g
塩・片栗粉・揚げ油・三つ葉…各適量

a
- だし汁…1カップ
- 酢…大さじ2
- 薄口しょうゆ…大さじ2
- みりん…大さじ1/2

作り方
1. たこは腹わたなどを取り除き、塩をたっぷりまぶしてよく洗い、水気を拭き取る。
2. 1を食べやすい大きさに切り、塩、片栗粉をまぶして180℃に熱した揚げ油でカラッと揚げる。
3. 鍋にaを煮立たせ、2を入れてさっと煮る。
4. 3を器に盛り、ざく切りにした三つ葉を散らす。

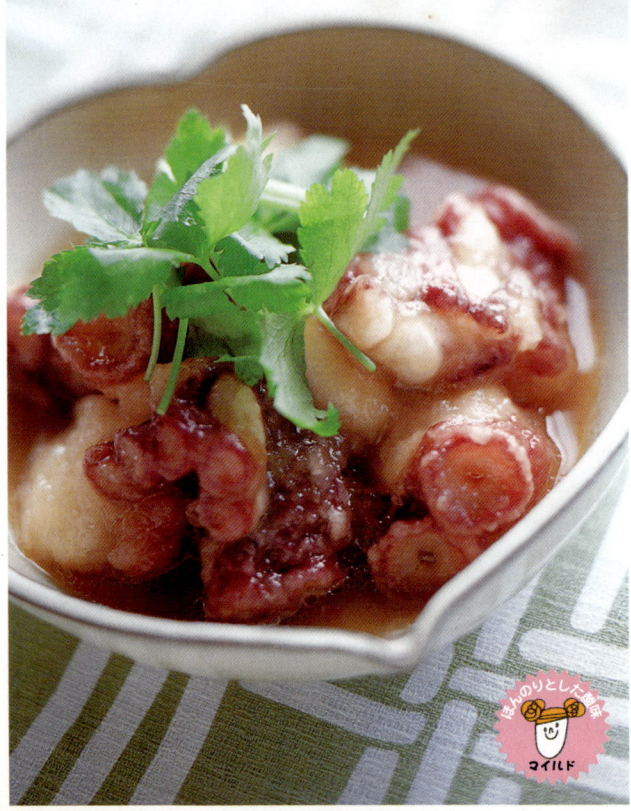

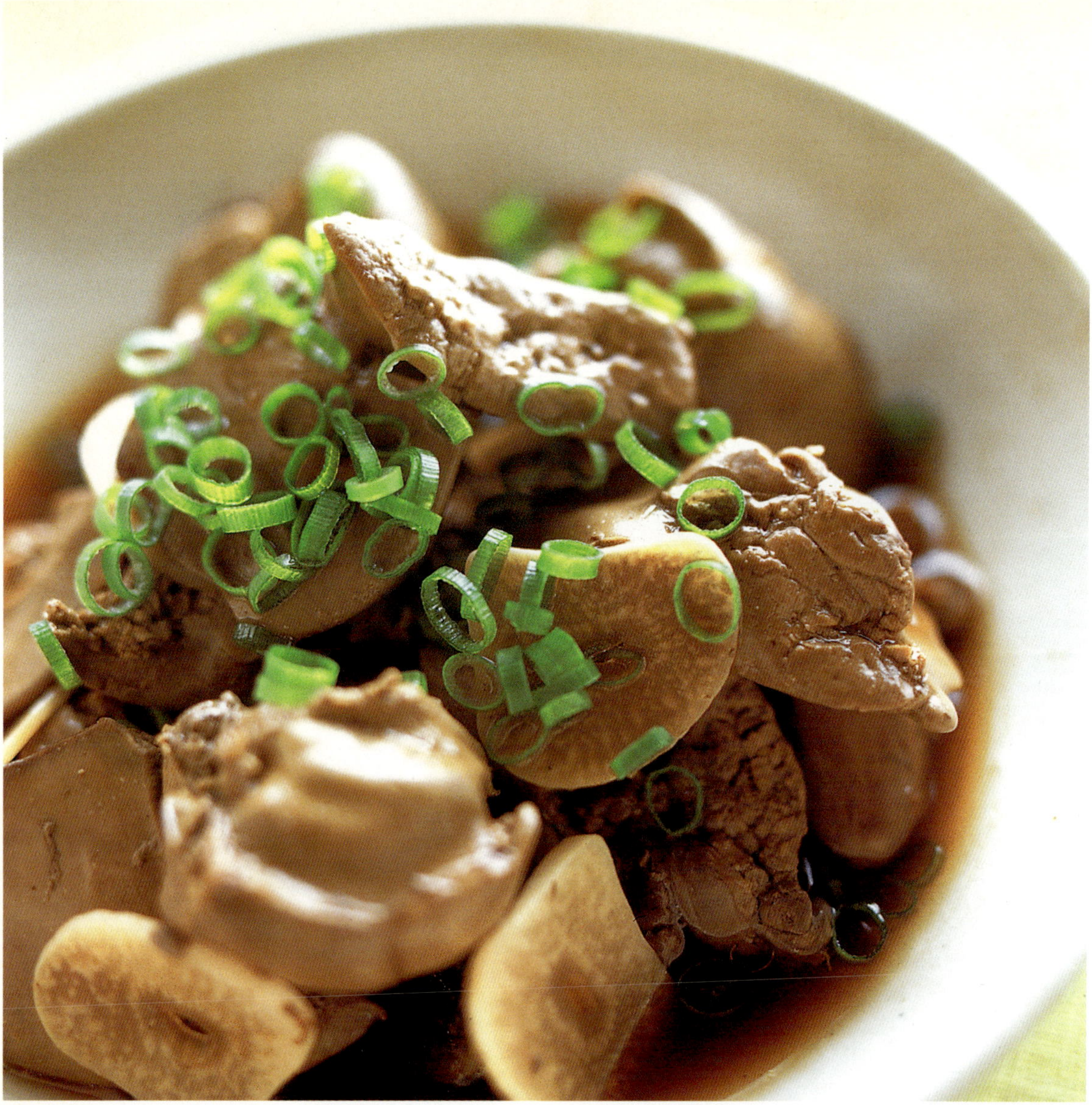

レバーの煮込み

ウスターソースと酢の絶妙な組み合わせ

エネルギー 167kcal｜塩分 2.7g

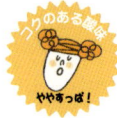

材料（4人分）
- 鶏レバー…500g
- にんにくの薄切り…1片分
- 塩・こしょう…各少々
- 万能ねぎ…適量
- a
  - 水…1/2カップ
  - 酢…1/4カップ
  - ウスターソース…1/4カップ
  - しょうゆ…大さじ2

作り方
1. 鶏レバーは水に1時間ほどさらして血抜きをし、余分な脂肪を取り除いて食べやすい大きさに切る。
2. 鍋に**a**を煮立たせ、**1**、にんにくを入れ、落とし蓋をし、中火で15分ほど煮、塩、こしょうを加えて味を調える。
3. **2**を器に盛り、小口切りにした万能ねぎを散らす。

お酢たっぷり1 煮込み料理——いわしの梅酢煮／たこの揚げ煮／レバーの煮込み

えびといかの
プリプリロールキャベツ

えっ？ロールキャベツにお酢？？これがおいしい！

エネルギー 155kcal ／ 塩分 3.1g

穀物酢　りんご酢　白ワインビネガー

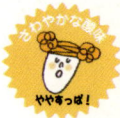

材料（4人分）
- むきえび…150g
- いか…1杯
- 片栗粉…大さじ1
- キャベツ…8枚
- パセリのみじん切り…適量
- a
  - 溶き卵…½個分
  - 塩・こしょう…各少々
- b
  - 水…2カップ
  - 顆粒鶏がらスープの素…大さじ1
  - 酢…¼カップ
  - トマトケチャップ…大さじ3
  - 薄口しょうゆ・みりん…各大さじ½
  - 砂糖…小さじ1

作り方
1. えびは背わたを取り除く。いかは腹わたを取り除き、薄皮をはがして適当な大きさに切る。
2. **1**、**a**を合わせてフードプロセッサーにかけ、片栗粉を加えて混ぜ合わせる。
3. キャベツは1枚ずつはがし、芯の固い部分は削いで薄くし、塩を加えた熱湯でゆでてからザルにあげて水気をきる。
4. **3**に**2**をのせて包み、端を爪楊枝で留める。
5. 鍋に**b**を煮立たせ、**4**を入れ、落とし蓋をして20分ほど煮、器に盛り、パセリのみじん切りを散らす。

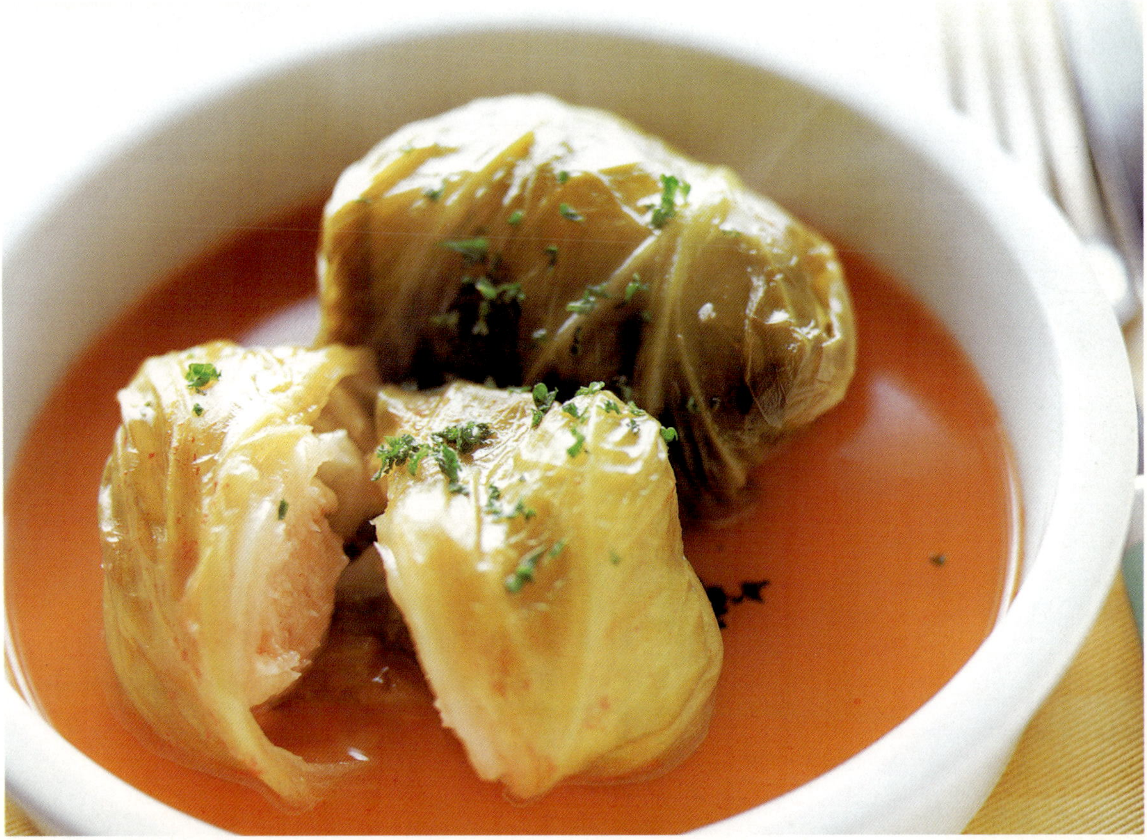

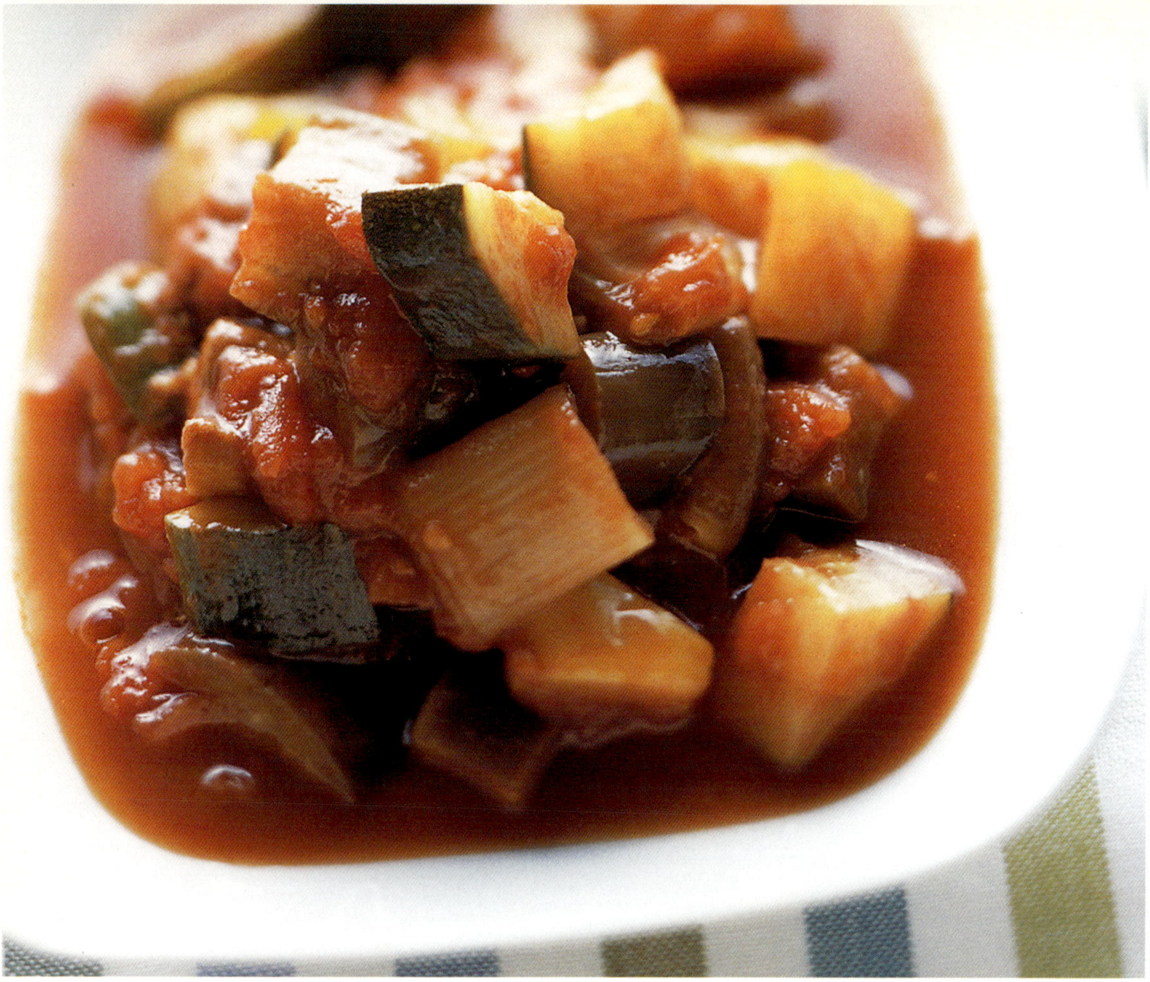

ラタトゥイユ

野菜の煮込みにも入れて

エネルギー 114kcal　塩分 1.2g

バルサミコ酢　りんご酢　白ワインビネガー

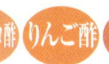

材料（4人分）

なす・ズッキーニ・長ねぎ…各1本
にんじん…1/4本
しいたけ…3枚
黄パプリカ…1/2個
ピーマン…1個
にんにくのみじん切り…1片分
バルサミコ酢…大さじ1
オリーブ油…大さじ2

a ホールトマト（缶詰）…1缶
　固形スープの素…1個

b 塩・こしょう・しょうゆ…各少々

作り方

1. なす、ズッキーニは1.5cm角に切り、長ねぎは1.5cm幅に切る。にんじんはいちょう切り、しいたけは石づきを取り除いて4等分に切り、黄パプリカ、ピーマンは種を取り除いて1.5cm角に切る。
2. 鍋にオリーブ油を熱してにんにくを炒め、香りが出てきたら1を加えて炒め合わせる。
3. 2にa、バルサミコ酢を加え、蓋をして弱火で15分ほど煮込み、bを加えて味を調える。

スペアリブのマスタード煮込み

あつあつのうちに召し上がれ！

エネルギー	塩分
638kcal	2.1g

 白ワインビネガー 穀物酢 りんご酢

材料（4人分）
- スペアリブ…800g
- にんにくの薄切り…1片分
- 玉ねぎ…2個
- 塩・こしょう・パセリのみじん切り…各適量
- アンチョビー…5切れ
- a ┌ 白ワインビネガー…2カップ
     └ 粒マスタード…1/4カップ

作り方
1. スペアリブは所々に切り込みを入れ、にんにくを挟み、塩、こしょうをふる。
2. 玉ねぎは薄切りに、アンチョビーはみじん切りにする。
3. 鍋に2、1、2の順に重ね、aを加える。
4. 3に蓋をし、中火で30分ほど煮、塩、こしょうで味を調え、器に盛り、パセリのみじん切りを散らす。

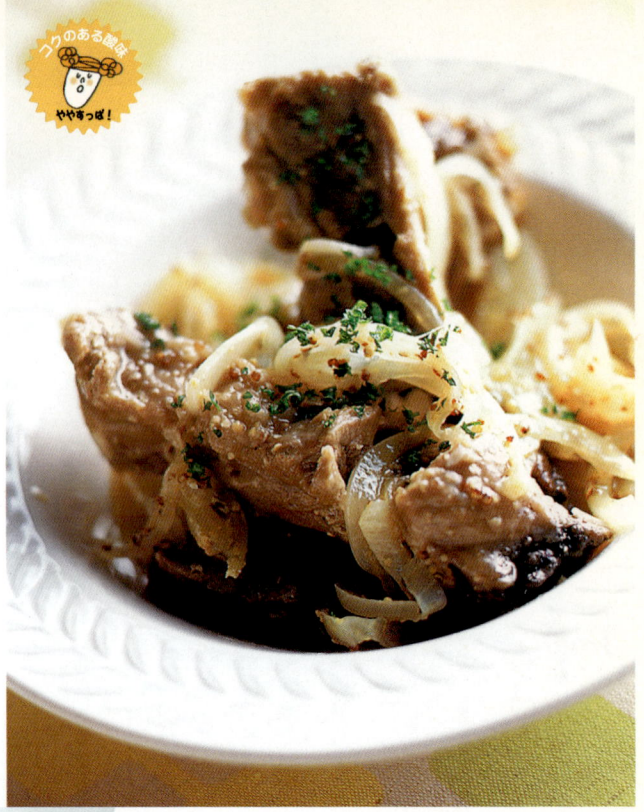

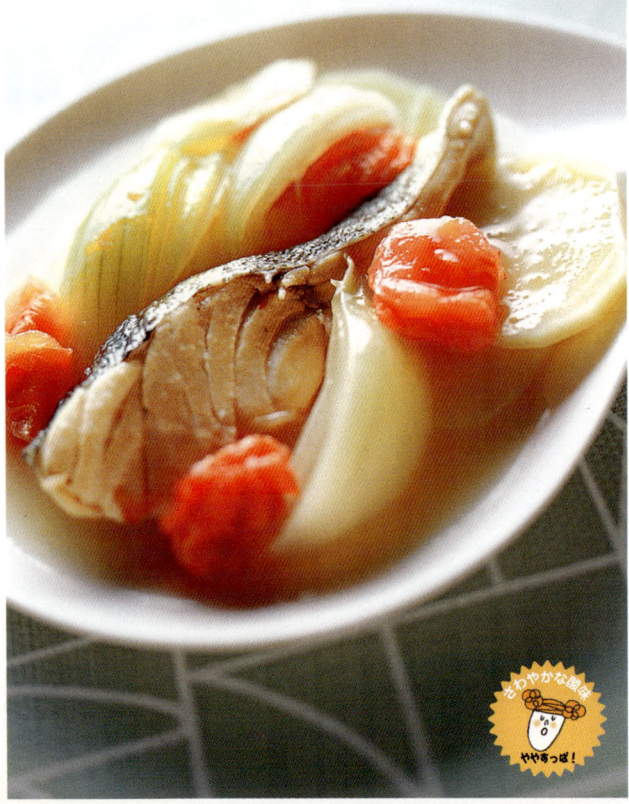

たらのビネガー煮

体が目覚めるおかずです！

エネルギー	塩分
166kcal	0.3g

 白ワインビネガー 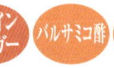 バルサミコ酢 りんご酢

材料（4人分）
- たら切り身…4切れ
- 玉ねぎ・トマト…各1個
- じゃがいも…2個
- ローリエ…1枚
- 塩・こしょう…各少々
- a ┌ 白ワインビネガー…1カップ
     └ 水…1カップ

作り方
1. たらは塩、こしょうをふる。玉ねぎはくし形、トマト、じゃがいもは皮をむいて5mm厚さの輪切りにする。
2. 鍋に1、a、ローリエを入れて煮立たせ、落とし蓋をし、中火にして15分ほど煮る。
3. 2に塩、こしょうで味を調え、器に盛る。

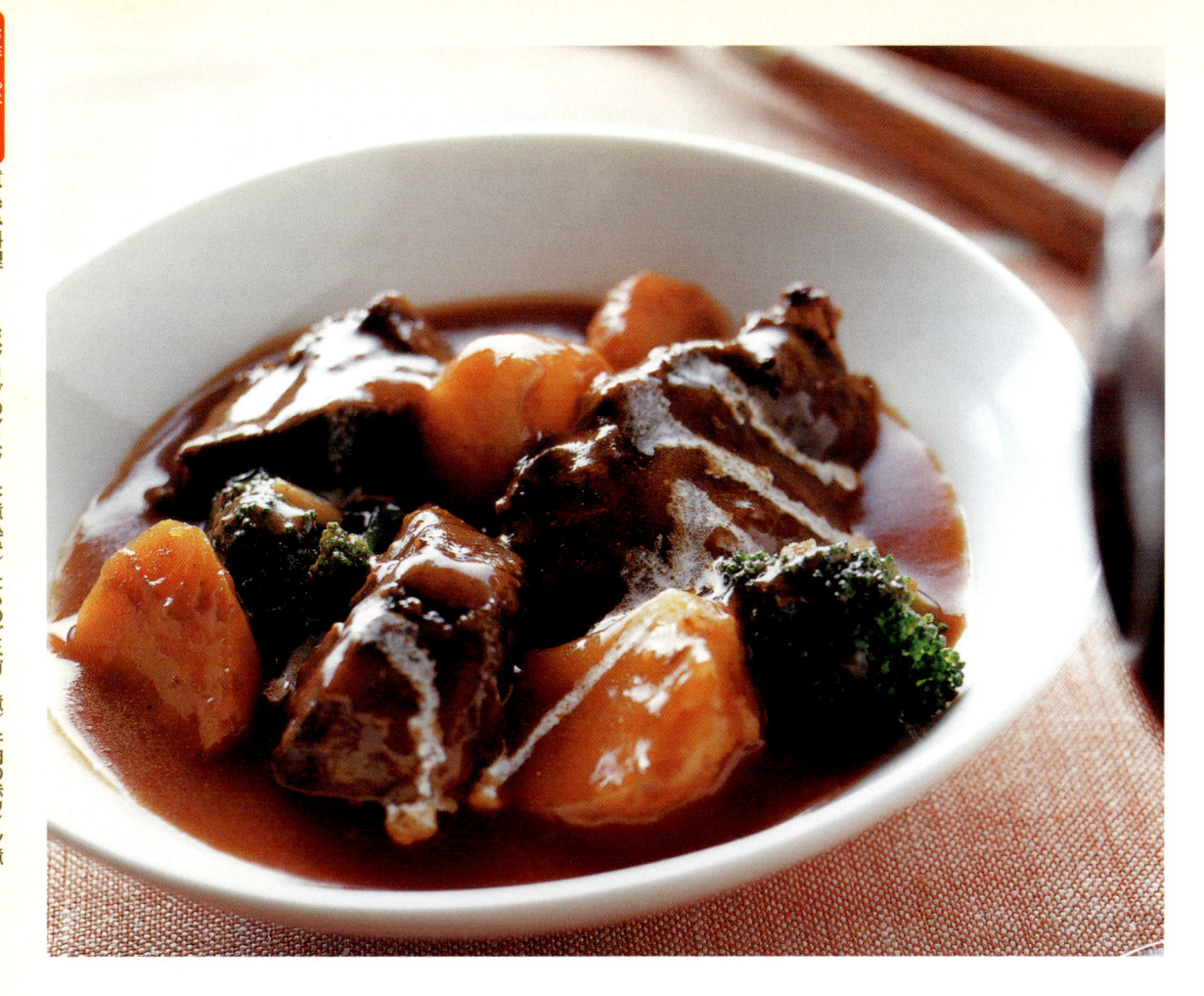

牛肉の赤ワイン煮

ビーフシチューにバルサミコ酢をプラス

エネルギー 569kcal　塩分 2.2g
バルサミコ酢　赤ワインビネガー
マイルド

材料（4人分）
- 牛もも肉（シチュー用）…600g
- ブロッコリー…1株
- にんじん…1本
- じゃがいも…2個
- にんにくの薄切り…1片分
- 塩・こしょう・生クリーム…各適量
- サラダ油…大さじ2

a
- 水…4カップ
- 赤ワイン・トマトピューレ…各1カップ
- バルサミコ酢…1/2カップ
- トマトケチャップ…大さじ4
- ローリエ…2枚
- 固形スープの素…2個

作り方
1. 牛もも肉は塩、こしょうをふる。
2. ブロッコリーは小房に分け、にんじんは乱切りにし、じゃがいもは4等分に切り、それぞれ下ゆでする。
3. 鍋にサラダ油を熱し、にんにくを入れて香りが出るまで炒める。
4. 3に1を加えて焼き色がつくまで焼き、aを加えて弱火で1時間ほど煮込む。
5. 4に2を加えて10分ほど煮込み、塩、こしょうで味を調える。
6. 器に5を盛り、お好みで生クリームをかける。

さばのヌックマム煮

にんにくを加えてもおいしい

エネルギー 297kcal ／ 塩分 2.2g

穀物酢 りんご酢 レモン ライム

材料（4人分）
- さば半身…2枚
- サラダ油…1/4カップ
- 粗挽きこしょう・香菜・ライム…各適量
- a
  - 水…1 1/2カップ
  - ヌックマム（ナンプラー）…大さじ2
  - 酢…大さじ3
  - 砂糖…大さじ1

作り方
1. さばは4等分にそぎ切りにする。
2. フライパンにサラダ油を熱し、1を両面に焼き色がつくまで焼く。
3. 2にaを入れて落とし蓋をし、中火で15分ほど煮る。
4. 3を器に盛り、粗挽きこしょうをふり、くし形に切ったライム、香菜を添える。

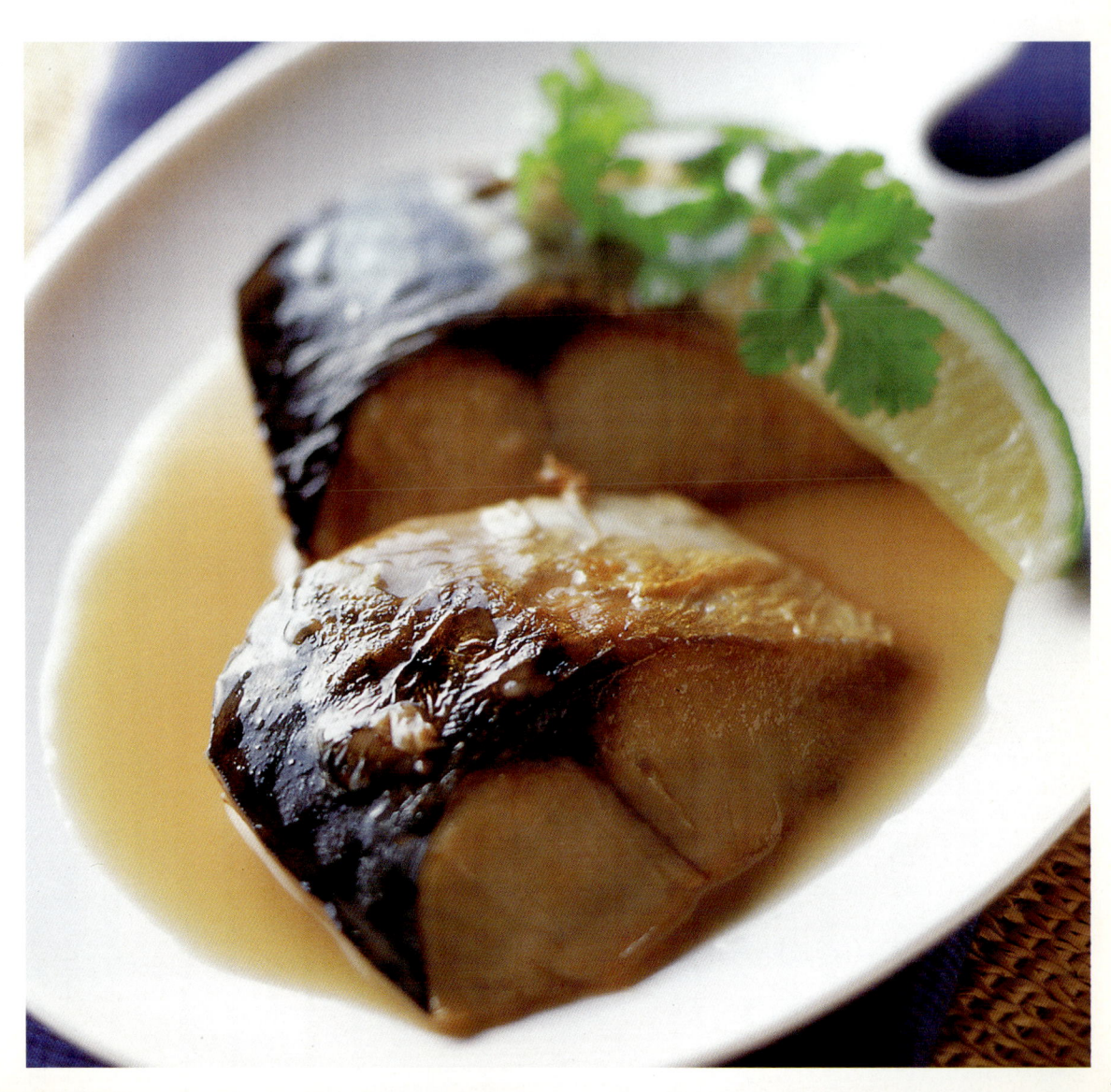

太刀魚のコチュジャン煮

辛くてすっぱい韓国風おかず

エネルギー 341kcal　塩分 2.2g

穀物酢　米酢　黒酢

ピリ辛の風味　やや酢っぱ！

材料(4人分)
- 太刀魚切り身…4切れ
- 長ねぎ…1本
- 酢…大さじ2
- a
  - 水…1カップ
  - コチュジャン…大さじ1/2
  - 砂糖…大さじ1
  - みそ・豆板醤…各小さじ1
  - しょうゆ・みりん…各大さじ2
  - ごま油…小さじ2
  - にんにく・しょうがの薄切り…各1片分

作り方
1. 太刀魚は身の中央に切り込みを入れる。
2. 長ねぎは3cm長さのぶつ切りにする。
3. 鍋にaを入れて煮立たせ、1、2を加えて落とし蓋をし、中火で15分ほど煮る。
4. 3に酢を回し入れて火を止める。

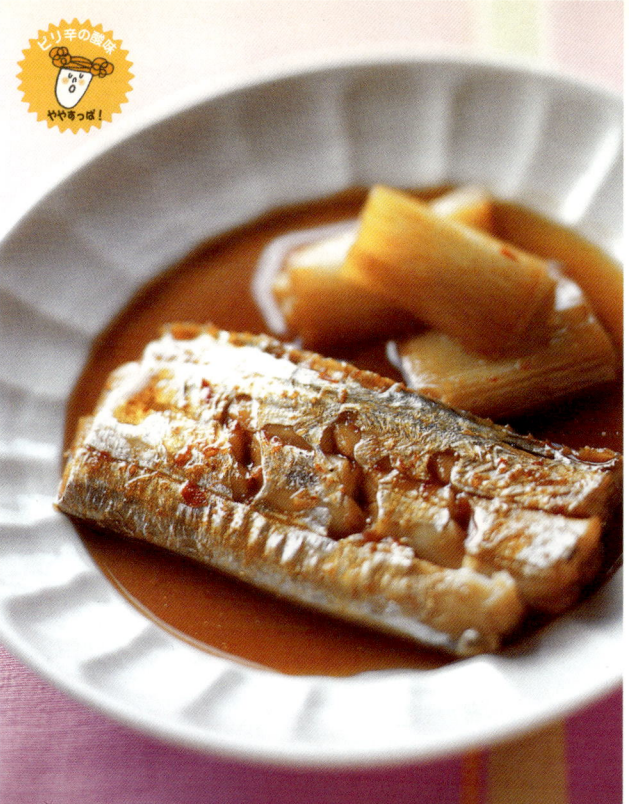

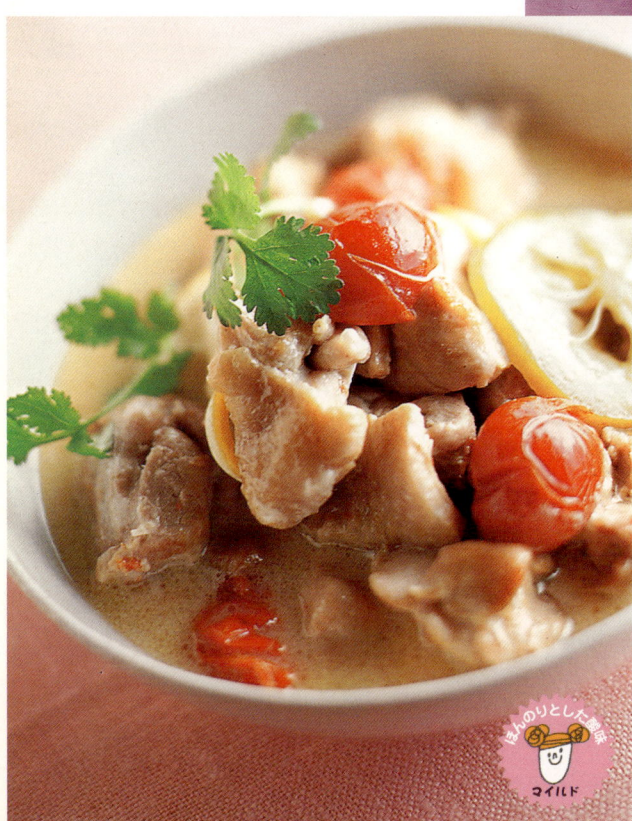

鶏肉のココナッツミルク煮

タイ料理もコクが出ておいしい！

エネルギー 345kcal　塩分 2.0g

レモン　穀物酢

ほんのりとした風味　マイルド

材料(4人分)
- 鶏もも肉…2枚
- 塩・こしょう…各少々
- レモン…1/2個
- 赤唐辛子…3本
- サラダ油…大さじ2
- プチトマト…12個
- 香菜…適量
- a
  - 水・ココナッツミルク…各1カップ
  - ナンプラー…大さじ2

作り方
1. 鶏もも肉は食べやすい大きさに切り、塩、こしょうをふる。
2. レモンは輪切り、赤唐辛子は種を取り除く。
3. 鍋にサラダ油を熱し、1を焼く。
4. 3にヘタを取ったプチトマト、2、aを入れて中火で20分ほど煮、塩、こしょうを加えて味を調える。器に盛り、香菜を添える。

お酢たっぷり 2 スープ

スープに加えると、減塩ができたり、脂っぽいものもさっぱりといただけます！

スープやみそ汁などの汁物はおいしいけれど、気になるのが塩分ですね。お酢には塩味を強く感じさせる効果や料理の味を引き立て風味を増す効果もあるので、減塩にぴったりの調味料と言えるでしょう。また、骨つき肉や殻つきのえび、殻つきの貝類をスープの具にすれば、カルシウムが効果的にとれます。

トムヤムクン

タイ料理の代表のスープはやっぱりすっぱい！

エネルギー	塩分
70kcal	2.4g

レモン／穀物酢／米酢／黒酢 大さじ2程度

ピリ辛の酸味 かむいきっぱ！

材料（4人分）
- 有頭えび（ブラックタイガーなど）…8尾
- ふくろたけ水煮（＊）…100g
- しょうが（つぶしたもの）…1片分
- 香菜…1本
- 鶏がらスープ…3カップ
- **レモンの絞り汁…1個分**

a ┌ 粉唐辛子…小さじ1
　├ ナンプラー…大さじ2
　└ 砂糖…大さじ1/2

（＊）ふくろたけがなければ、マッシュルーム、エリンギで代用できます。

作り方
1. 有頭えびは背わたを取り除き、よく洗ってから水気をきる。
2. ふくろたけは半分に切る。（マッシュルーム、エリンギの場合は食べやすい大きさに切る。）
3. 香菜は葉の部分はざく切り、根はよく洗っておく。
4. 鍋に鶏がらスープを煮立たせ、**1**、**3**の根の部分を入れ5分ほど煮る。
5. **4**のえびは取り出しておき、香菜の根、アクは取り除く。
6. **5**に**2**、しょうが、**a**を加えてひと煮立ちさせて味を調え、**5**のえびを戻し、レモンの絞り汁を加える。器に盛って**3**の葉の部分を添える。

副菜ワンポイント

酸味と辛味が効いたスープには、野菜たっぷりの炒め物を

トムヤムクンは、えびとふくろだけというきのこが入っていますが、これだけでは野菜が不足気味。主食のビーフンに野菜をたっぷり加えてみましょう。デザートには甘くておいしいマンゴープリンを添えて。

主食：野菜たっぷりビーフン
主菜：鶏肉のオイスターソース炒め
デザート：マンゴープリン

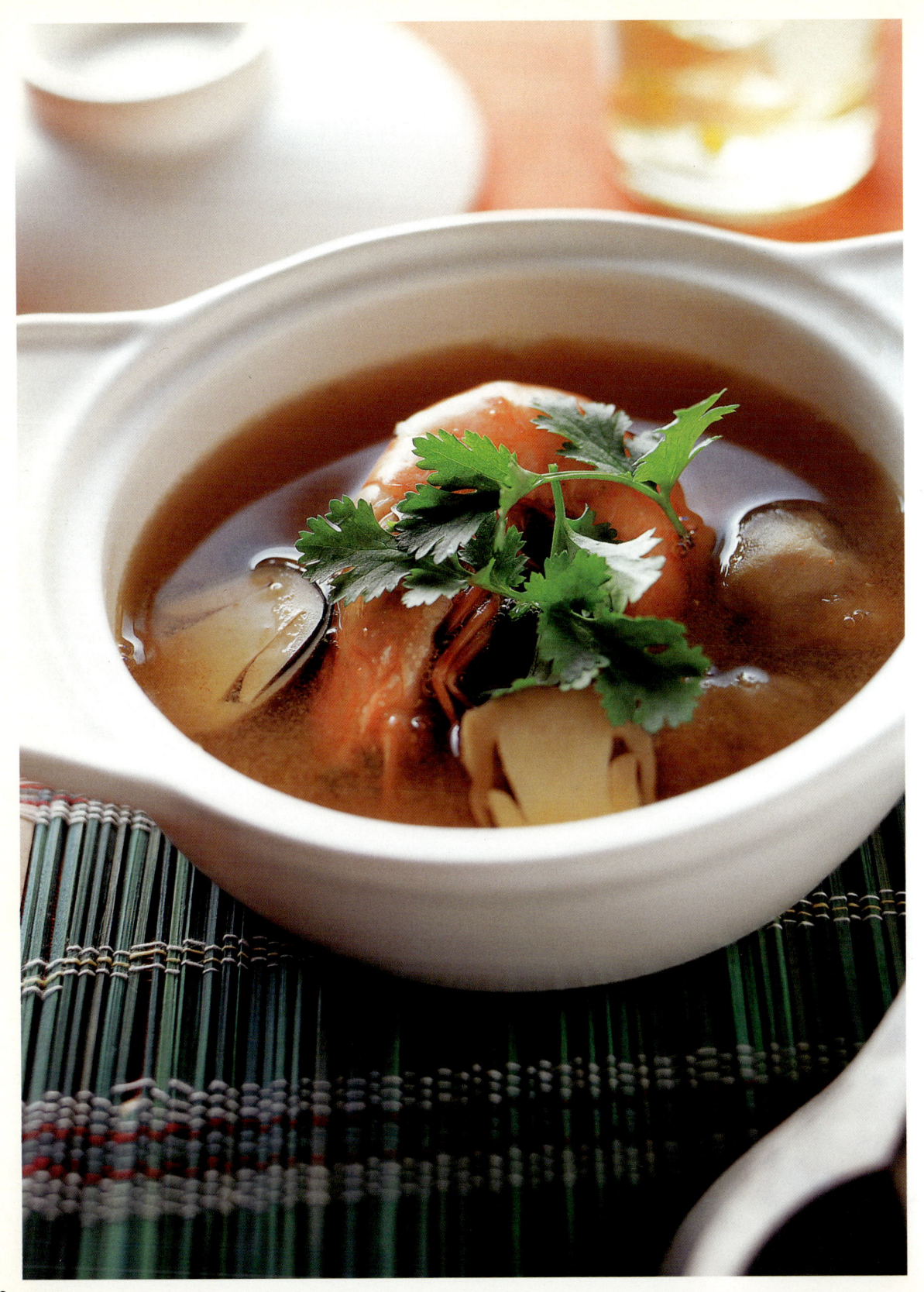

お酢たっぷり**2** スープ ── トムヤムクン

サンラータン

ピリ辛！すっぱい！クセになるおいしさ

エネルギー 93kcal　塩分 0.4g　穀物酢　米酢

材料（4人分）

- 木綿豆腐…1/3丁
- きくらげ（乾燥）…3g
- 干ししいたけ…1枚
- たけのこ水煮…50g
- かにむき身（又はかに缶詰）…40g
- 鶏がらスープ…4カップ
- 溶き卵…1個分
- 水溶き片栗粉・万能ねぎの小口切り…各適量
- a　塩・こしょう・しょうゆ…各少々
- b　ラー油…小さじ2
　　酢…大さじ4

作り方

1. 木綿豆腐は水きりをし、細切りにする。
2. きくらげ、干ししいたけは水に浸して戻し、細切りにする。
3. たけのこ水煮は細切りにし、かにむき身は粗めに手でほぐす。
4. 鍋に鶏がらスープを煮立たせ、2、3を加えて5分ほど煮、aを加えて味を調える。
5. 4に水溶き片栗粉を加えてとろみをつけ、溶き卵を回し入れる。
6. 5に1、bを加えてから器に盛り、万能ねぎを散らす。

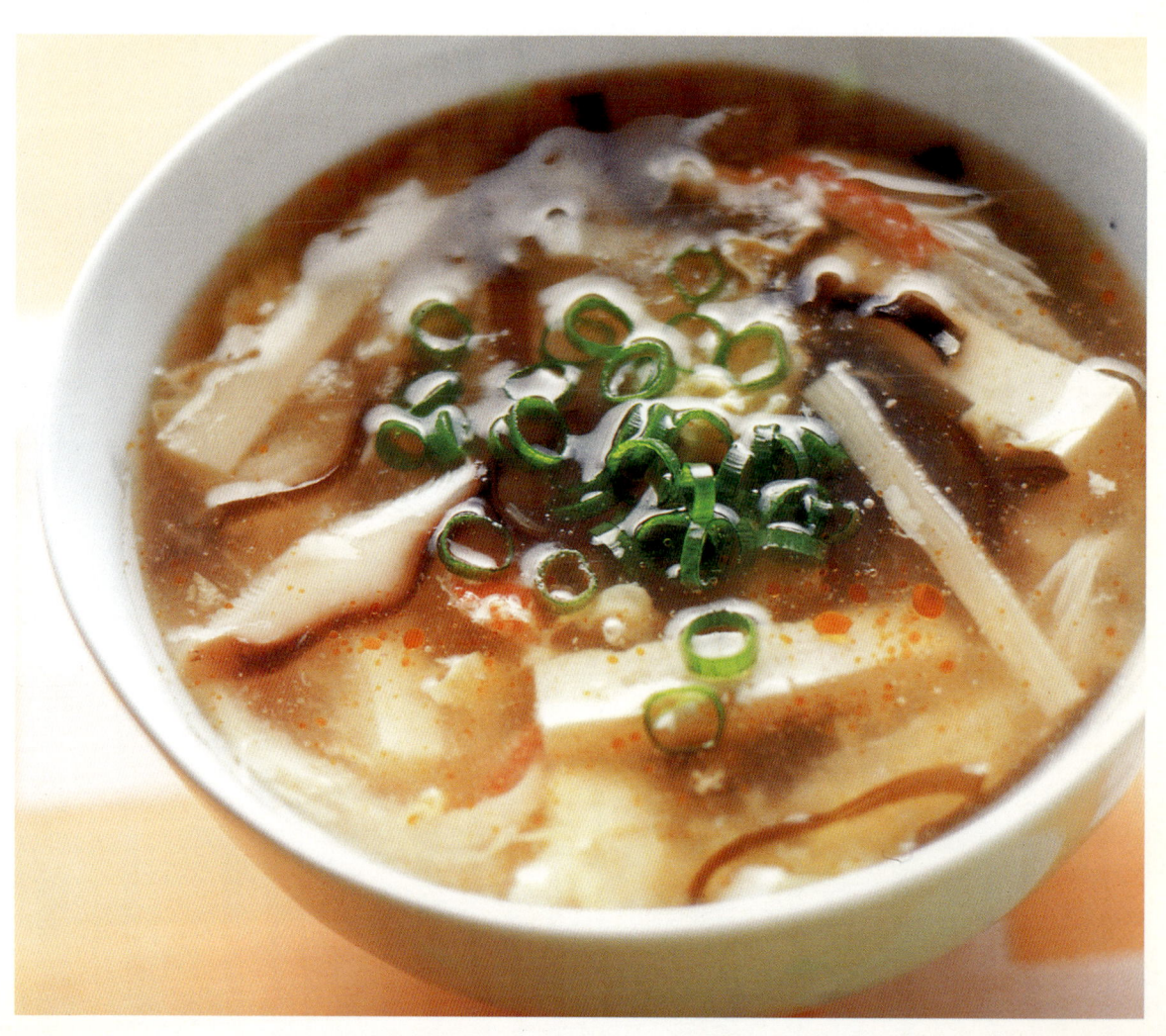

鶏手羽と干ししいたけの酸味スープ

干ししいたけのうまみが生きています

エネルギー 139kcal　塩分 0.9g　穀物酢　米酢　黒酢

材料(4人分)
- 干ししいたけ…8枚
- 鶏手羽先…8本
- ごま油…大さじ1
- クレソン…適量
- 塩・こしょう…各少々

a
- 鶏がらスープ・干ししいたけの戻し汁…各2カップ

b
- 酢…大さじ3
- しょうゆ…大さじ1
- 塩・こしょう…各少々

作り方
1. 干ししいたけはたっぷりの水(分量外)に浸して戻し、石づきを切り落とし、斜めそぎ切りにする。戻し汁は2カップとっておく。
2. 鶏手羽先は塩、こしょうをふる。
3. 鍋にごま油を熱し、2をしっかり焼く。
4. 3に**a**を加えて鶏肉に火が通るまでゆでる。
5. 4に**b**を加えて味を調え、器に盛り、手でちぎったクレソンを散らす。

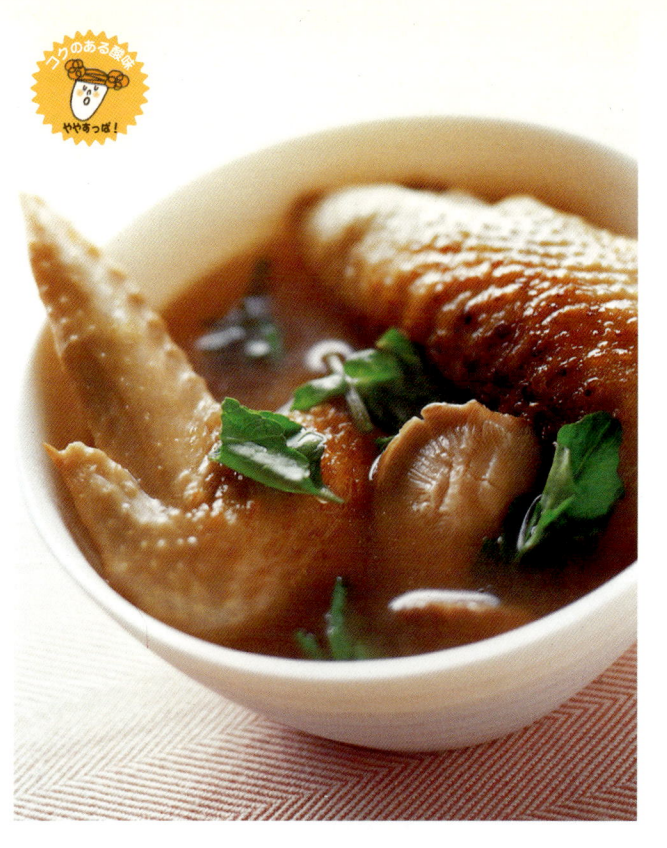

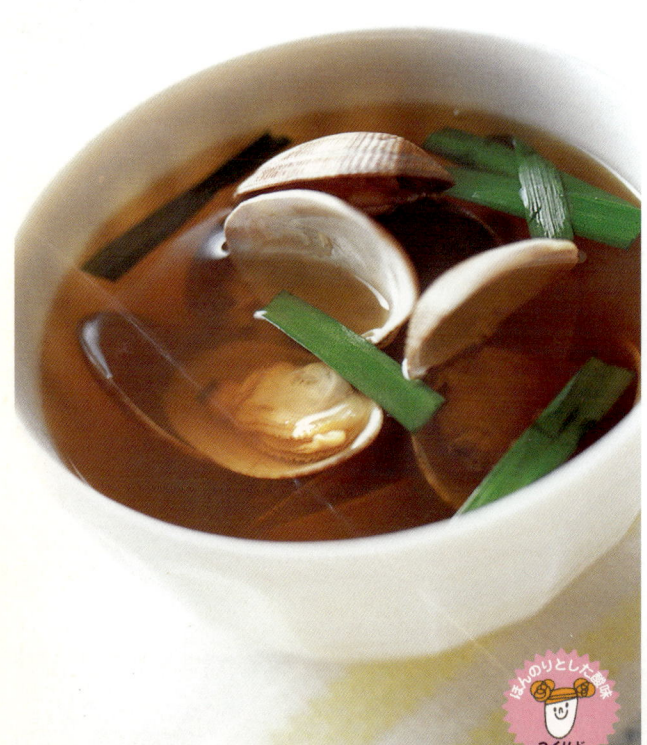

あさりの酸味スープ

あさりの殻からカルシウムを効率よく吸収!

エネルギー 22kcal　塩分 2.0g　穀物酢　米酢

材料(4人分)
- あさり(殻つき)…300g
- にんにく・しょうが…各1片
- にら…1/4束
- 水…4カップ

a
- 酢…大さじ3
- しょうゆ…大さじ2
- 塩・こしょう…各少々

作り方
1. あさりは塩水に浸して砂出しし、よく洗ってから水気をきる。
2. にんにく、しょうがは細切りにする。
3. にらはざく切りにする。
4. 鍋に分量の水を入れて沸かし、1、2を入れて貝が開くまで煮る。途中、アクが出てきたら取り除く。
5. 4に3を加え、**a**を加えて味を調える。

きゅうりとわかめの冷やしスープ

ひんやり、うまみたっぷりスープ

エネルギー 79kcal | 塩分 4.6g | 穀物酢 | 米酢 | レモン

材料（4人分）
- きゅうり…1本
- わかめ（塩蔵）…100g
- 氷水・万能ねぎの小口切り…各適量
- 塩・こしょう…各少々
- a
  - 湯…大さじ2
  - 鶏がらスープの素…大さじ1
- b
  - しょうゆ…大さじ4
  - 酢…大さじ3
  - 白すりごま…大さじ2
  - 粉唐辛子・にんにくすりおろし…各小さじ1

作り方
1. きゅうりはせん切りにする。
2. わかめは水に浸して塩抜きしてからよく洗って水気を絞り、ざく切りにする。
3. **a**をよく混ぜ合わせて溶かし、**b**、氷水を加え、塩、こしょうを加えて味を調える。
4. **3**を器に盛り、万能ねぎを散らす。

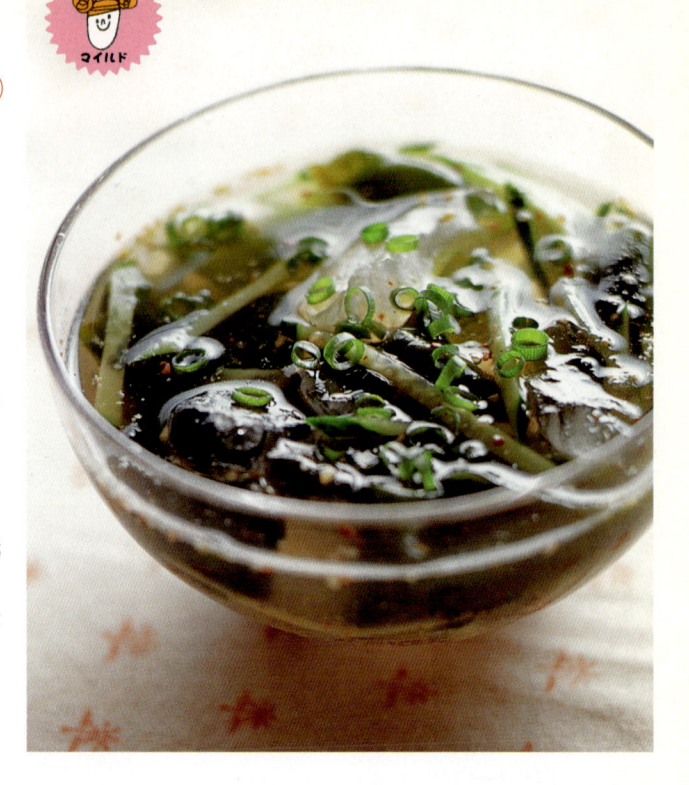

トマトと卵と帆立の中華風スープ

トマトとお酢の酸味がおいしい！

エネルギー 89kcal | 塩分 1.1g | 穀物酢 | 米酢 | 黒酢

材料（4人分）
- トマト…1個
- 帆立貝柱…4個
- 鶏がらスープ…3カップ
- 溶き卵…1個分
- 水溶き片栗粉・万能ねぎの小口切り…各適量
- a
  - 酢…大さじ2
  - 薄口しょうゆ…大さじ1
  - ごま油…大さじ1/2
  - 塩・こしょう…各少々

作り方
1. トマトはヘタを取り除いて3cm角に切る。
2. 帆立貝柱は4等分に切る。
3. 鍋に鶏がらスープを煮立たせ、**1**、**2**を加えて5分ほど煮、**a**を加えて味を調える。
4. **3**に水溶き片栗粉を加えてとろみをつけ、溶き卵を回し入れる。
5. 器に**4**を盛り、万能ねぎを散らす。

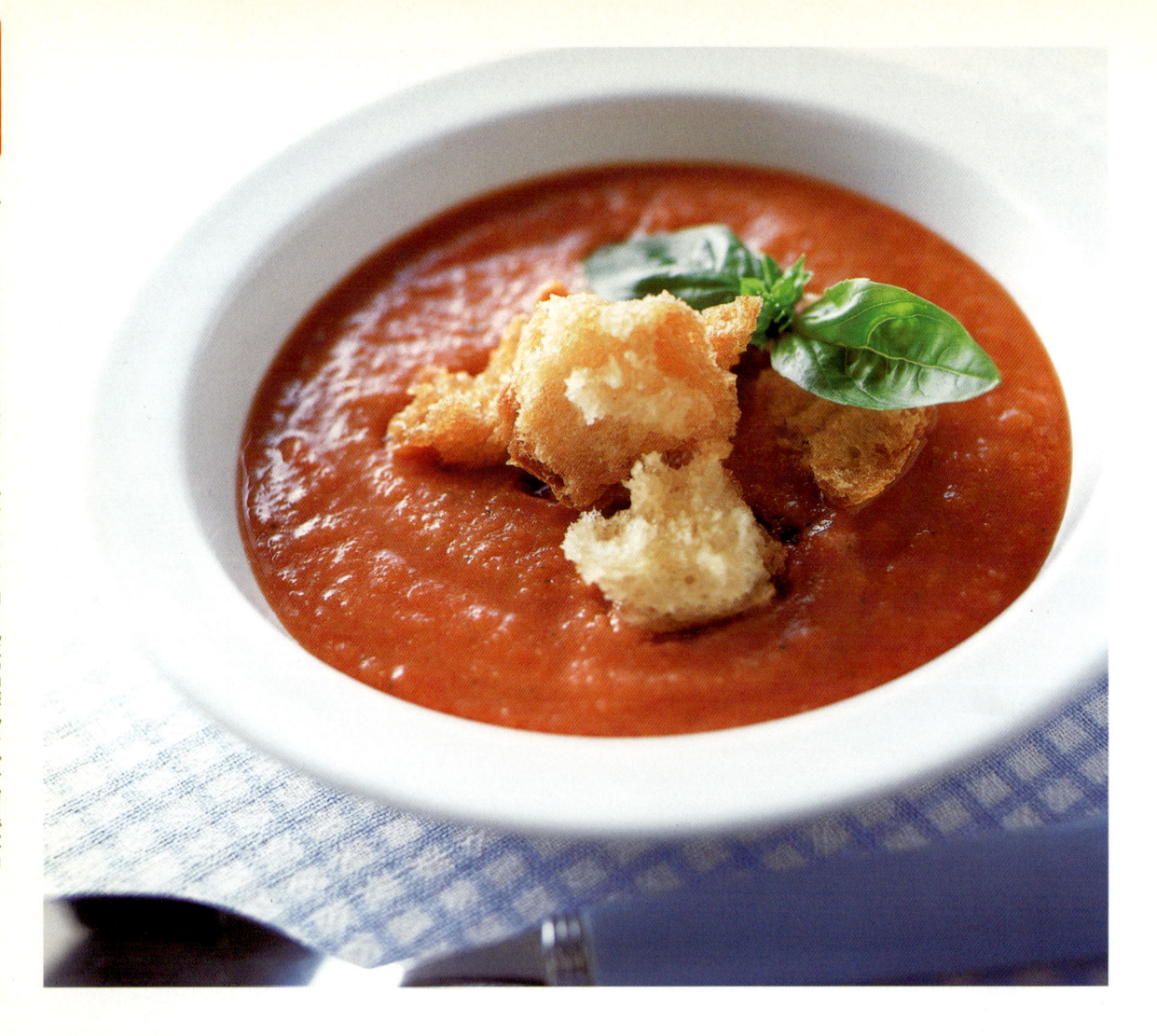

ガスパチョ

スペイン風野菜の冷製スープ

エネルギー 197kcal / 塩分 1.1g

レモン・白ワインビネガー・りんご酢 大さじ2程度

材料（4人分）
- トマト（よく熟れたもの）…大4個
- 玉ねぎ…1/4個
- きゅうり…1/2本
- ピーマン…1/2個
- おろしにんにく…1片分
- バゲット…10cm
- 揚げ油・バジル・塩…各適量
- a
  - オリーブ油…大さじ2
  - レモン絞り汁…1個分
  - 塩…小さじ1/2

作り方
1. トマトは湯むきをし、半分に切って種を取り除く。
2. 玉ねぎ、きゅうり、ピーマンは小さく刻む。
3. バゲットは中のやわらかい部分はくり抜く。外側の固い部分は食べやすい大きさにちぎって180℃に熱した揚げ油でカラッと揚げてクルトンを作る。
4. 1、2、3のやわらかい部分のパン、おろしにんにく、**a**を2回くらいに分けてミキサーにかけ、塩を加えて味を調える。
5. 器に4を盛り、3のクルトン、バジルを飾る。

ポトフ風サワースープ

うまみたっぷりボリュームスープ

エネルギー 245kcal｜塩分 1.8g｜白ワインビネガー｜りんご酢

コクのある風味 マイルド

材料（4人分）

- ソーセージ…8本
- キャベツ…1/4個
- じゃがいも…3個
- にんじん…1本
- さやいんげん…8本
- **白ワインビネガー…大さじ3**
- 塩・こしょう・粒マスタード・サワークリーム…各適量

a ┌ 水…4カップ
　├ 固形スープの素…2個
　├ ローリエ…1枚
　└ 白ワイン…1/4カップ

作り方

1. ソーセージは切り込みを入れる。キャベツは芯をつけたまま4等分する。
2. じゃがいもは皮をむいて4等分に、にんじんは乱切りにする。
3. さやいんげんは斜め半分に切ってさっとゆでる。
4. 鍋に **a**、2を入れて強火にかけ、煮立ったら1、3を加えて蓋をし、弱火で20分ほど煮る。
5. 4に白ワインビネガーを加えて強火でひと煮立ちさせ、塩、こしょうで味を調える。器に盛り、粒マスタード、サワークリームを添える。

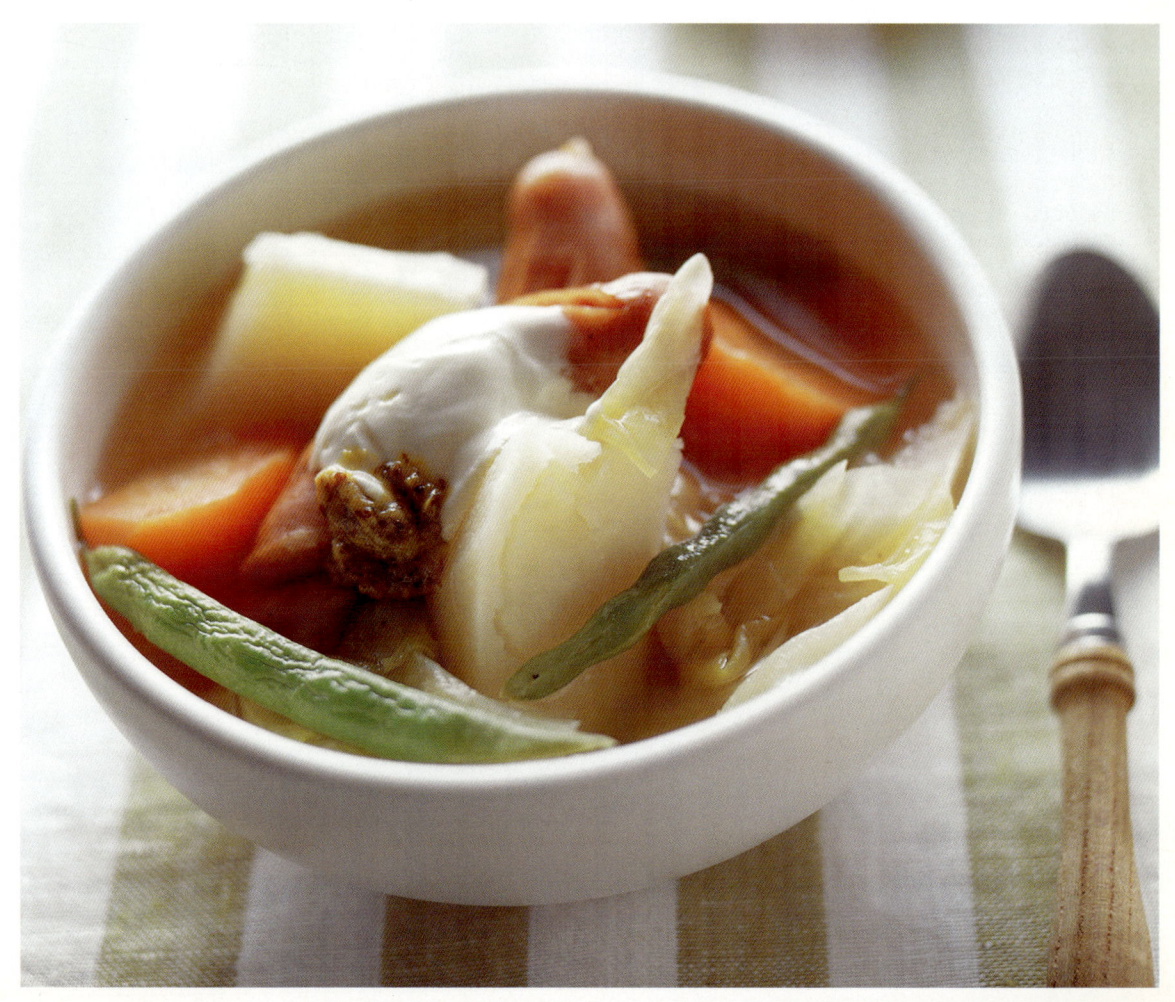

豆ミネストローネ
好みで粉チーズをかけて

エネルギー 160kcal ／ 塩分 1.5g ／ 白ワインビネガー ／ りんご酢

材料（4人分）
- マカロニ（乾燥）…40g
- ベーコン…2枚
- セロリ…1/4本
- 玉ねぎ…1/4個
- オリーブ油…大さじ1
- 塩・こしょう・パセリのみじん切り…各適量
- a
  - 大豆水煮・キドニービーンズ水煮・ひよこ豆水煮…各50g
- b
  - 水…2カップ
  - ホールトマト（缶詰）…1カップ
  - 白ワインビネガー…大さじ3
  - しょうゆ…小さじ2

作り方
1. **a**は水気をきり、マカロニはゆでておく。
2. ベーコンは1cm幅、セロリは薄切り、玉ねぎは1.5cm角に切る。
3. 鍋にオリーブ油を熱し、**2**を炒め合わせ、しんなりしたら**1**、**b**を加えて5分ほど煮込む。
4. **3**に塩、こしょうを入れて味を調え、器に盛り、パセリを散らす。

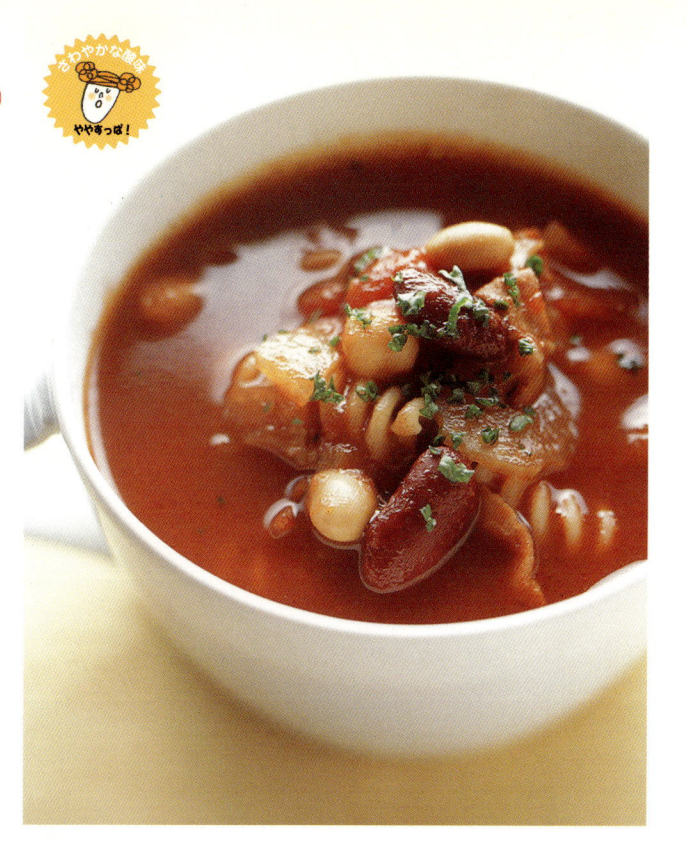

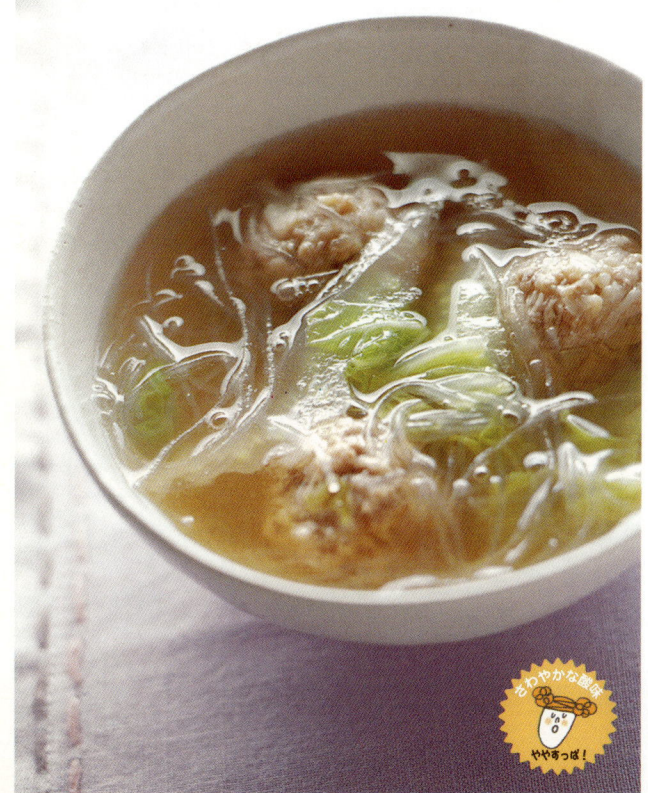

白菜と肉団子のスープ
ボリューム満点中華スープ

エネルギー 170kcal ／ 塩分 1.2g ／ 穀物酢 ／ 米酢 ／ 黒酢

材料（4人分）
春雨（乾燥）…20g、白菜…3枚、水…4カップ
- a
  - 豚ひき肉…200g
  - しょうが・長ねぎのみじん切り…各大さじ2
  - しょうゆ・酒…各小さじ2
  - 片栗粉…大さじ1
- b
  - 酢…大さじ3
  - 紹興酒…大さじ2
  - しょうゆ…大さじ1
  - 塩・こしょう…各少々

作り方
1. **a**はよく混ぜ合わせ、ひと口大に丸める。
2. 春雨は戻してざく切り、白菜は2cm幅のそぎ切りにする。
3. 鍋に分量の水を入れて沸かし、**1**をゆで、アクを取り除く。
4. **3**に**2**を加え、白菜がやわらかくなるまで煮て、**b**を加えて味を調える。

海外のお酢事情◆アジア編

中国・アジアはお酢を効果的に使った料理が多く、とても親しまれています。「中国」「韓国」「タイ」「ベトナム」にスポットを当てて、お酢事情を探ってみましょう！

韓国

★料理の特徴は？

韓国では調味料を単体で使わず、数種の調味料や香辛料を組み合わせて味を作るのが特徴です。薬念（ヤンニョム）という、調味料と香辛料をブレンドして作られるもので料理をおいしくいただきます。中でも酢を使う物も多く、チョジャンと呼ばれる酢じょうゆや唐辛子酢みそ（チョコチュジャン）が代表的です。

★どんなお酢が使われているの？

韓国料理はごま油やすりごまなど、こってりとした味が多いので、酸味の強いお酢を使います。

- ◆ **りんご酢など**……こってりとした味をやわらげる酸味を持つお酢が主流。
- ◆ **レモン**……焼き肉などには欠かせない酸味です。

【薬念（ヤンニョム）】
- ◆ **酢じょうゆ（チョジャン）**……酢に醤油、好みでレモン汁やすりごまを加えたもの。
- ◆ **唐辛子酢みそ（チョコチュジャン）**……コチュジャンに酢、はちみつやおろしにんにく、レモン汁を混ぜたもの。

これらの薬念は、できあがりの料理につけて食べたり、炒め物に加えたりと、多種多様に使われています。

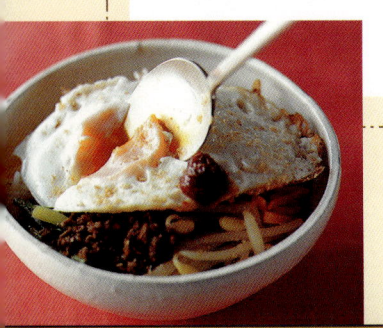

中国

★料理の特徴は？

4000年という長い歴史を背景に発達してきた中国料理は、変化に富んだ郷土料理が特徴です。それらの中で代表的なのが「北京料理」「上海料理」「四川料理」「広東料理」の四大地方料理。北の「北京料理」は塩辛く、東の「上海料理」は酸味が効き、西の「四川料理」は辛く、南の「広東料理」は甘いというようにそれぞれの地域の気候、風土によって味にも特色があります。また、中国料理全般に共通するのが、「医食同源」という考え方。食を通じて健康を追求しているのですね。

★どんなお酢が使われているの？

中国には数え切れないほどの酢があると言われ、その原料も様々で、一般的には米やコーリャンなどですが、地方によってはトウモロコシやサツマイモ、粟、フスマなどもあります。上海では酢を使う料理が多いことで知られています。

- ◆ **白酢**……クセが少なく、いろいろな料理に合わせられます。
- ◆ **黒酢**……独特の香りとコクが特徴。つけだれ、仕上げに使われます。
- ◆ **赤酢**……バラ色をした旨味のあるお酢。

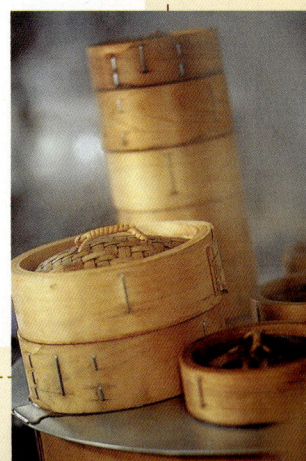

海外のお酢事情／アジア編

ベトナム

★料理の特徴は？

　ベトナム料理といえば、生春巻き、フォーなどを思い浮かべる人がほとんどかもしれませんが、ベトナムの家庭では、日本と同じく白いご飯とそれにあったおいしいお惣菜、酸っぱいスープがテーブルの上に並びます。カインチュアという酸味をきかせたスープでベトナム人は暑さを乗り切るのです。

★どんなお酢が使われているの？

　魚、肉のスープにも柑橘系の果物やビネガーで酸味を加えます。これを、白いご飯にかけてサラサラといただくのです。また、フォーやいろいろな料理にも加えていただきます。

- **ライム、レモン、タマリンドなどの柑橘系の果物**
- **バナナ酢**……日本の酢に比べると味も香りもやさしいのが特徴です。

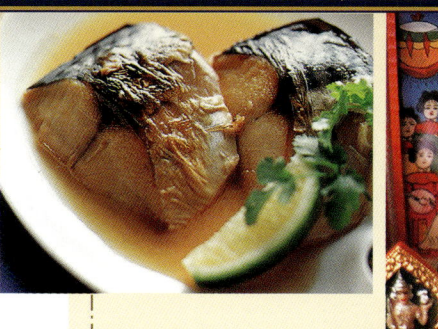

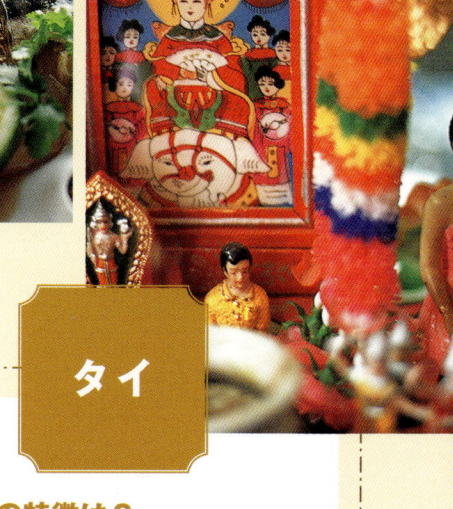

タイ

★料理の特徴は？

　タイ料理は、辛いだけと思っていませんか？　タイでは甘さと辛さ、そして酸っぱさのバランスが一番大切とされています。辛味はプリックというとても辛い唐辛子、旨味はナンプラー、甘みはパームシュガーやココナッツミルク、そしてここで必要となってくるのが酸味の「酢」です。

★どんなお酢が使われているの？

　よく使われるお酢は米酢、麦酢、柑橘系の果汁です。爽やかな香りと酸味が辛くて甘い味を引き締め、食欲増進の役割もしています。油っこい料理をさっぱりといただくためにも欠かせません。

- **米酢や麦酢**……ナムソムと呼ばれるかなりすっぱいお酢です。
- **柑橘系の果実**……小さなライムや、マメ科植物の「タマリンド」はトムヤムクンや大抵の料理に入っています。

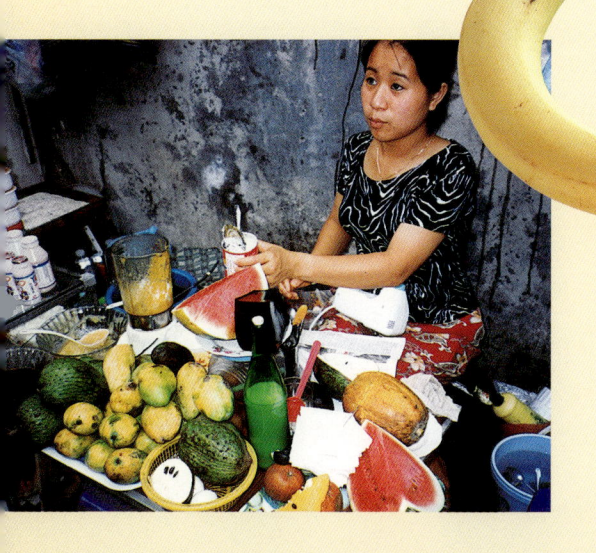

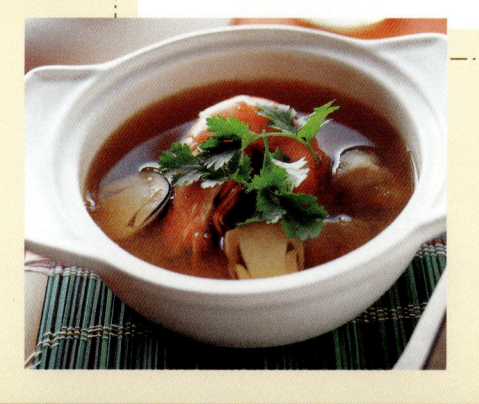

お酢たっぷり3 炒め物・あんかけ

中華料理を代表する、油っこい炒め物や揚げ物、あんかけ。酢は、油っこさをやわらげて食べやすくしてくれます。調味料として使ってもおいしくさっぱりとした仕上がりになりますし、卓上において、食べる直前にたっぷりかけて食べてもいいでしょう。

油を多く使う炒め物、あんかけにひとかけすれば、さっぱりといただけます。

酢豚
酢を使った定番の中国料理です

エネルギー 284kcal ／ 塩分 1.1g
穀物酢／米酢／黒酢／りんご酢

コクのある旨味 ややすっぱ！

材料（4人分）
- 豚肩ロース肉（かたまり）…300g
- 玉ねぎ…1/2個
- ピーマン・赤パプリカ…各1個
- しいたけ…4枚
- にんじん…1/4本
- 片栗粉・揚げ油・水溶き片栗粉…各適量

a
- しょうゆ・酒…各小さじ1
- 塩・こしょう…各少々

b
- トマトケチャップ…大さじ3
- **酢…大さじ3**
- 砂糖・酒…各大さじ2
- しょうゆ…大さじ1/2
- 塩…少々

作り方
1. 豚肩ロース肉はひと口大に切り、**a**を加えてもみ込んで下味をつける。
2. 玉ねぎ、ピーマン、赤パプリカは2cm角に切り、しいたけは石づきを切り落として4等分、にんじんはいちょう切りにする。
3. **1**に片栗粉をまぶし、170℃に熱した揚げ油でカラッと揚げる。
4. 170℃に熱した揚げ油に**2**を入れ、サッと油通しする。
5. フライパンに**b**を入れてひと煮立ちさせ、**3**、**4**を加えて混ぜ合わせる。
6. **5**に水溶き片栗粉を加えてとろみをつける。

副菜ワンポイント
酢豚には、さっぱりとしたサラダとスープを添えて

酢豚は一品だけでも、栄養バランスはバツグン。ただ、油っこいのが気になります。添えるなら、春雨サラダや卵のスープなどがおすすめです。

- 主食：ごはん
- 主菜：チンゲン菜と卵の中華スープ
- デザート：春雨サラダ

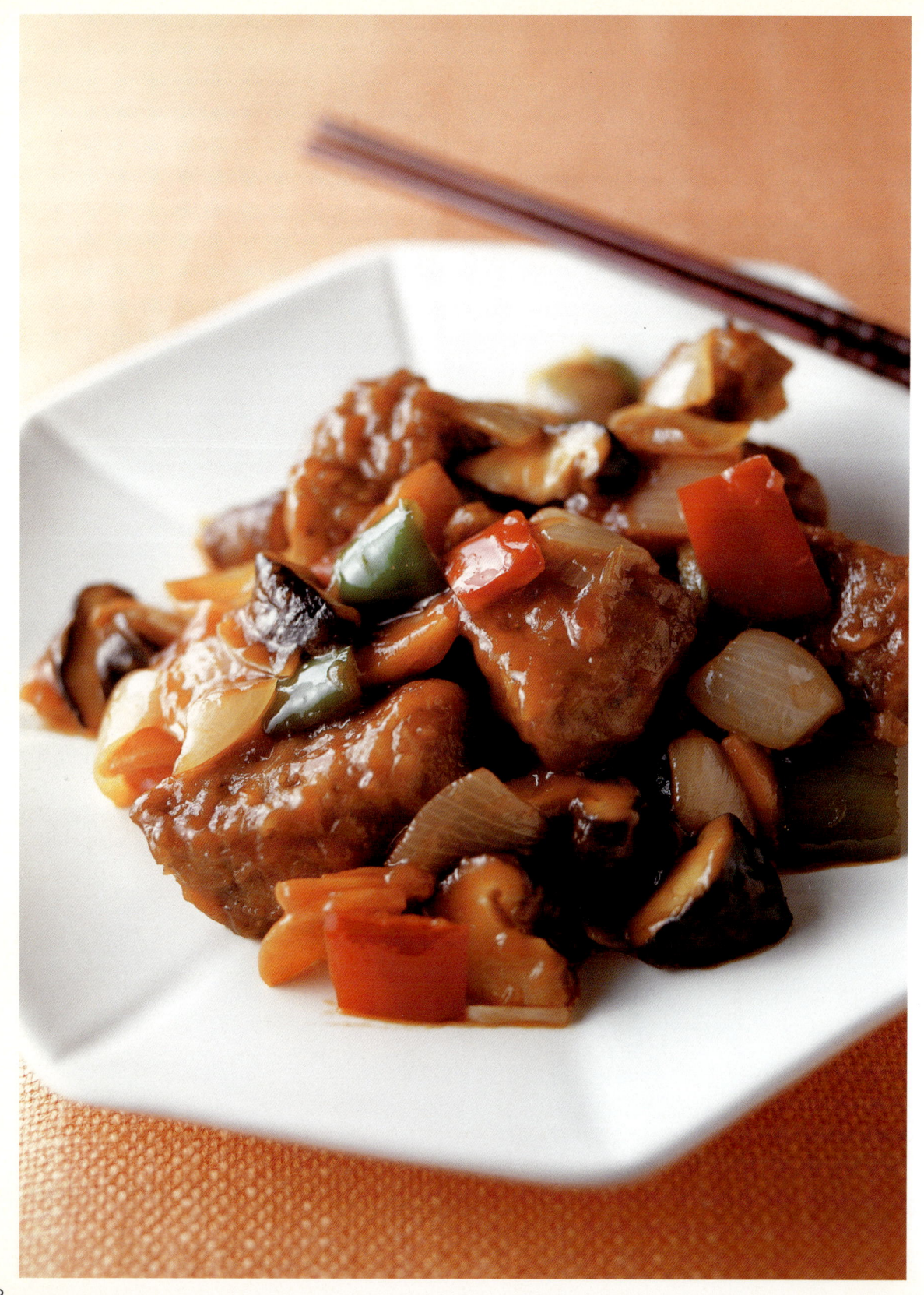

お酢たっぷり **3** 炒め物・あんかけ──酢豚

あじの南蛮漬け

お酢料理といえば、これ！

エネルギー 210kcal ／ 塩分 4.0g

穀物酢　米酢　黒酢

材料（4人分）
- あじ…4尾
- 塩・小麦粉・揚げ油…各適量
- 玉ねぎ…1個
- セロリ・赤唐辛子…各1本
- にんじん…1/4本
- a
  - しょうゆ…大さじ5
  - 酢…大さじ4
  - 酒・みりん…各大さじ2
  - 砂糖…大さじ1

作り方
1. あじは頭、腹わた、ぜいごを取り除いて水で洗い、身の部分に切り込みを入れてから塩をふる。
2. 玉ねぎは薄切り、セロリ、にんじんは細切りにする。
3. 赤唐辛子は種を取り除き、鍋に **a** と一緒に入れてひと煮立ちさせる。
4. **1** に小麦粉をまぶし、170℃に熱した揚げ油でじっくりと揚げる。
5. **4** に **2** をのせ、温かいうちに **3** をかけて15分ほど漬ける。

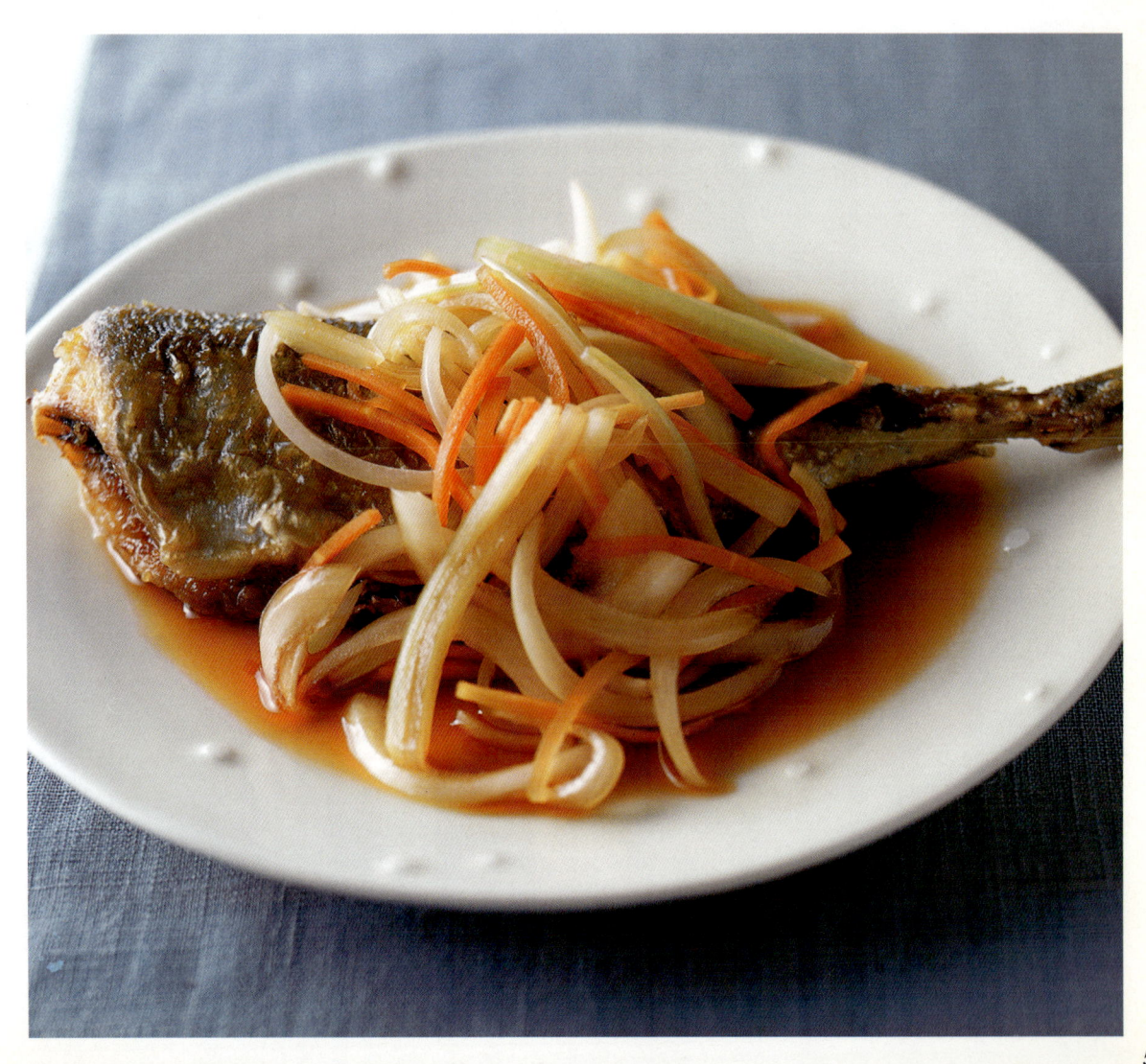

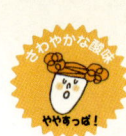

わかさぎのエスカベーシュ

スペイン風の揚げ魚の酢漬けです

エネルギー 201kcal ／ 塩分 0.7g ／ レモン ／ 穀物酢 ／ 白ワインビネガー

材料（4人分）
- わかさぎ…300g
- トマト…1個
- 玉ねぎ…1/2個
- グリーンアスパラガス…3本
- 塩・こしょう・小麦粉・揚げ油・オリーブ油・チャービル…各適量

a
- 酢…大さじ2
- レモンの絞り汁…大さじ1
- 砂糖…小さじ1
- 塩・こしょう…各少々

作り方
1. わかさぎは洗って、塩、こしょうをふる。
2. トマトは1cm角に、玉ねぎは薄切り、アスパラガスは斜め薄切りにする。
3. 1に小麦粉をまぶし、170℃に熱した揚げ油でカラッと揚げる。
4. 2をオリーブ油で炒め、a、3を加えて混ぜ合わせ、火を止め、器に盛る。

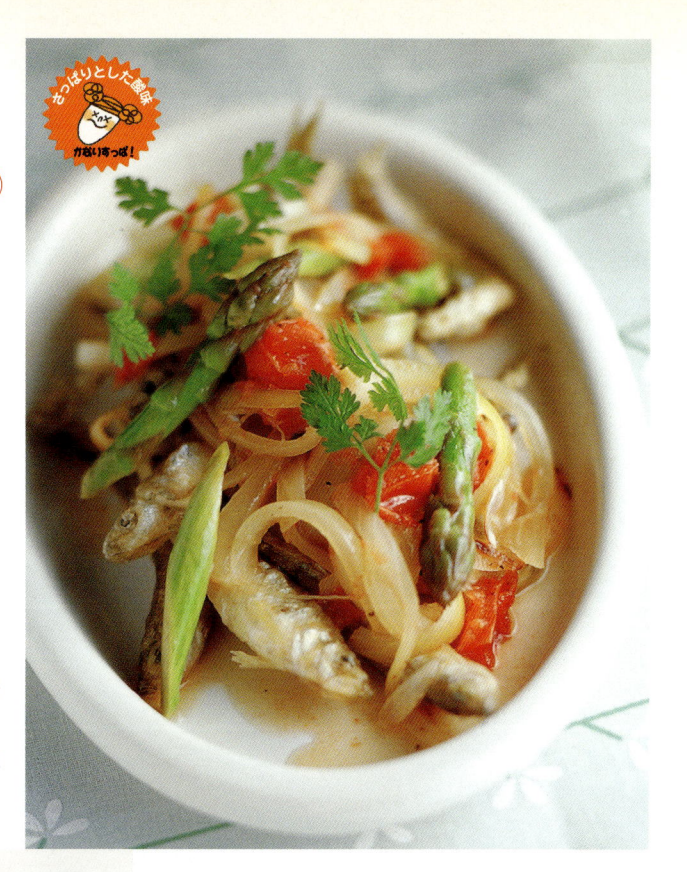

あさりのにんにくポン酢炒め

ポン酢しょうゆを使えば簡単！

エネルギー 98kcal ／ 塩分 0.9g ／ ポン酢しょうゆ

材料（4人分）
- あさり（殻つき）…400g
- もやし（ひげ根をとったもの）…1袋
- にんにくの薄切り…1片分
- サラダ油・酒…各大さじ2
- 万能ねぎの小口切り…適量

a
- ポン酢しょうゆ…大さじ3
- 塩・こしょう…各少々

作り方
1. あさりは塩水に浸して砂出しし、よく洗ってから水気をきる。
2. フライパンにサラダ油を熱し、にんにくを炒め、香りが出てきたら1を加えてさっと炒め、酒を加えて蓋をし、貝が開くまで蒸す。
3. 2にもやしを加えて炒め、aを加えて味を調える。器に盛り、万能ねぎを散らす。

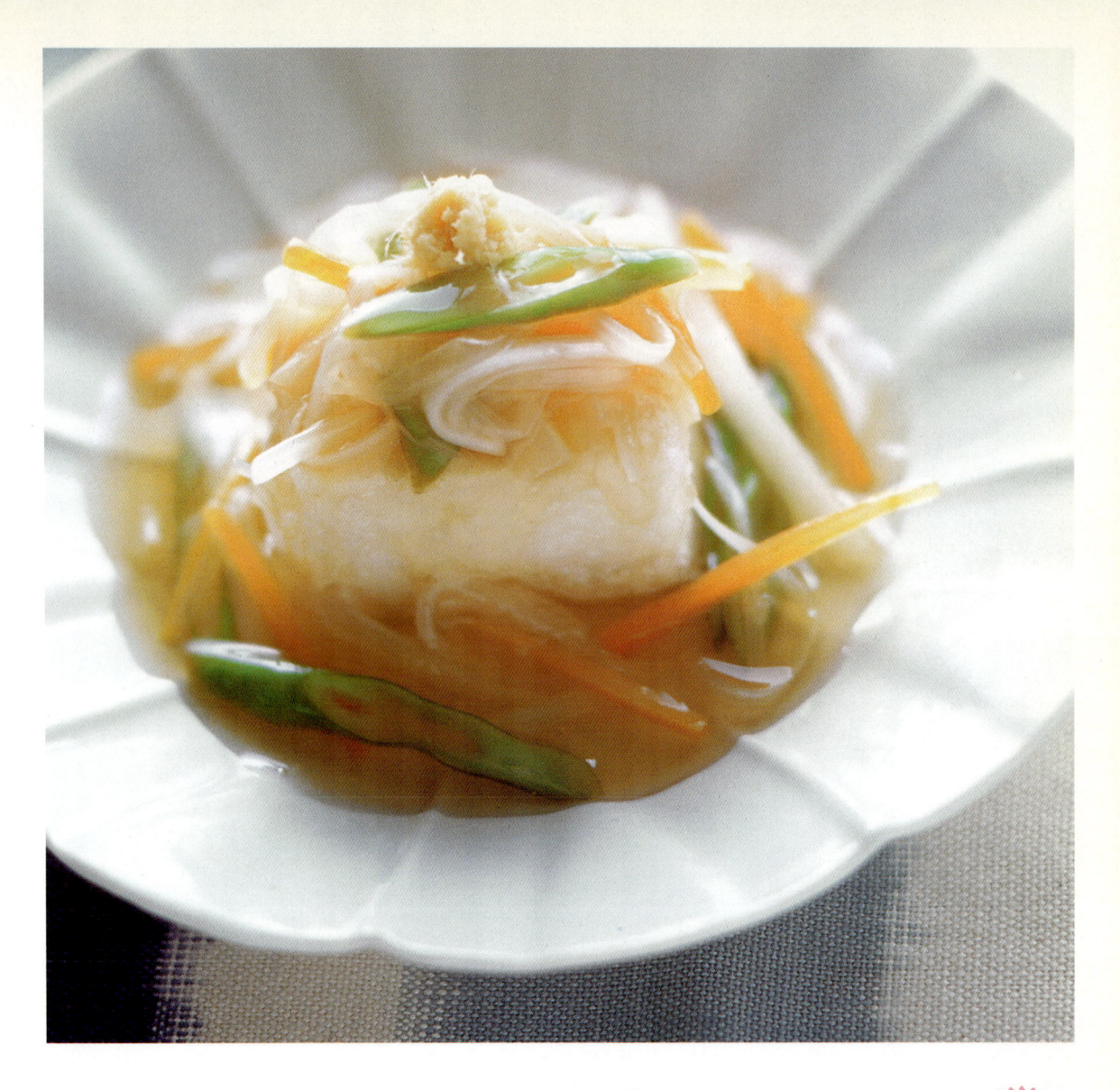

揚げ出し豆腐の野菜あんかけ

揚げ物にはさっぱりとしたあんがよく合う！

エネルギー 132kcal ／ 塩分 1.2g

穀物酢　米酢　玄米酢

材料（4人分）
- 木綿豆腐…1丁
- 長ねぎ…1本
- にんじん…1/4本
- さやいんげん…6本
- だし汁…1カップ
- 片栗粉・揚げ油・おろししょうが・水溶き片栗粉…各適量

a
- 薄口しょうゆ…大さじ1
- 酢…**大さじ2**
- みりん…大さじ1/2
- 塩…小さじ1/3

作り方
1. 木綿豆腐は水きりをする。
2. 長ねぎ、にんじんは細切りにする。
3. 1は4等分に切って片栗粉をまぶし、170℃に熱した揚げ油で揚げる。
4. 鍋にだし汁、2を入れて煮てa、ゆでて斜め切りにしたいんげんを加えて水溶き片栗粉でとろみをつける。
5. 器に3を盛り、4をかけ、おろししょうがを添える。

ハンバーグおろしソース

レモンが効いたおろしソースでさっぱり

エネルギー 396kcal　塩分 2.8g　レモン　りんご酢

材料（4人分）

a
- 牛ひき肉…400g
- 豚ひき肉…100g
- 玉ねぎのみじん切り・溶き卵…各1/2個分
- パン粉…大さじ2
- 塩・こしょう…各少々

b
- 大根のすりおろし…10cm分
- しょうゆ…大さじ4
- レモンの絞り汁…大さじ3

サラダ油…大さじ2
グリーンカール…適量

作り方

1. ボウルに **a** を入れ、よく練り合わせ、4等分に分け、小判型に形を調える。
2. 別のボウルに **b** を入れて混ぜ合わせ、おろしソースを作る。
3. フライパンにサラダ油を熱し、**1** を入れて両面に焼き色がつくまで焼き、蓋をして弱火にして中まで火を通す。
4. 器に **3** を盛り、グリーンカールを添えて **2** をかける。

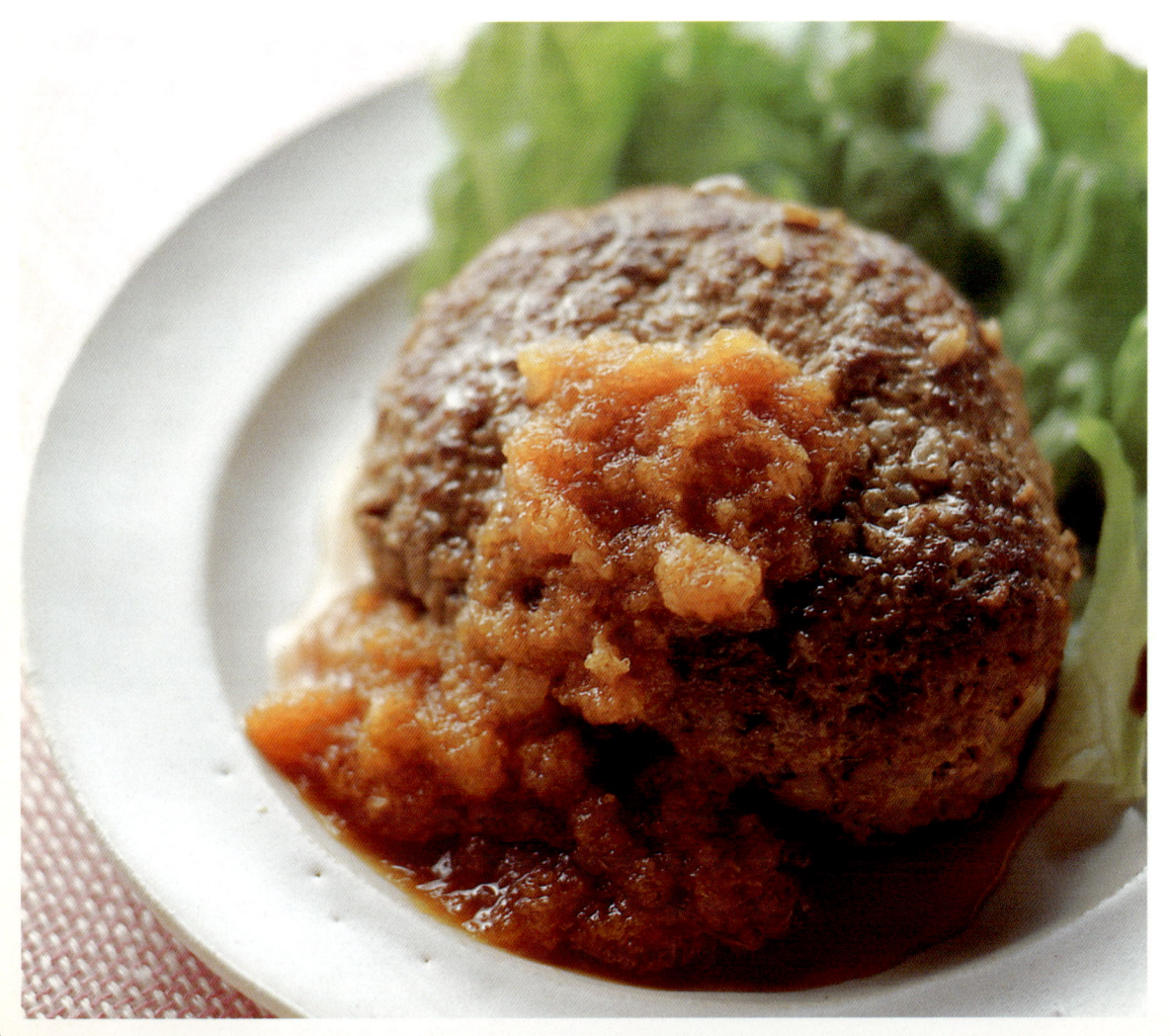

豚肉とにらの酸味炒め

疲労回復には、このおかず！

エネルギー 407kcal　塩分 1.5g　穀物酢　米酢　玄米酢

材料（4人分）
豚ロース薄切り肉…400g、にら…1束
サラダ油…大さじ3、塩・こしょう…各少々

a ┃ しょうがのみじん切り…1片分
　 ┃ 赤唐辛子の小口切り…2本分

b ┃ 酢…大さじ4
　 ┃ しょうゆ…大さじ2、みりん…大さじ1
　 ┃ 塩・こしょう…各少々

作り方
1. 豚肉はひと口大に切り、塩、こしょうをふる。
2. にらはざく切りにする。
3. フライパンにサラダ油を熱し、**a**を香りが出るまで炒め、**1**を加えてさらに炒める。
4. 豚肉の色が変わったら**2**を加えてさっと炒め合わせ、合わせた**b**を加えて味を調える。

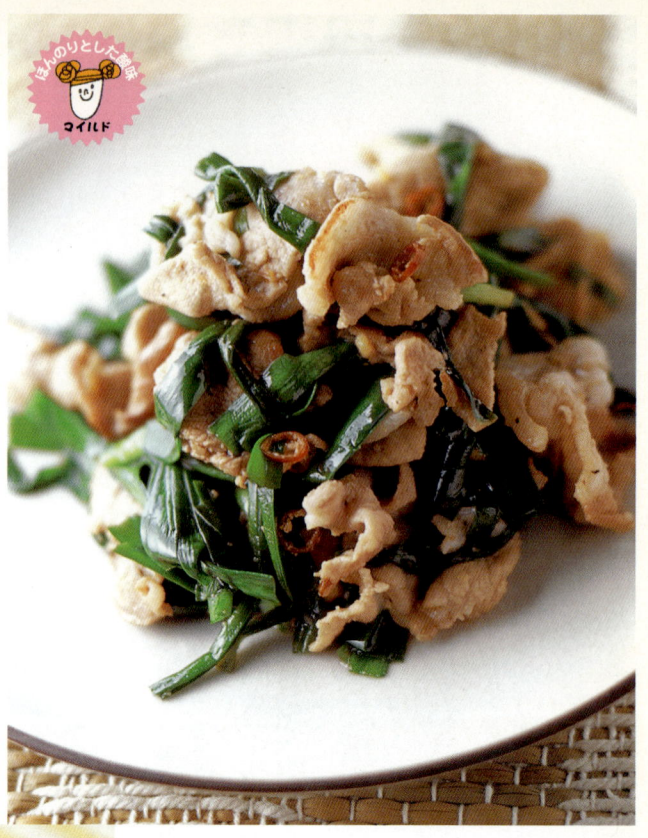

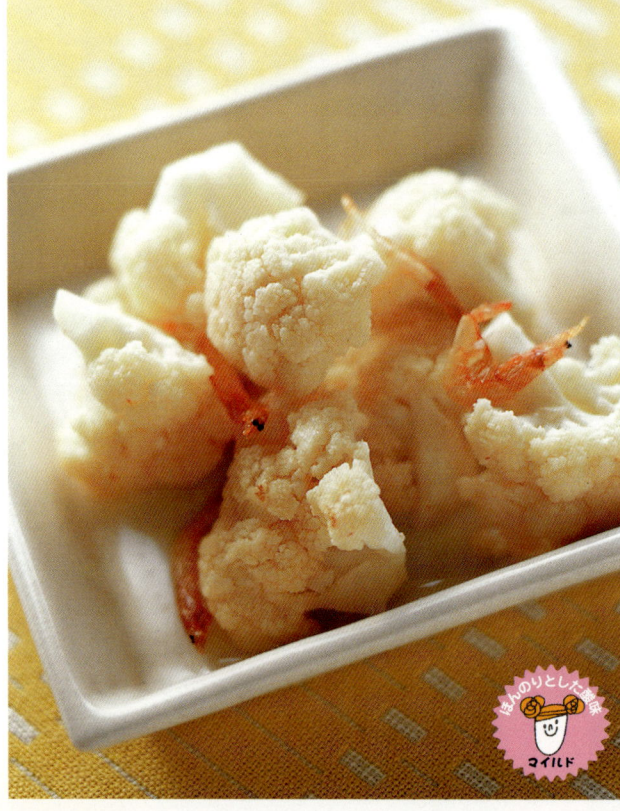

カリフラワーと桜えびの炒め物

カリフラワーをゆでるときも酢を使って

エネルギー 88kcal　塩分 0.5g　穀物酢　米酢　りんご酢

材料（4人分）
カリフラワー…1株
桜えび・ごま油…各大さじ2

a ┃ 酢…大さじ3
　 ┃ 酒…大さじ1/2
　 ┃ 塩…小さじ1/3
　 ┃ こしょう…少々

作り方
1. カリフラワーは小房に分け、熱湯に酢（分量外）を入れてゆで水気をきる。
2. フライパンにごま油を熱し、桜えびをさっと炒めてから**1**を加えて炒め合わせる。
3. **2**に**a**を加えて味を調え、器に盛る。

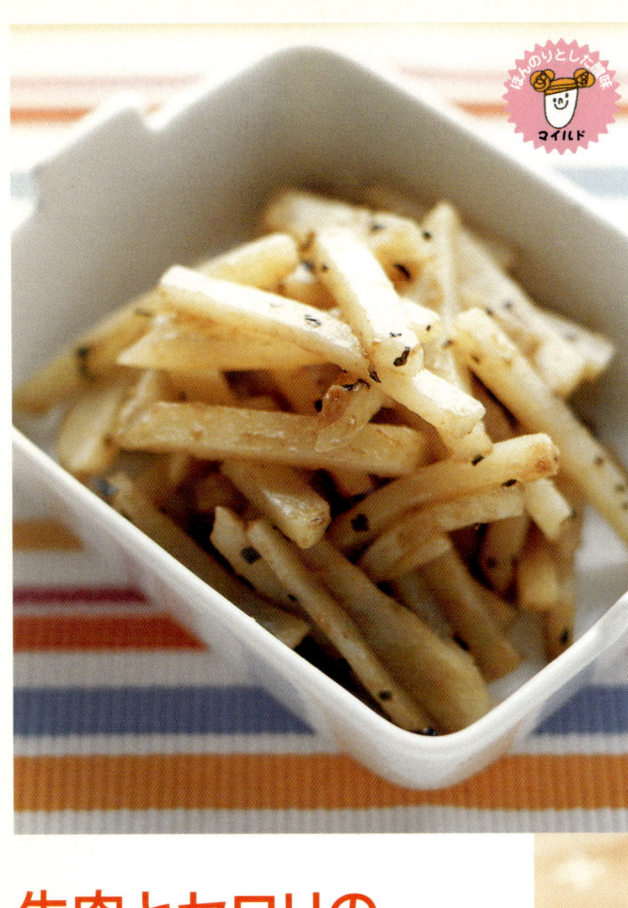

じゃがいもの白ワインビネガー炒め

あつあつのうちに召し上がれ！

エネルギー 133kcal　塩分 1.9g
白ワインビネガー　穀物酢　米酢　玄米酢

材料（4人分）
- じゃがいも…3個
- アンチョビー…1缶
- オリーブ油…大さじ2
- a
  - 白ワインビネガー…大さじ4
  - ドライハーブバジル・オレガノ…各少々
  - 塩・こしょう…各少々

作り方
1. じゃがいもは皮をむいて5mm幅の細切りにする。
2. アンチョビーは粗めのみじん切りにする。
3. フライパンにオリーブ油を熱し、**1**を炒める。
4. じゃがいもに火が通ったら**2**、**a**を加えて味を調える。

牛肉とセロリのバルサミコ炒め

バルサミコ酢としょうゆの組み合わせ

エネルギー 272kcal　塩分 0.6g
バルサミコ酢

材料（4人分）
- 牛薄切り肉…350g
- 塩・こしょう…各少々
- セロリ…2本
- トマト…1個
- にんにくの薄切り…1片分
- サラダ油…大さじ2
- バルサミコ酢…大さじ4
- しょうゆ…小さじ2

作り方
1. 牛肉はひと口大に切り、塩、こしょうをふる。
2. セロリは薄切りに、トマトは2cm角に切る。
3. フライパンにサラダ油を熱してにんにくを香りが出るまで炒め、**1**を加えて炒める。
4. **3**の牛肉の色が変わったら、**2**を加えて炒め合わせ、バルサミコ酢、塩、こしょう、しょうゆを加えて味を調える。

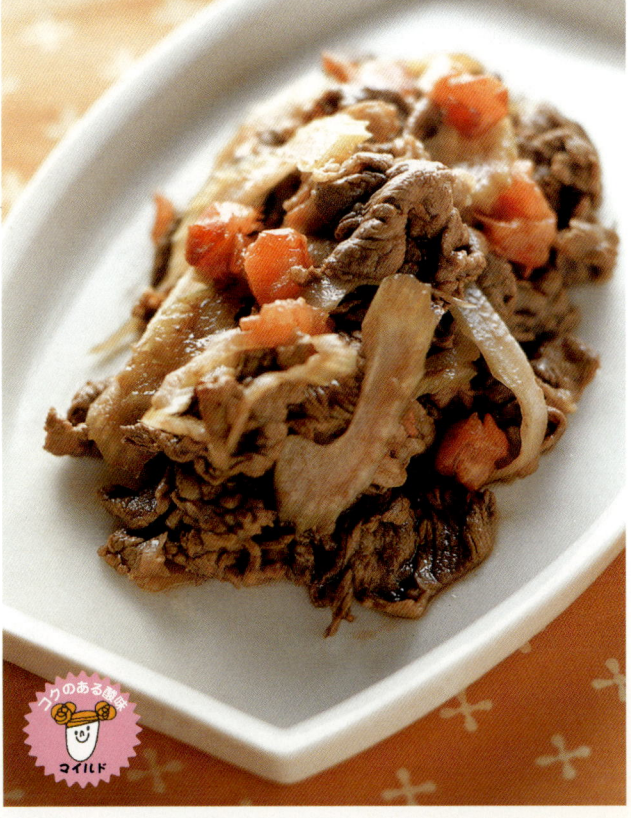

揚げ団子の黒酢あんがらめ

黒酢のコクとうまみが最高！

エネルギー 515kcal ／ 塩分 3.0g ／ 黒酢 ／ 米酢

材料（4人分）

a
- 鶏ひき肉…400g
- 長ねぎのみじん切り…1本分
- しょうがのみじん切り…1片分
- 溶き卵…1/3個分
- 片栗粉…大さじ1
- 塩・こしょう…各少々

b
- 黒酢…大さじ6
- しょうゆ…大さじ4
- 酒…大さじ2
- 砂糖…大さじ3

小麦粉・揚げ油・水溶き片栗粉・糸唐辛子…各適量

作り方

1. **a**はよく練り、ひと口大に丸める。
2. **1**に小麦粉をまぶし、170℃に熱した揚げ油でカラッと揚げる。
3. 鍋に**b**を煮立て、水溶き片栗粉を加えてとろみをつけ、**2**を加えて絡め、火を止める。
4. 器に**3**を盛り、糸唐辛子を飾る。

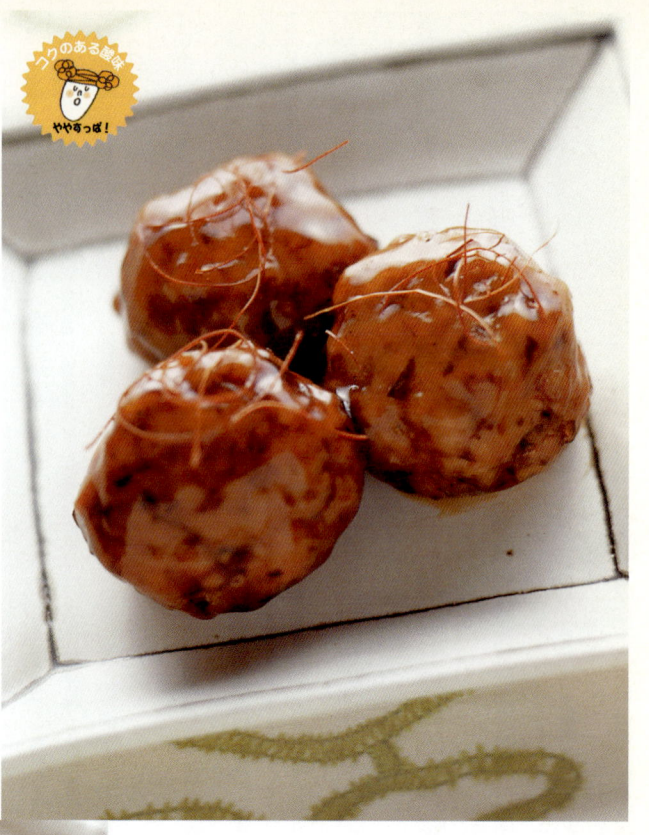

かきと長ねぎの黒酢炒め

美肌効果の高い一品

エネルギー 115kcal ／ 塩分 2.5g ／ 黒酢 ／ 米酢

材料（4人分）

- かきむき身…350g
- 長ねぎ…2本
- ごま油…大さじ1
- 塩…適量

a
- 黒酢…大さじ3
- オイスターソース…大さじ2
- 酒…大さじ1
- 塩・こしょう…各少々

作り方

1. かきは流水でよく洗い、ザルにあげて水気をよくきり、塩をふる。
2. 長ねぎは4cm長さのぶつ切りにしてから縦4等分に切る。
3. フライパンにごま油を熱し、**1**、**2**を加えて炒め合わせる。
4. **3**に**a**を加えて味を調え、器に盛る。

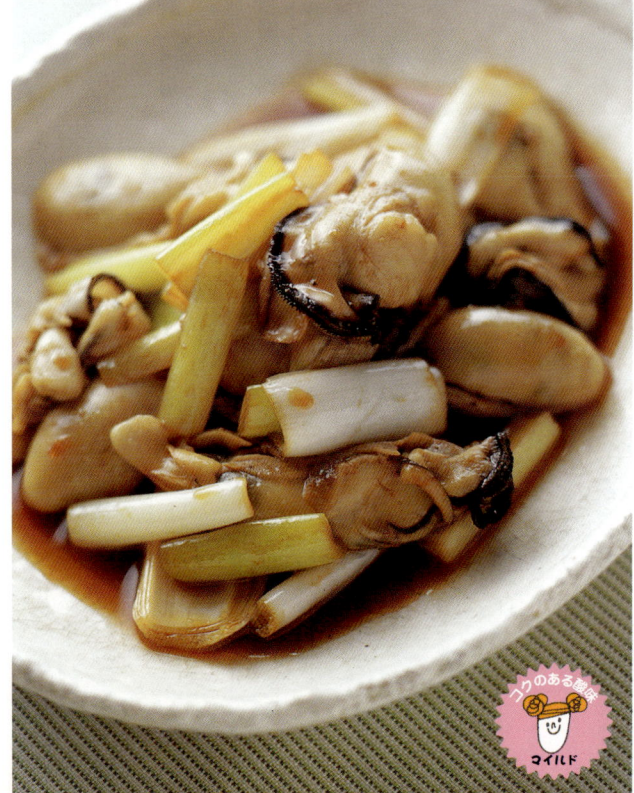

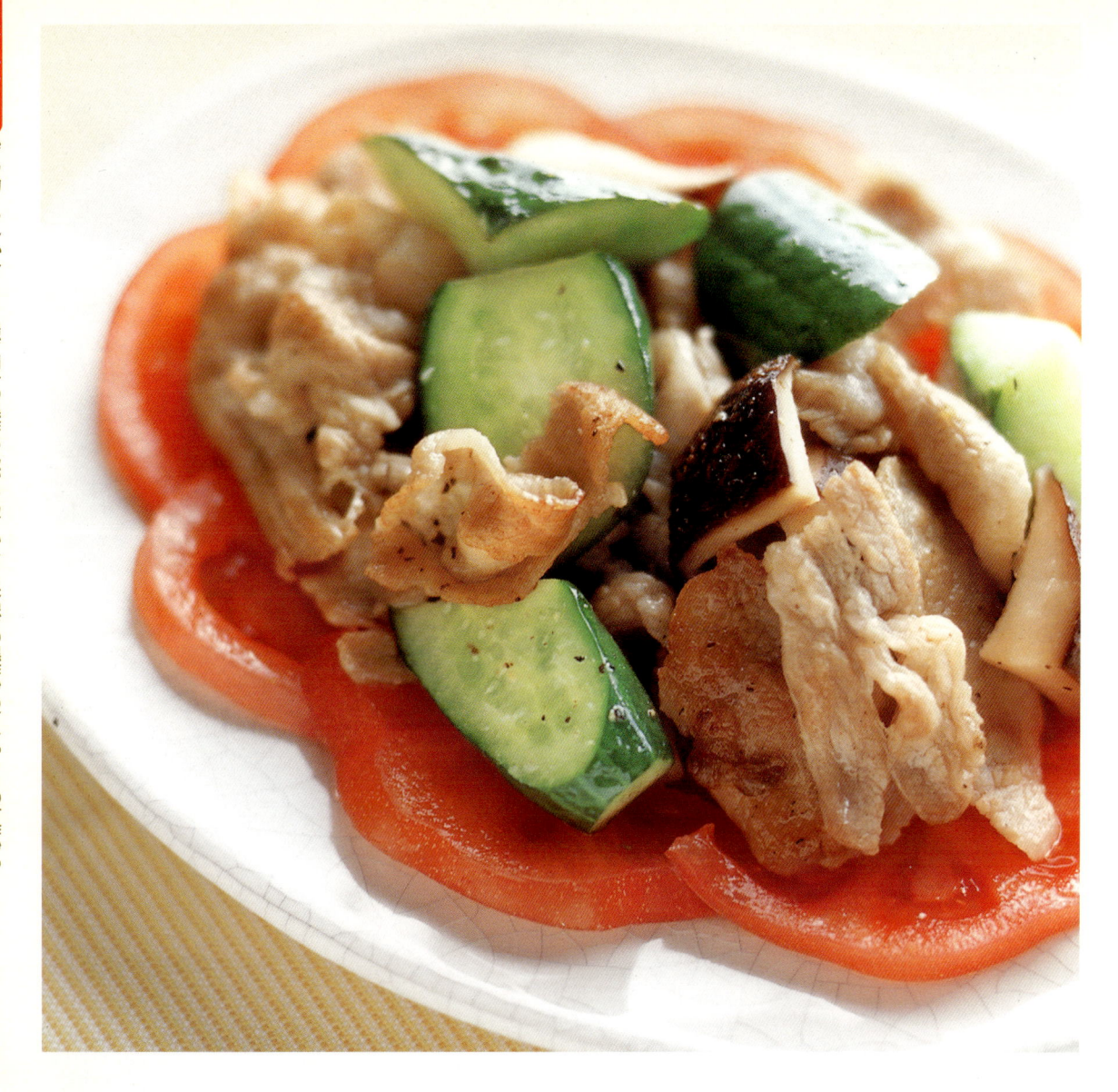

お酢たっぷり3 炒め物・あんかけ——揚げ団子の黒酢あんがらめ／かきと長ねぎの黒酢炒め／きゅうりの甘酢炒め

きゅうりの甘酢炒め
きゅうりと甘酢の相性はバツグン

エネルギー 319kcal　塩分 0.7g

穀物酢　米酢　玄米酢

さわやかな酸味
ややすっぱ！

材料(4人分)
- きゅうり…3本
- 干ししいたけ…6枚
- 豚ばら薄切り肉…200g
- 塩・こしょう…各少々
- トマト…1個
- サラダ油…大さじ2

a
- 酢…大さじ4
- 酒…大さじ1/2
- 砂糖…大さじ1 1/2
- 塩…小さじ1/2
- こしょう…少々

作り方
1. きゅうりは乱切りにする。干ししいたけは水に浸して戻し、石づきを切り落として4等分に切る。
2. 豚肉は食べやすい大きさに切り、塩、こしょうをふる。
3. トマトは半月の薄切りにする。
4. フライパンにサラダ油を熱して2を炒め、色が変わったら1を加えて炒め合わせ、aを加えて味を調える。
5. 器に3を並べ、4を盛る。

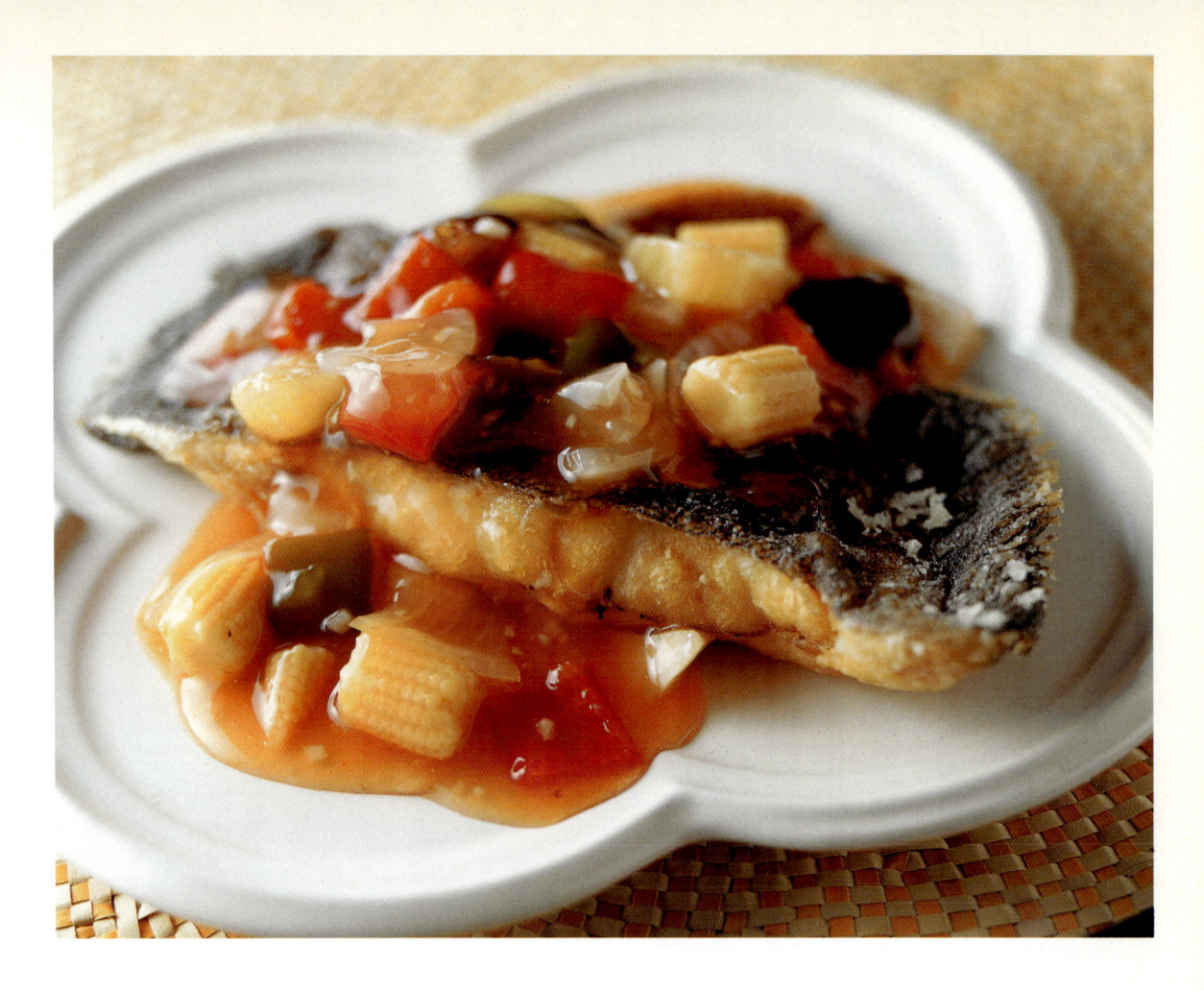

揚げ魚の甘酢ソースかけ（エスニック風）

パイナップルの甘みと酢の絶妙なハーモニー

エネルギー 266kcal ／ 塩分 3.9g

穀物酢　米酢　玄米酢

材料（4人分）
- かれい切り身…4切れ
- 玉ねぎ…1/4個
- ピーマン・赤パプリカ…各1個
- きくらげ（乾燥）…5g
- ヤングコーン水煮…3本
- パイナップル（缶詰）…1枚
- 鶏がらスープ…1 1/2カップ
- にんにくのみじん切り…1片分
- 塩・こしょう・小麦粉・片栗粉・揚げ油・水溶き片栗粉…各適量
- a ┌ トマトケチャップ・ナンプラー・砂糖…各大さじ3
    │ **酢…大さじ3**
    └ 酒…大さじ1

作り方
1. かれいは塩、こしょうをふる。
2. 玉ねぎ、ピーマン、赤パプリカは1.5cm角に切り、きくらげは戻して水気を絞る。
3. ヤングコーンは1.5cm幅に切り、パイナップルは8等分に切る。
4. 鍋に鶏がらスープ、にんにくを入れて煮立て、**2**、**3**を加えてひと煮立ちさせ、**a**を加えて味を調え、水溶き片栗粉でとろみをつける。
5. **1**に合わせた小麦粉、片栗粉をまぶし、170℃に熱した揚げ油でカラッと揚げる。
6. 器に**5**を盛り、**4**をかける。

白身魚と卵のチリソース炒め

チリソースにお酢は欠かせません！

エネルギー 227kcal　塩分 1.6g

穀物酢　黒酢　りんご酢

材料（4人分）

- たら切り身…4切れ
- 塩・こしょう…各少々
- サラダ油…大さじ2
- 溶き卵…3個分
- a
  - 長ねぎのみじん切り…1/2本分
  - にんにく・しょうがのみじん切り…各1片分
- b
  - 鶏がらスープ…大さじ2
  - 酢…大さじ2
  - トマトケチャップ…大さじ3
  - 豆板醤・砂糖…各小さじ2
  - 塩・こしょう…各少々

作り方

1. たらは4等分に切り、塩、こしょうをふる。
2. フライパンにサラダ油を熱して**a**を入れ、香りが出るまで炒める。
3. 2に1を加えて両面を焼き、蓋をして弱火で中まで火を通す。
4. 3に**b**を加えてひと煮立ちさせ、溶き卵を回し入れて混ぜ合わせる。
5. 4の卵が半熟になったら火を止めて器に盛る。

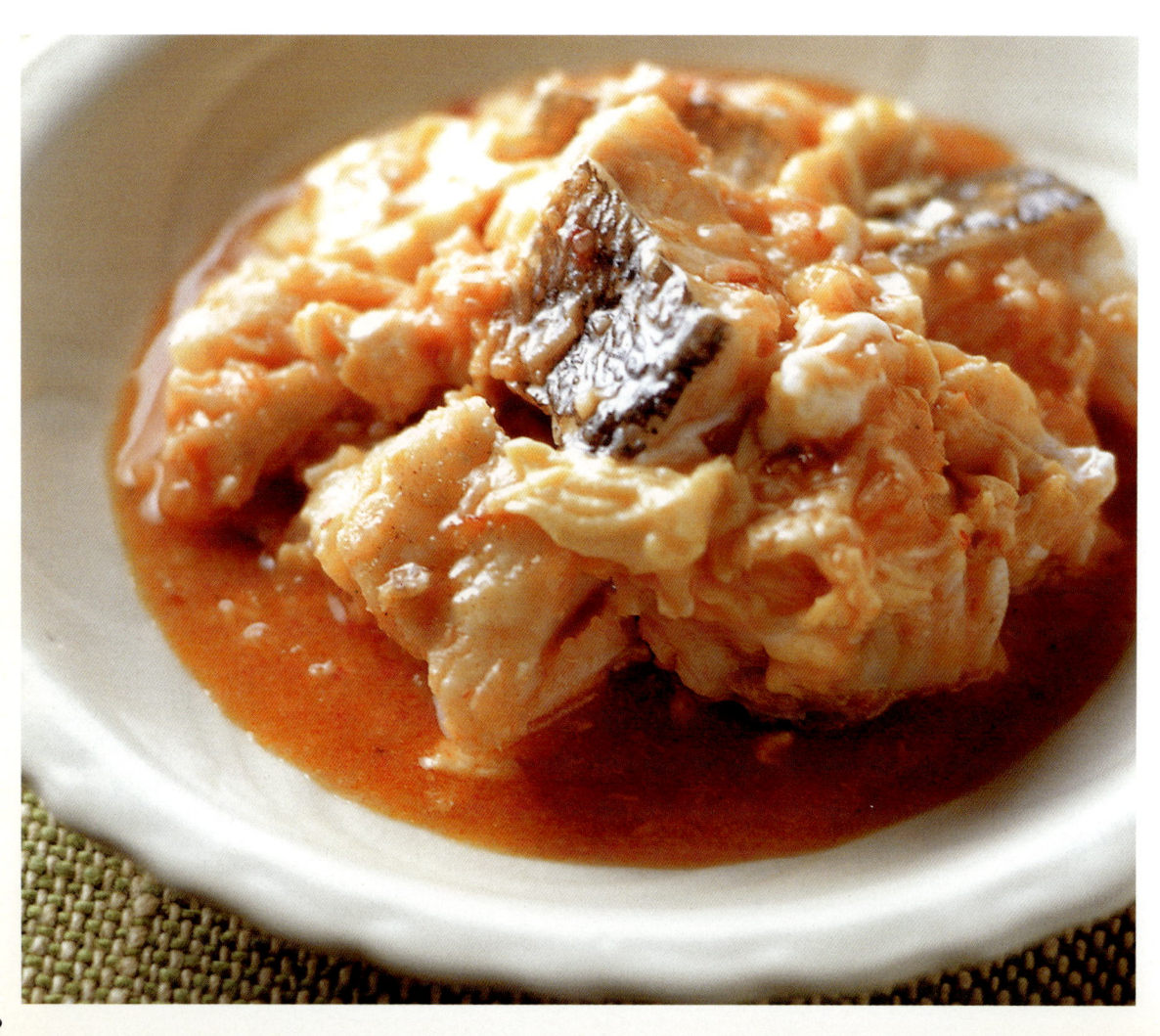

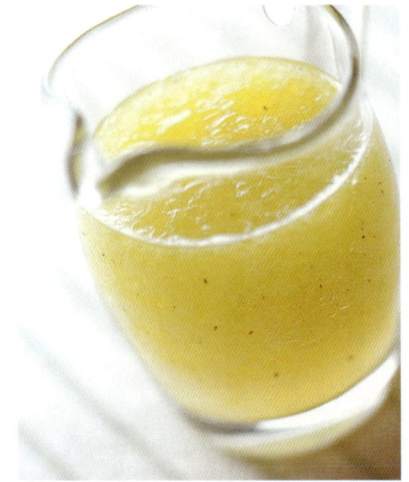

コラム

お酢たっぷり！ドレッシング&たれ

お酢をたっぷり味わうなら、ドレッシングやたれを作り置きしておくことをオススメします。サラダに、あえ物にと、無理なく食事に酢を取り入れられて便利です！

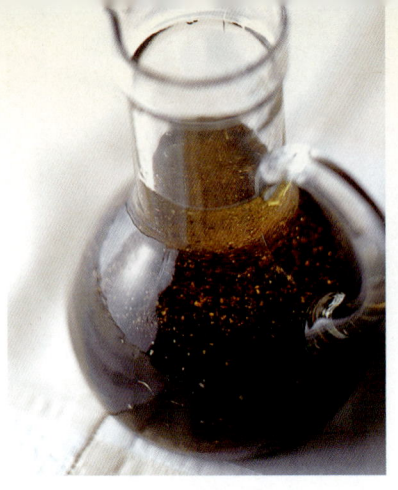

バルサミコ酢のドレッシング
一度煮立てることが、マイルドに仕上げるコツ

材料（作りやすい分量）
バルサミコ酢1カップ、オリーブ油1/2カップ、しょうゆ大さじ2、塩・こしょう各少々

作り方
バルサミコ酢を鍋に入れて煮立て、半量くらいになったら火を止め、その他の材料を加えてよく混ぜ合わせる。

■ドレッシング

イタリアンドレッシング
すりおろし玉ねぎとにんにくがポイント

材料（作りやすい分量）
玉ねぎ1/4個、にんにく1片、白ワインビネガー・オリーブ油各1/2カップ、塩、こしょう各少々

作り方
玉ねぎ、にんにくはすりおろし、その他の材料を加えてよく混ぜ合わせる。

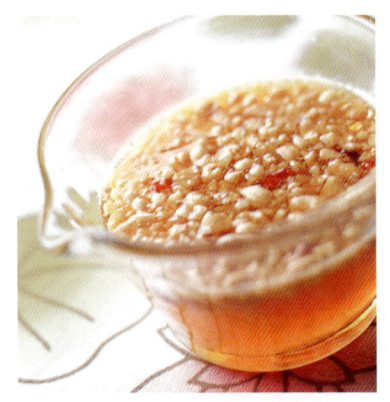

タイ風ドレッシング
ピーナッツの食感がおいしい！

材料
赤唐辛子2本、にんにく1片、ピーナッツ15g、**a**（ナンプラー・レモン汁各1/2カップ、塩・こしょう各少々、砂糖小さじ2）

作り方
赤唐辛子の小口切り、おろしにんにく、ピーナッツは砕いてボウルに入れ、**a**を入れてよく混ぜ合わせる。

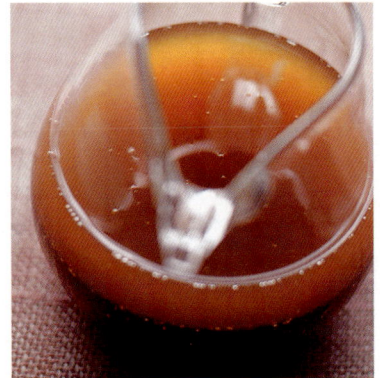

中華風ドレッシング
しょうがとごま油の風味がうまい！

材料
しょうゆ1/4カップ、酢・ごま油各1/2カップ、しょうが1片、塩・こしょう各少々

作り方
しょうがをすりおろし、材料をよく混ぜ合わせる。

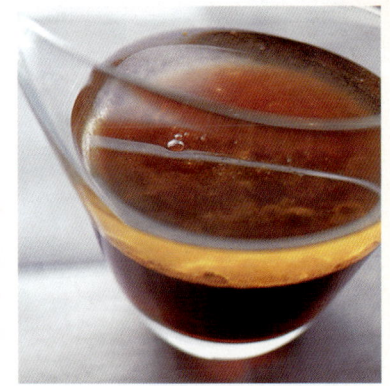

和風ドレッシング
ドレッシングの定番といえば、これ！

材料
しょうゆ1/2カップ、酢・サラダ油各1/2カップ、砂糖大さじ1

作り方
材料をよく混ぜ合わせる。

コラム　お酢たっぷり！ドレッシング＆たれ

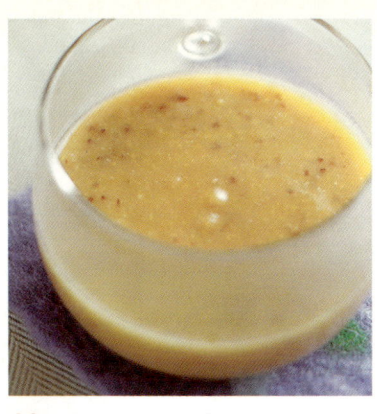

粒マスタード酢みそソース
洋風の酢みそです。肉や魚料理に。

材料
酢・みそ各大さじ3、だし汁・砂糖各大さじ1、酒小さじ1、粒マスタード小さじ2

作り方
材料を鍋に入れ、弱火にかけてよく混ぜ合わせる。

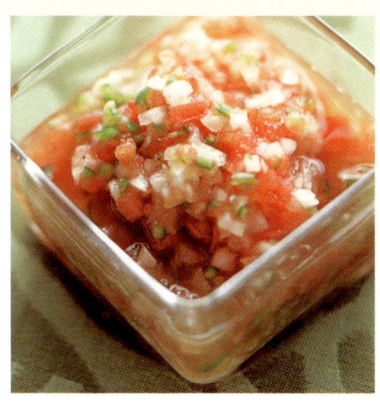

サルサソース
トルティーヤや、ゆでた肉にかけて

材料
トマト・ピーマン各1個、玉ねぎ1/2個、レモン汁大さじ4、タバスコ適量、塩、こしょう各少々

作り方
トマト、玉ねぎ、ピーマンはすべてみじん切りにし、混ぜ合わせる。レモンの絞り汁、タバスコ、塩、こしょうを加えて味を調え、器に盛る。

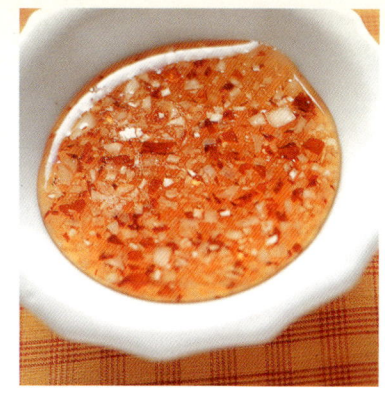

スイートチリソース
生春巻きや揚げ物に

材料
赤唐辛子6本、酢3/4カップ、水1/2カップ、砂糖1カップ、にんにく2片、ナンプラー大さじ2

作り方
赤唐辛子はみじん切りにし、酢、水を加えて漬ける。鍋に砂糖と一緒に入れて火にかけ、トロッとするまで煮詰める。火を止めてから、みじん切りにしたにんにく、ナンプラーを加えて混ぜ合わせる。

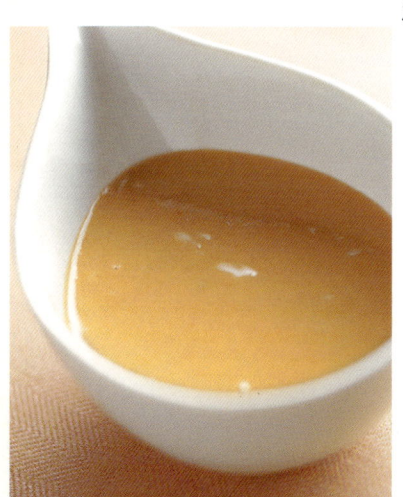

四川風ごまたれ
バンバンジーやゆでた麺とあえても

材料
白練りごま1/2カップ、酢・しょうゆ各1/4カップ、鶏がらスープ大さじ1、砂糖小さじ2、豆板醤小さじ1、白すりごま小さじ2

作り方
白練りごまにその他の材料を少しずつ加えながらよく混ぜ合わせる。

たれ

韓国風ピリ辛ねぎたれ
焼き肉のたれやサラダにかけても

材料
長ねぎ1本、酢・しょうゆ各1/2カップ、豆板醤小さじ2、ごま油小さじ1

作り方
長ねぎはみじん切りにし、その他の材料を加えて混ぜ合わせる。

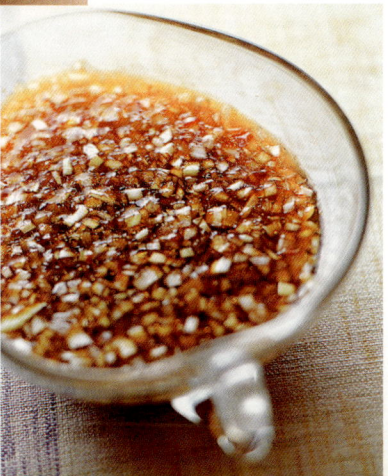

お酢たっぷり 4 マリネ

マリネ液は、一度合わせて加熱すると、味がなじみやすくなります。

お酢を使う料理としても代表的なのが「マリネ」。たっぷりの酢と油、ワイン、ハーブや塩、こしょうなどの調味料を合わせておき、肉、魚、野菜などを入れて漬け込みます。素材に味をしみ込ませ、繊維をやわらかくしたり、保存性を高めるなどの効果もあります。

シーフードマリネ
たっぷりの魚介類をさっぱりと

エネルギー 255kcal ／ 塩分 0.9g ／ 白ワインビネガー ／ りんご酢

材料（4人分）
- いか…1杯
- えび（ブラックタイガーなど）…8尾
- ゆでたこ…100g
- 玉ねぎ…1/2個
- プチトマト…12個
- 黒オリーブ…8粒
- a
  - にんにくのみじん切り…1片分
  - 白ワインビネガー…1/4カップ
  - オリーブ油…1/4カップ
  - レモン汁…大さじ2
  - 塩・こしょう…各少々

作り方
1. いかは腹わたを取って皮をむき、胴の部分は1cm幅の輪切り、足の部分は食べやすい大きさに切る。えびは殻をむいて背わたを取り除く。
2. 鍋に湯を沸かし、1を加えてゆで、ザルにあげて水気をきる。
3. ゆでたこはそぎ切りにする。
4. 玉ねぎはみじん切り、プチトマトはヘタを取り除いて半分に切る。黒オリーブは輪切りにする。
5. aはよく混ぜ合わせておく。
6. 2、3、4に5を加えて混ぜ合わせ、ラップをして冷蔵庫で2時間ほど冷やしておく。

ハムと大根のマリネ
タイムの香り豊かな簡単マリネ

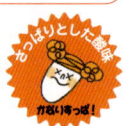

エネルギー 135kcal ／ 塩分 1.0g ／ 白ワインビネガー ／ りんご酢

材料（4人分）
- 大根…5cm
- ロースハム薄切り…8枚
- 白ワイン…1/4カップ
- a
  - 白ワインビネガー…大さじ2
  - 砂糖…大さじ1
  - オリーブ油…大さじ1
  - タイム（枝を取り除いたもの）…1枝分
  - 塩・こしょう…各少々

作り方
1. 大根は半月の薄切りにして塩をふり、しんなりしたら水で洗って水気をきる。ロースハムは半分に切る。
2. 鍋に白ワインを入れて火にかけ、沸騰させてアルコール分を飛ばし、火から下ろす。
3. ボウルにaを入れて混ぜ合わせ、2を加えて混ぜ合わせてマリネ液を作る。
4. 容器に1の大根、ハムを半分ずつ重なるように並べ、3を加えて30分ほど漬ける。

お酢たっぷり4

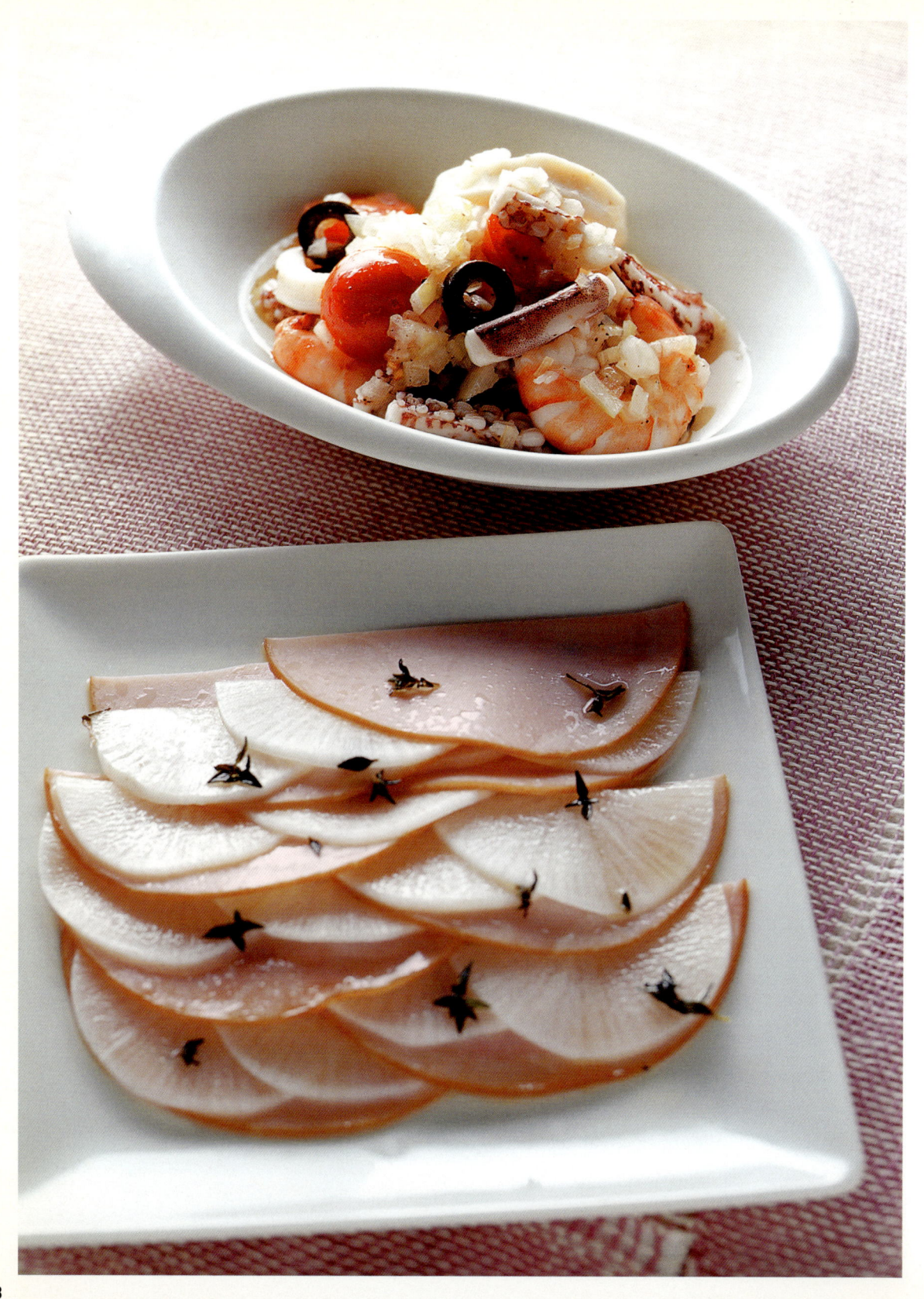

マリネ──シーフードマリネ／ハムと大根のマリネ

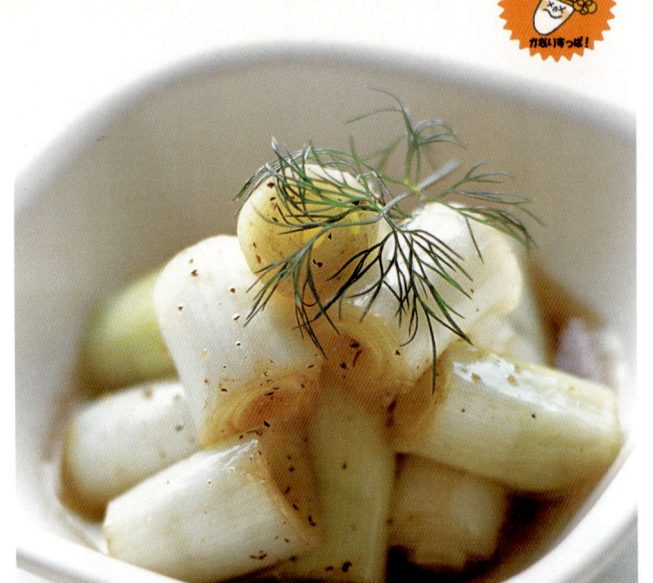

長ねぎのホットマリネ

シンプルだけどおいしい！

エネルギー 137kcal　塩分 0g　白ワインビネガー　りんご酢　バルサミコ酢

材料(4人分)
- 長ねぎ…3本
- 粗挽きこしょう…小さじ1
- ローリエ…1枚
- ディル…適量

a
- 白ワインビネガー…1/4カップ
- 白ワイン・オリーブ油…各1/4カップ
- 塩…少々

作り方
1. 長ねぎは3cm長さのぶつ切りにし、鍋に並べる。
2. 1に粗挽きこしょう、ローリエをのせ、合わせた**a**を回し入れる。
3. 2に蓋をし、弱火で10分ほど蒸し煮にして、器に盛り、ディルなどのお好みのハーブを添える。

かつおのカレー風味マリネ

いつもの刺身をおいしく変身！

エネルギー 235kcal　塩分 0.7g　穀物酢　黒酢

材料(4人分)
- かつおのたたき…300g
- 玉ねぎ…1/4個
- トマト…1個
- きゅうり…1本
- にんにくの薄切り…2片分

a
- 酢…1/4カップ
- しょうゆ…大さじ1
- 砂糖・カレー粉…各小さじ1
- サラダ油…大さじ4

作り方
1. かつおのたたきは7mm幅に、玉ねぎはみじん切り、トマト、きゅうりは1cm角に切る。
2. にんにくは、熱したサラダ油で揚げる。
3. ボウルに**a**を入れて混ぜ合わせ、2のにんにくオイル大さじ2を加えて混ぜ合わせる。
4. 1に3を回し入れ、ラップをかけて冷蔵庫で1時間ほど漬ける。
5. 4を器に盛り、2のにんにくをのせる。

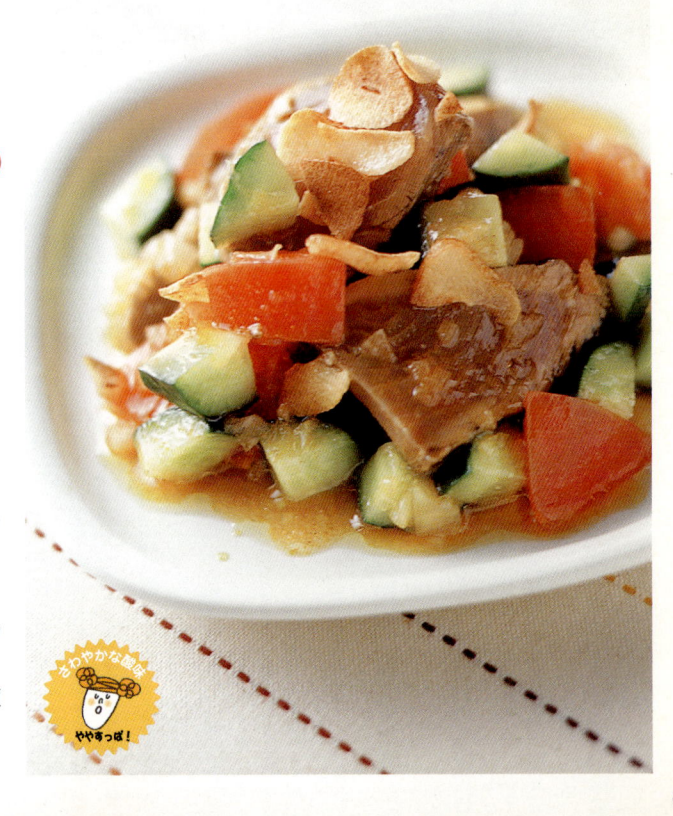

揚げなすの和風マリネ

じんわりしみ込む酢のおいしさを味わって

エネルギー	塩分
319kcal	2.2g

穀物酢　りんご酢　白ワインビネガー

材料（4人分）
なす…5本
揚げ油…適量
赤唐辛子…1本

a
- だし汁…1/4カップ
- 酢…大さじ4
- 薄口しょうゆ…大さじ3
- 砂糖…大さじ1

作り方
1. なすはヘタを切り落として1cm幅の輪切りにし、170℃に熱した揚げ油でしんなりするまで揚げる。
2. 赤唐辛子は種を取り除き、小口切りにする。
3. 1、2に合わせてひと煮立ちさせたaを加え、ラップをかけて冷蔵庫で2時間ほど漬けておく。

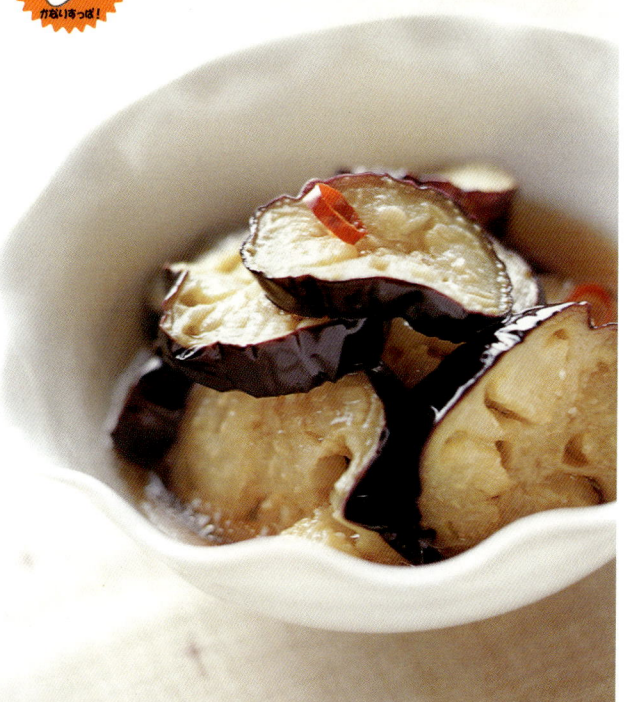

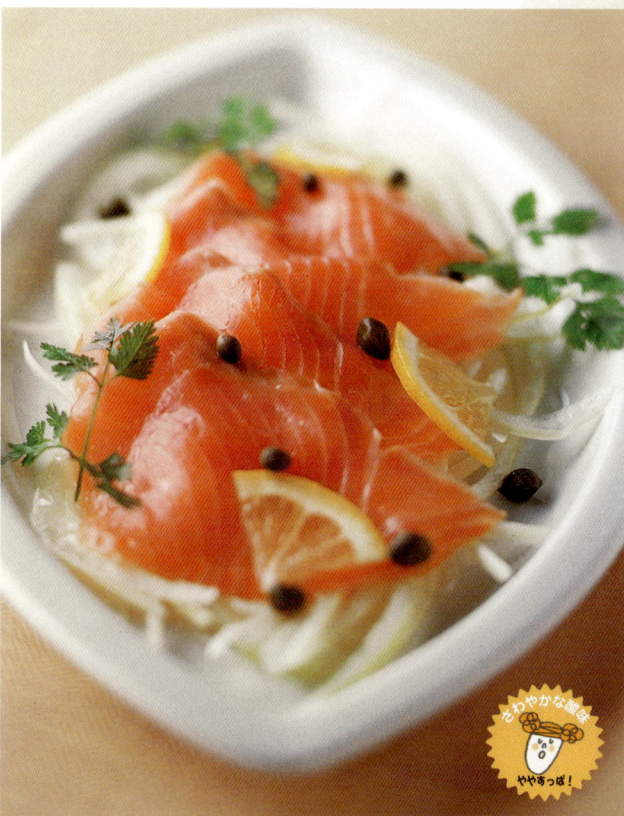

新玉ねぎとスモークサーモンのマリネ

定番のマリネもいろいろなお酢で味わって

エネルギー	塩分
155kcal	0.8g

穀物酢　白ワインビネガー　りんご酢

材料（4人分）
新玉ねぎ…1/2個
スモークサーモン…80g
レモン…1/4個
ケッパー…大さじ1/2
チャービル…適量

a
- サラダ油…1/4カップ
- 酢…1/4カップ
- こしょう…少々
- 砂糖…小さじ1

作り方
1. 玉ねぎは薄切りにして水にさらし、ザルにあげて水気をきる。
2. レモンはいちょう切りにする。
3. 1、スモークサーモンに合わせたaを加え、ラップをして冷蔵庫で1時間ほど漬ける。
4. 3を器に盛り、2、汁気をきったケッパー、チャービルを添える。

お酢たっぷり 5 サラダ

サラダはやっぱりドレッシングが決め手。バリエーションを広げましょう。

シャキシャキとした生野菜に、塩、油、酢などをかけて食べるサラダも、お酢をたっぷり使う料理です。ドレッシングは手作りにしてみましょう。お酢の量や塩加減なども調整しやすいので、健康に気遣われている人におすすめです。また、和風、洋風、中華風、エスニックなどバリエーションを広げましょう。

海藻サラダ

食物繊維たっぷりで美容効果アリ！

エネルギー	塩分
86kcal	2.6g

穀物酢　米酢　梅酢

さわやかな風味　マイルド

材料（4人分）
海藻ミックス・わかめ（塩蔵）…各80g
レタス…1/2個
しらす干し…大さじ2
青じそ…6枚

a ┌ 酢…大さじ3
　├ しょうゆ…大さじ3
　└ サラダ油…大さじ2

作り方
1. 海藻ミックス、わかめは水に浸して塩抜きし、水気を絞ってからざく切りにする。
2. レタスは食べやすい大きさに手でちぎる。
3. 器に2、1の順に盛り、しらす、せん切りにした青じそをのせ、合わせたaをかけていただく。

たこときゅうりの和風サラダ

しょうがの効いたドレッシングがポイント

エネルギー	塩分
118kcal	3.1g

穀物酢　米酢　りんご酢

さわやかな風味　マイルド

材料（4人分）
ゆでたこ…120g
わかめ（塩蔵）…50g
きゅうり…2本
貝われ大根…1/2パック
青じそ…6枚
みょうが…2個

a ┌ 酢…大さじ4
　├ しょうゆ…大さじ4
　├ おろししょうが…小さじ1
　└ サラダ油…大さじ2

作り方
1. ゆでたこはそぎ切り、わかめは塩抜きして水気を絞り、ざく切りにする。
2. きゅうりは縦半分に切ってから斜め薄切りにする。
3. 貝われ大根は根を切り落とし、青じそはせん切り、みょうがは縦半分に切ってから斜め薄切りにする。
4. 1、2、3を混ぜ合わせて器に盛り、合わせたaをかけていただく。

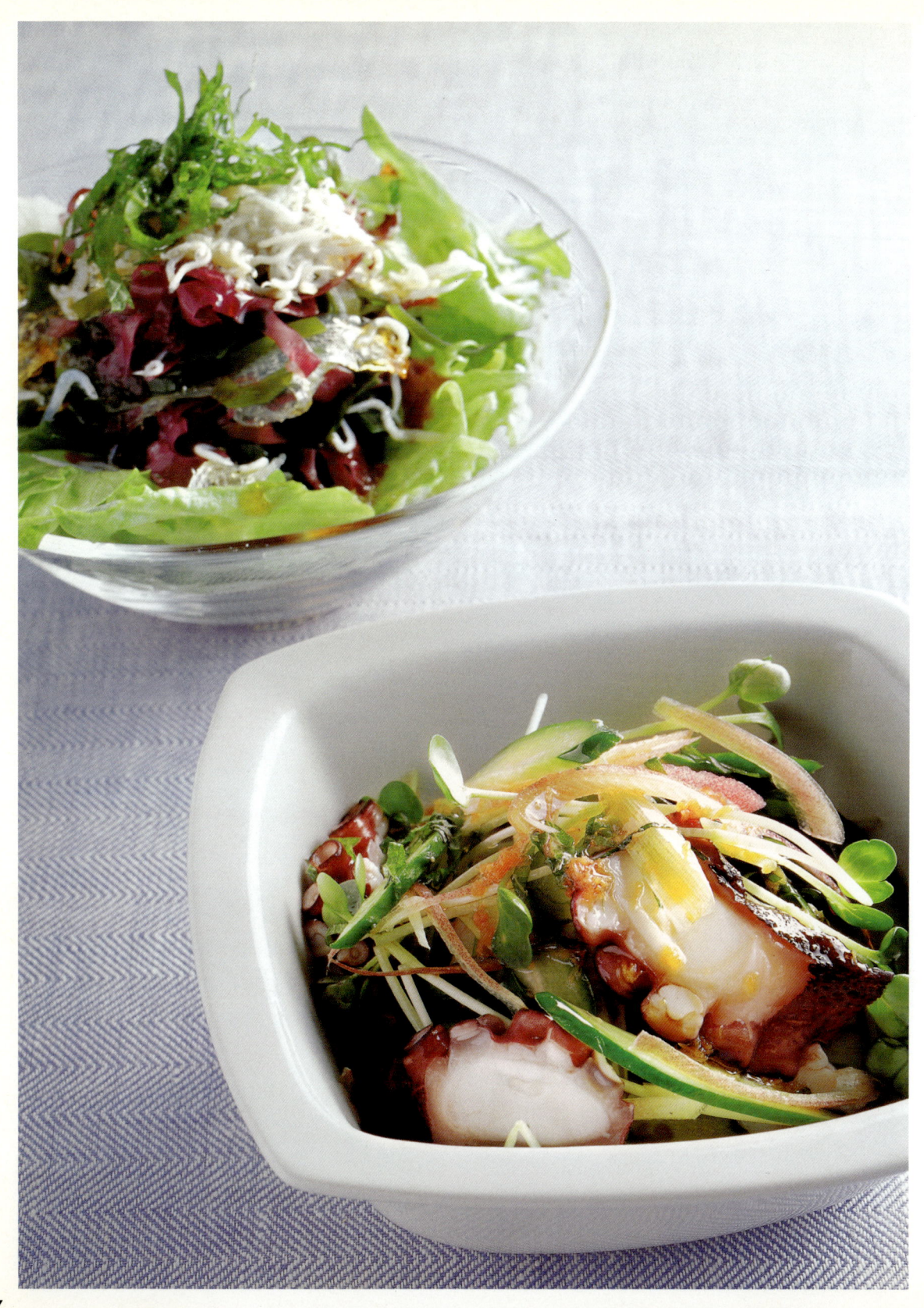

お酢たっぷり **5** サラダ——海藻サラダ／たこときゅうりの和風サラダ

67

春雨サラダ

食欲のないときにぴったり！

エネルギー 201kcal　塩分 1.8g

穀物酢　黒酢　りんご酢

さわやかな風味　ややすっぱ！

材料（4人分）

春雨（乾燥）…40g
にんじん…1/6本
きゅうり…1本
きくらげ（乾燥）…5g
ロースハム（薄切り）…4枚
錦糸卵…25g

a
- 酢…大さじ3
- しょうゆ・ごま油…各大さじ2
- 白すりごま…大さじ1
- 塩・こしょう…各少々

作り方

1. 春雨は戻して、ざく切りにする。
2. にんじんはせん切りにし、ゆでて、水気をきる。
3. きゅうりはせん切りにし、塩をふってもみ、しんなりしてきたら水気を絞る。
4. きくらげは戻して、細切りにする。ロースハムは細切りにする。
5. 1、2、3、4、錦糸卵に合わせたaを加えて混ぜ合わせる。

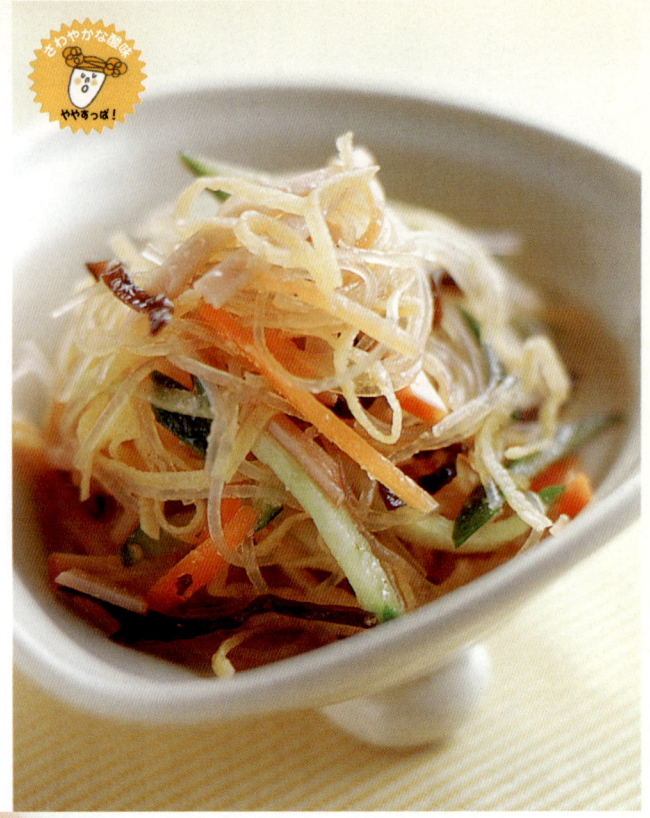

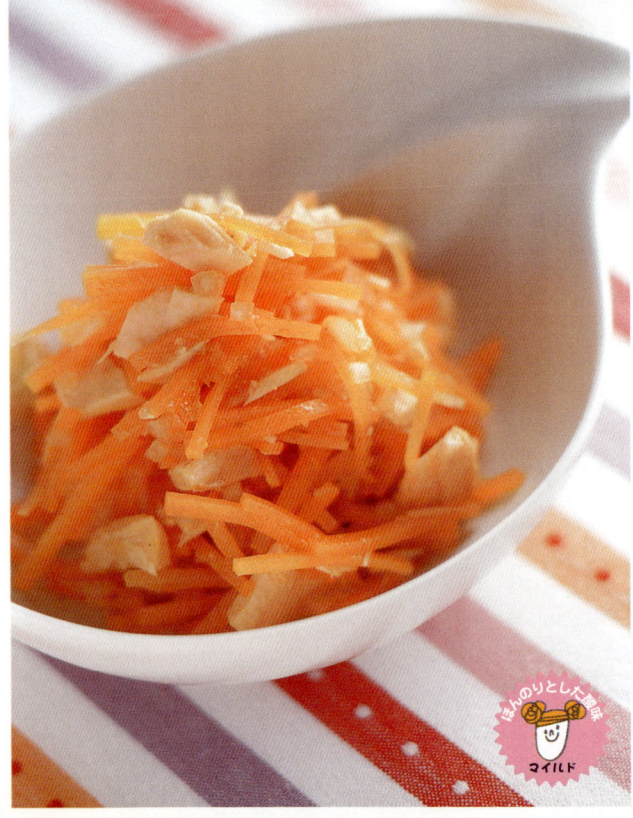

にんじんとツナのサラダ

カロテンもビタミンCも効果的にとれる！

エネルギー 155kcal　塩分 1.0g

穀物酢　黒酢　りんご酢

ほんのりとした酸味　マイルド

材料（4人分）

にんじん…1本
玉ねぎ…1/4個
ツナ（缶詰）…100g

a
- 酢…大さじ4
- サラダ油…大さじ2
- しょうゆ…大さじ1
- マスタード…小さじ2
- 塩・こしょう…各少々

作り方

1. にんじんは4cm長さの細切りにし、熱湯でさっとゆで、ザルにあげて水気をきる。
2. 玉ねぎはみじん切りにし、水にさらしてザルにあげて水気をきる。
3. ツナは汁気をきる。
4. 1、2、3に合わせたaを加えて混ぜ合わせる。

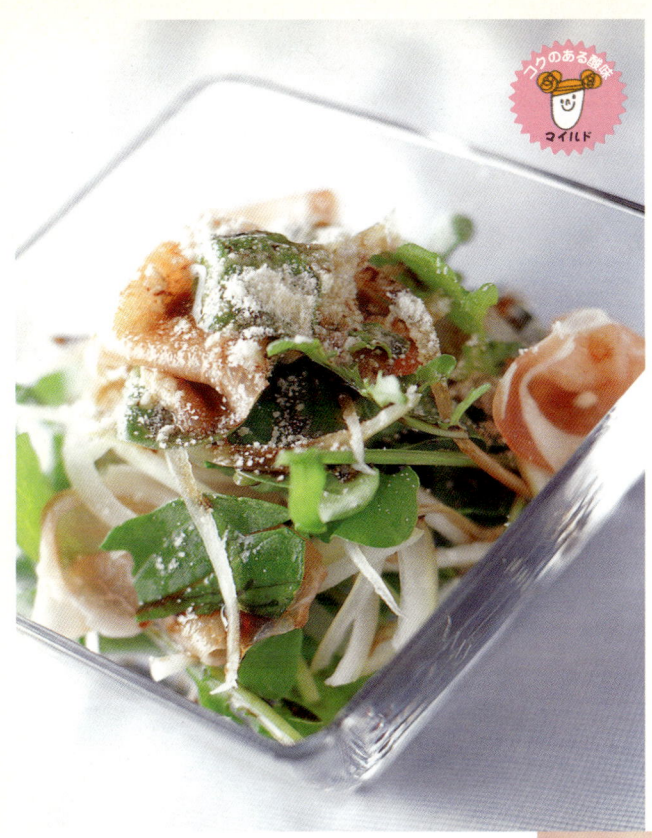

ルッコラのサラダ バルサミコ酢風味

イタリア風おもてなしサラダ

エネルギー 116kcal　塩分 1.1g
バルサミコ酢　穀物酢　りんご酢

材料（4人分）
ルッコラ…1束
玉ねぎ…1/4個
生ハム…6枚
パルメザンチーズ…大さじ1

a ┃ バルサミコ酢…1/4カップ
　┃ オリーブ油…大さじ2
　┃ しょうゆ…大さじ1
　┃ 塩・こしょう…各少々

作り方
1. ルッコラは食べやすい大きさに手でちぎり、玉ねぎは薄切りにし、合わせて水にさらして水気をきる。
2. 生ハムは半分に切る。
3. 1、2を合わせて器に盛り、パルメザンチーズをかけ、合わせた**a**をかけていただく。

豆とアボカドのサラダ

マヨネーズとりんご酢がぴったり！

エネルギー 178kcal　塩分 1.1g
りんご酢　穀物酢　レモン

材料（4人分）
アボカド…1個
レモンの絞り汁…大さじ1
むきえび…80g
貝われ大根…1/2パック

a ┃ キドニービーンズ水煮・ひよこ豆水煮・各1/2カップ

b ┃ マヨネーズ…大さじ2
　┃ **りんご酢…大さじ2**
　┃ しょうゆ…小さじ2
　┃ 塩・こしょう…各少々

作り方
1. アボカドは皮と種を取り除き、1.5cm角に切り、レモンの絞り汁をふりかける。
2. **a**はザルにあげて水気をきる。
3. むきえびは背わたを取り除いてから熱湯でゆで、ザルにあげて水気をきる。
4. 貝われ大根は根を切り落とす。
5. 1、2、3、4に合わせた**b**を加えて混ぜ合わせる。

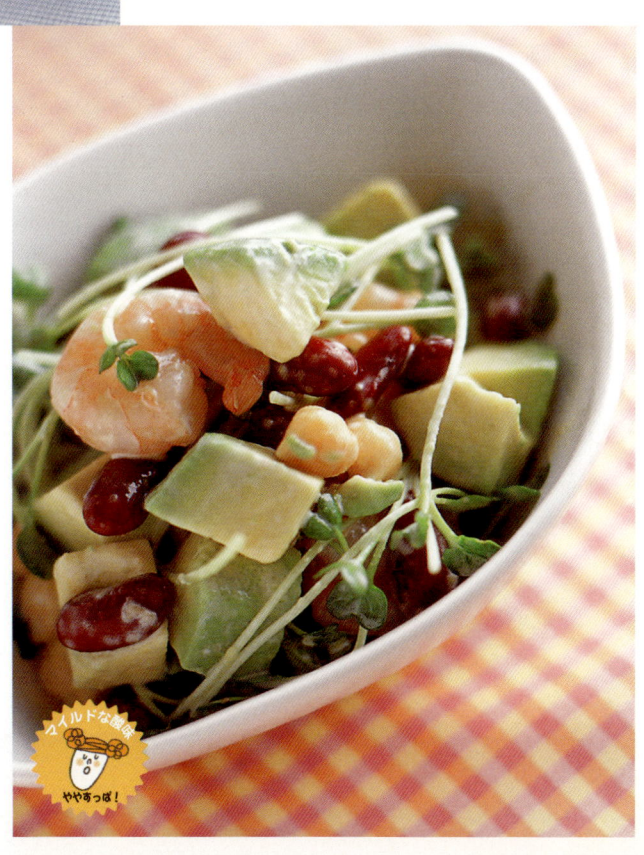

お酢たっぷり 6 ピクルス・漬け物

お酢たっぷりの漬け汁にじっくりと漬けるだけ。毎日の常備菜として、ぜひどうぞ。

ピクルスとは、野菜や果物などをハーブやスパイス、砂糖などで調味した酢に漬けた洋風漬け物。大きめの保存瓶にまとめて作り置きできるから、毎日の常備菜として、ぜひお試しを。また、お酢をたっぷり使った和風や中華風の漬け物も作り置きして、毎日の料理のアクセントにいかがですか？

彩りピクルス
たっぷり作り置きしておきましょう！

エネルギー 98kcal ／ 塩分 0g ／ 白ワインビネガー ／ りんご酢 ／ 穀物酢

材料（4人分）
- 赤・黄パプリカ…各1個
- カリフラワー…1/4株
- きゅうり…1本
- プチオニオン…4個
- にんにくの薄切り…1片分
- 赤唐辛子（種を取り除いたもの）…1本

a
- 白ワインビネガー…1カップ
- 水…1カップ
- 白ワイン…大さじ3
- 砂糖…大さじ4
- 粒こしょう…小さじ1/2
- ローリエ…1枚

作り方
1. 赤、黄パプリカは種を取って乱切り、カリフラワーは小房に分け、きゅうりは3cm長さのぶつ切り、プチオニオンは皮をむく。
2. 1はそれぞれ熱湯でさっとゆでて水気をきる。
3. 鍋に**a**、にんにく、赤唐辛子を入れて煮立たせ、粗熱をとる。
4. 保存容器に熱湯をかけて消毒し、水気を拭いてから**2**を入れて**3**を注ぎ入れる。
5. **4**は冷蔵庫でひと晩漬けておく。1ヶ月ほど保存できます。

副菜ワンポイント
さっぱり味のピクルスは、カレーにピッタリ！

野菜がたっぷり食べられるピクルスには、カレーなど少しこってりとした料理がおすすめです。ビーフシチューやブイヤベースにもよく合います。

主食＆主菜：ビーフカレー
汁物：にんじんと玉ねぎのコンソメスープ
デザート：りんごヨーグルト

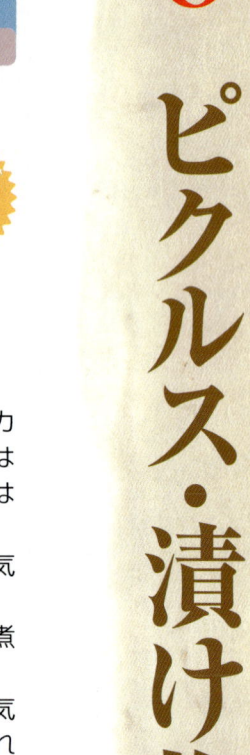

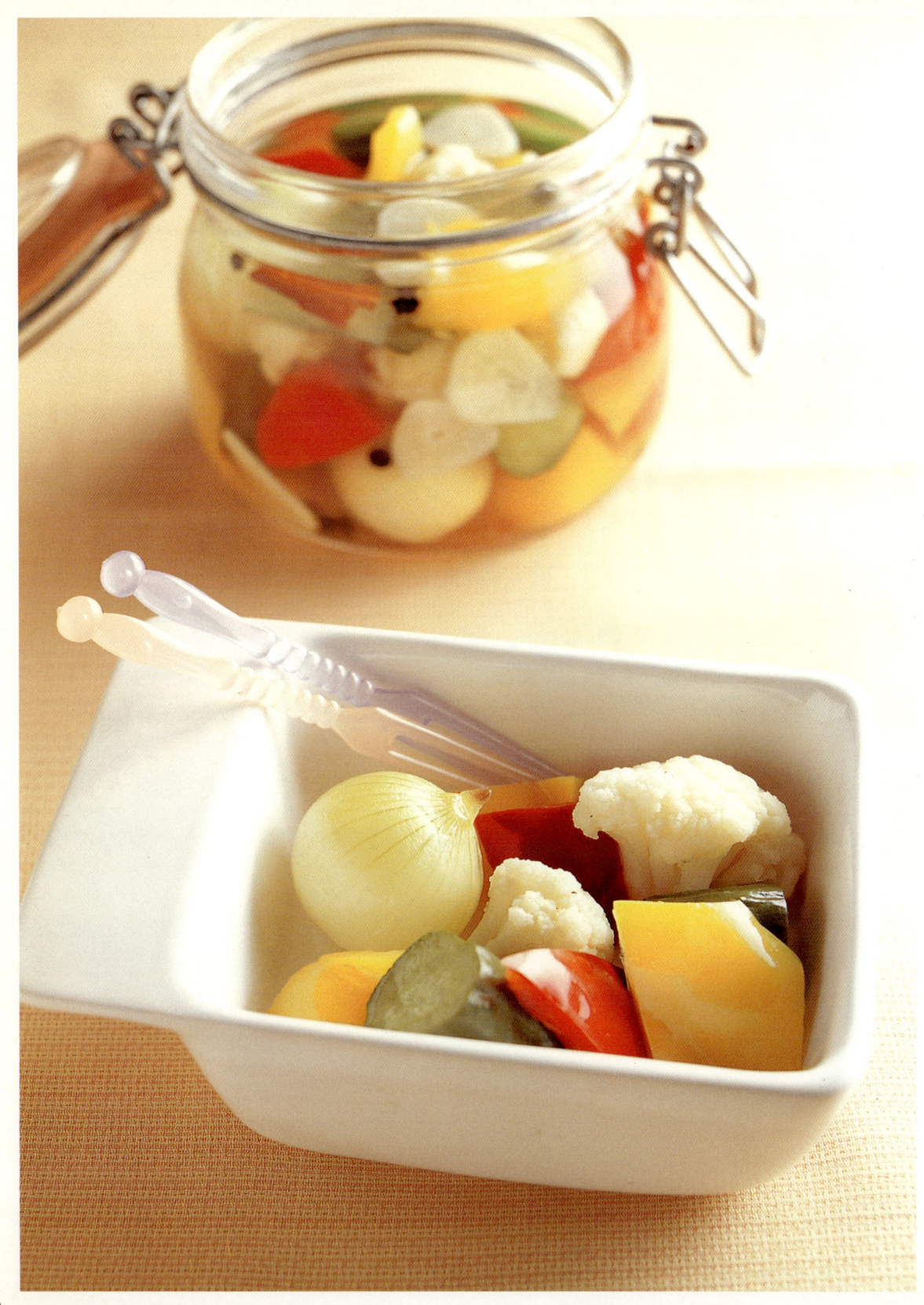

お酢たっぷり **6** ピクルス・漬け物——彩りピクルス

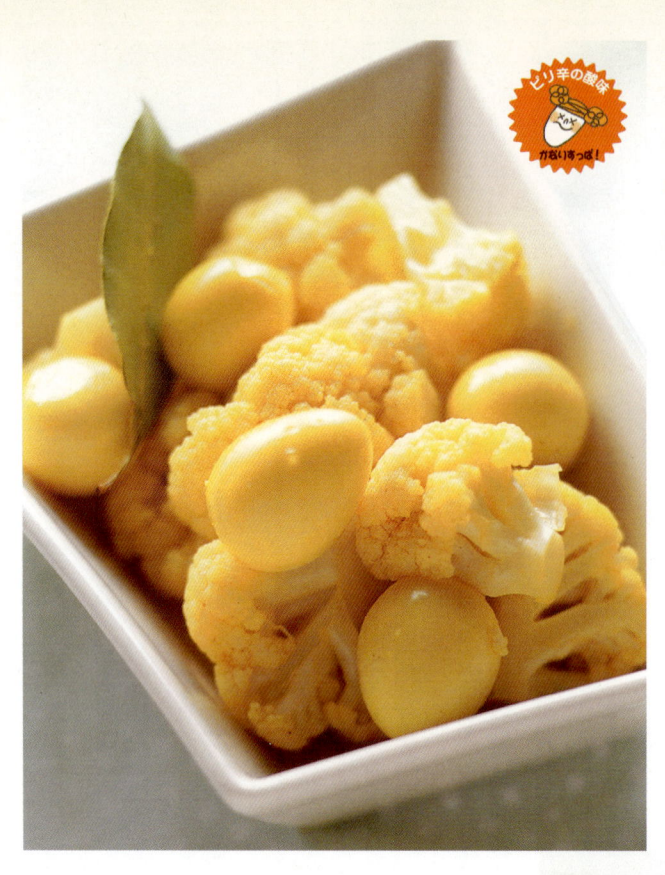

カリフラワーとうずらの卵のカレーピクルス

ピリ辛の酸味

オムライスやパスタなどのつけ合わせに

エネルギー 106kcal　塩分 0.5g　穀物酢　りんご酢　白ワインビネガー

材料（4人分）
カリフラワー…1株
うずらの卵（ゆでたもの）…10個
カレー粉…大さじ1

a｜ 酢…1/2カップ
　　水…1/4カップ
　　みりん…大さじ1
　　砂糖…大さじ2
　　塩…小さじ1/3
　　ローリエ…1枚

作り方
1. カリフラワーは小房に分けてゆで、ザルにあげて水気をきる。
2. 鍋に **a** を入れて火にかけ、砂糖が溶けたらカレー粉を加えて混ぜ合わせる。
3. 保存容器に熱湯をかけて消毒し、水気を拭いてから **1**、うずらの卵を入れて **2** を注ぎ入れる。
4. **3** を冷蔵庫に入れ、ひと晩漬ける。

ザワークラウト

ソーセージと合わせておいしい

エネルギー 123kcal　塩分 1.4g　白ワインビネガー　りんご酢

材料（4人分）
キャベツ…1/2個

a｜ 水…2カップ
　　白ワインビネガー…1/4カップ
　　白ワイン…1/4カップ
　　小麦粉…大さじ1 1/2
　　バター・砂糖…各大さじ2
　　塩…小さじ1
　　こしょう…少々

作り方
1. キャベツは5mm幅に切る。
2. 鍋に **1** を入れ **a** を加えて混ぜ合わせる。
3. **2** に蓋をして弱火で2時間ほど煮込む。

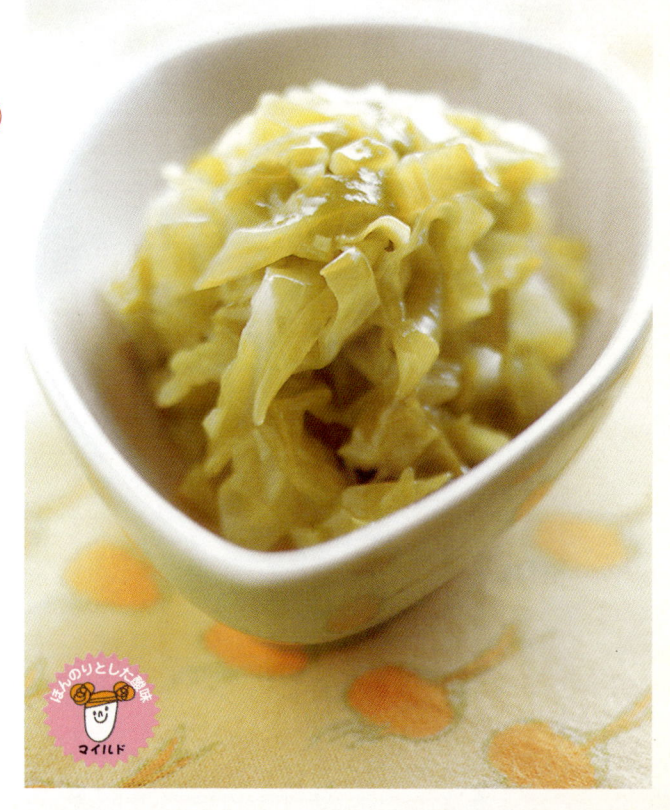

ほんのりとした酸味
マイルド

ラーパーツァイ

赤唐辛子がピリッと辛い！

エネルギー	塩分
90kcal	5.0g

穀物酢　米酢　りんご酢

材料（4人分）
白菜…1/4株
塩…大さじ1
しょうが…1片
赤唐辛子…2本
ごま油…大さじ1

a 　酢…1/2カップ
　　砂糖…大さじ3
　　塩…小さじ1

作り方
1. 白菜は5cm長さ×1cm幅に切り、塩でよくもんでから重石をして30分ほど漬ける。
2. しょうがはせん切り、赤唐辛子は種を取り除いて小口切りにする。
3. 合わせた**a**に水気を絞った**1**、**2**を加えて混ぜ合わせ、小鍋で熱したごま油を回しかけてさらに30分ほど漬け込む。

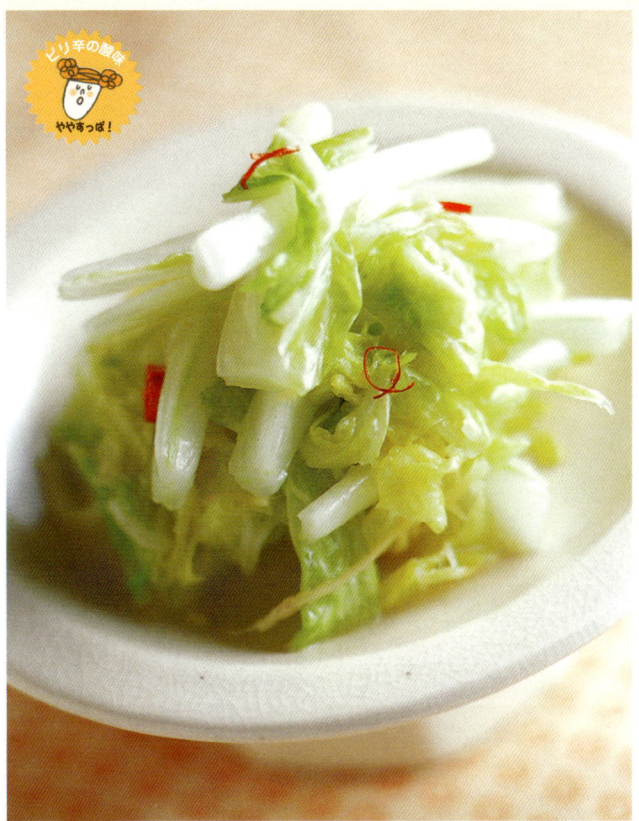

きゅうりのピリ辛漬け

ごま油の風味たっぷり

エネルギー	塩分
39kcal	0.6g

穀物酢　米酢

材料（4人分）
きゅうり…2本

a 　酢…**大さじ5**
　　砂糖…大さじ2
　　塩…小さじ1/2
　　ごま油・糸唐辛子…各小さじ1

作り方
1. きゅうりは2mm幅に斜めに切り込みを入れ、5cm幅に切り、塩もみしてから水気を拭き取る（蛇腹切り）。
2. **1**に**a**を加えてラップをし、冷蔵庫に1時間ほど漬ける。

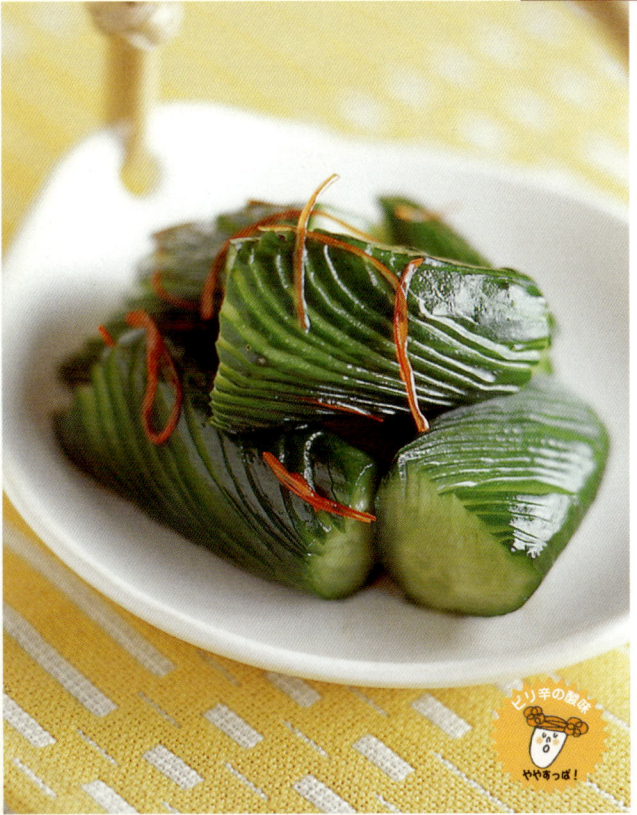

7 酢の物

お酢たっぷり

お酢料理と言えば、酢の物。いろいろな合わせ酢を覚えてバリエーションを広げて。

魚介類や野菜、海藻などを合わせ酢で調味した酸味の効いた酢の物。イメージとしては、きゅうりとわかめという組み合わせが頭に浮かびますが、もっといろいろな食材を組み合わせて楽しみましょう。二杯酢や三杯酢などいろいろな調味した酢を使って作りましょう。

もずく酢

定番酢の物の作り方をマスター！

エネルギー 51kcal　塩分 1.4g　穀物酢　米酢　黒酢

材料（4人分）
- 生もずく…200g
- じゅんさい…40g
- きゅうり…1/4本
- しょうが…1片
- しょうゆ…大さじ1
- a ┌ 酢…3/4カップ
　　├ 砂糖…大さじ4
　　└ 塩…小さじ1/2

作り方
1. 生もずくはたっぷりの熱湯でさっとゆで、ザルにあげて水洗いし、水気をきる。
2. じゅんさいはザルにあげて水で洗う。
3. きゅうりは小口切り、しょうがはすりおろす。
4. aを合わせて鍋でひと煮立ちさせ、火を止めてからしょうゆを加え、冷蔵庫で冷やす。
5. 器に1、2、3を盛り、4を注ぐ。

えのきとほっき貝の酢の物

いろいろな食感が楽しめる一品

エネルギー 33kcal　塩分 2.6g　穀物酢　米酢

材料（4人分）
- えのきだけ…1パック
- 刻み昆布（乾燥）…20g
- ほっき貝（むき身）…60g
- a ┌ しょうゆ…大さじ3
　　└ 酢…大さじ3

作り方
1. えのきだけは根元を切り落として手でほぐし、熱湯でさっとゆでて水気をきる。
2. 刻み昆布は水に浸して戻し、よく洗ってから水気を絞ってざく切りにする。
3. ほっき貝は食べやすいように半分に切る。
4. 1、2、3にaを加えて混ぜ合わせる。

お酢たっぷり 7

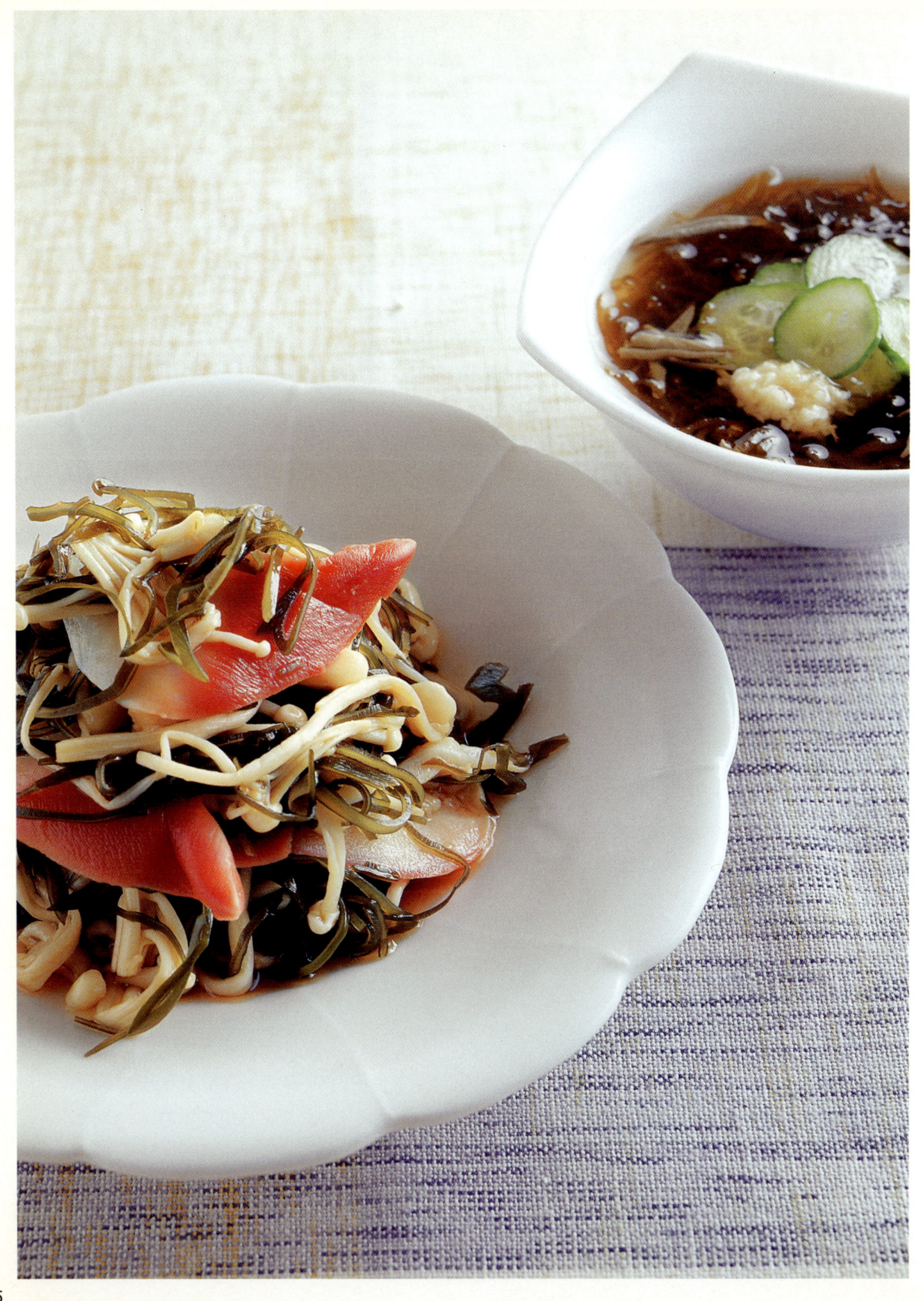

酢の物 —— もずく酢／えのきとほっき貝の酢の物

切り干し大根の酢の物

乾物を使って、カルシウムたっぷり

エネルギー 48kcal｜塩分 0.6g｜穀物酢｜米酢

材料(4人分)
- 切り干し大根(乾燥)…50g
- にんじん…1/4本
- 塩…少々
- a
  - 酢…大さじ4
  - 薄口しょうゆ…小さじ2
  - 砂糖…大さじ1/2
  - 塩…少々

作り方
1. 切り干し大根は熱湯で戻し、洗ってから水気を絞り、ざく切りにする。
2. にんじんは4cm長さの細切りにし、塩をふってもみ、しんなりしてきたら水気を絞る。
3. 1、2に合わせたaを加えて混ぜ合わせる。

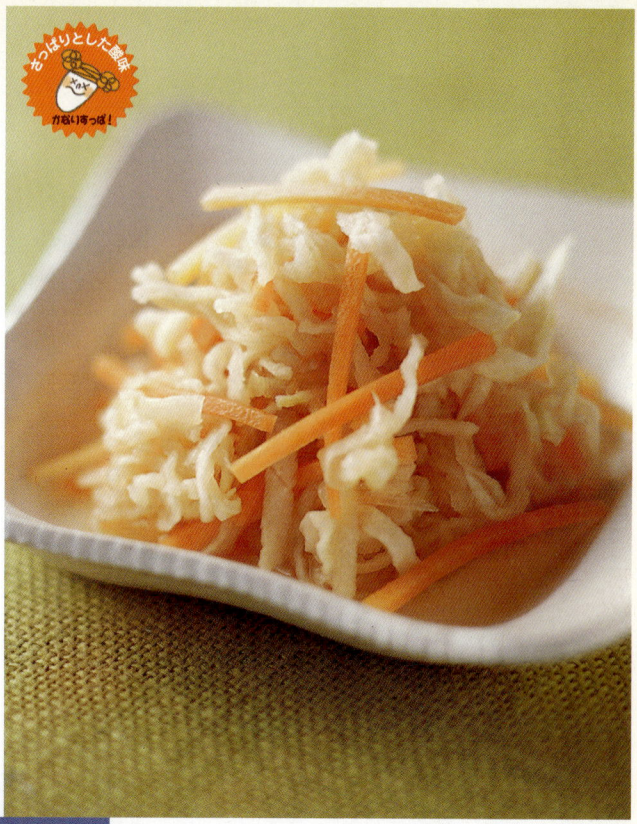

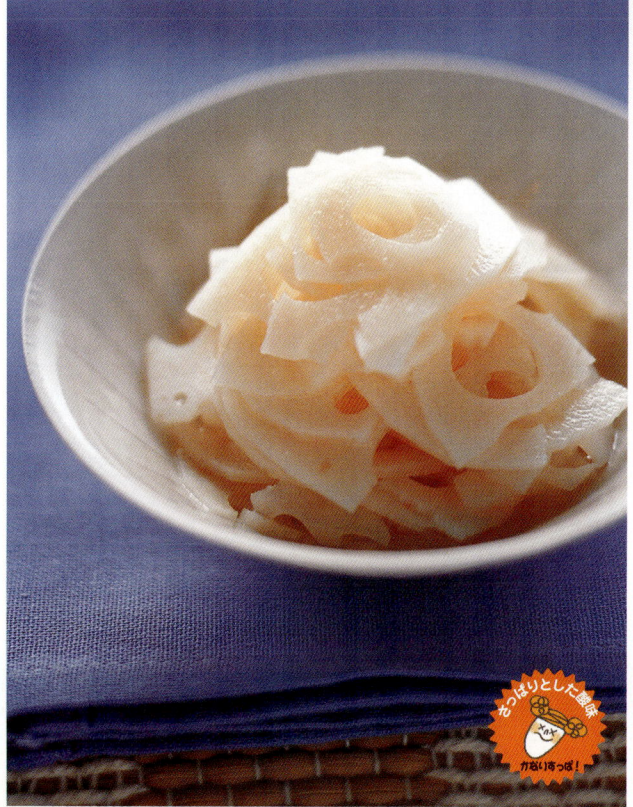

れんこんの酢の物

歯ごたえを楽しんで

エネルギー 47kcal｜塩分 0.7g｜穀物酢｜米酢

材料(4人分)
- れんこん…1節
- a
  - 酢…大さじ3
  - だし汁・砂糖…各大さじ1
  - 塩…小さじ1/2

作り方
1. れんこんは皮をむいていちょう切りにし、酢(分量外)を加えた熱湯でさっとゆで、ザルにあげて水気をきる。
2. 1に合わせたaを加えて漬ける。

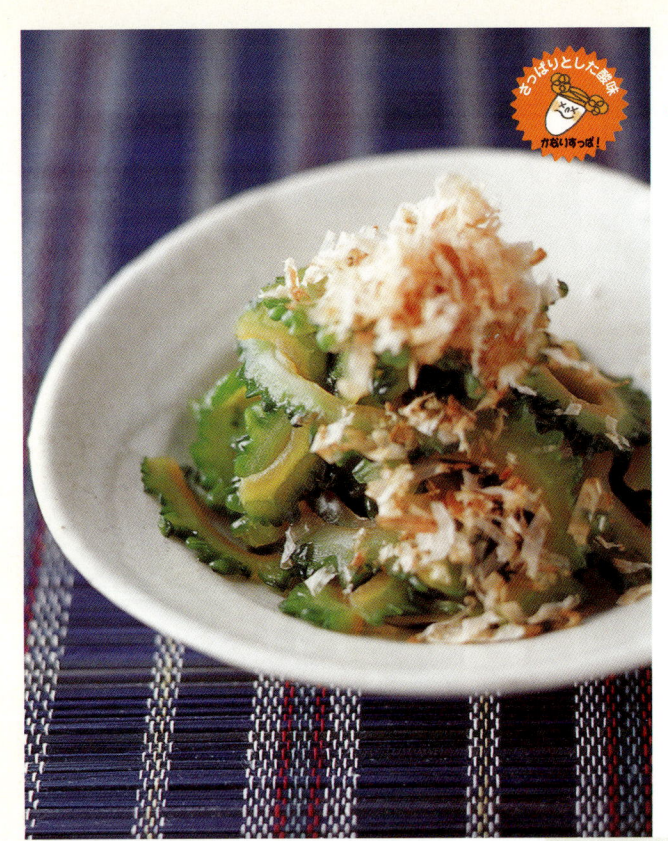

にがうりの酢の物

健康に効く常備菜です

エネルギー 23kcal ／ 塩分 1.5g ／ 穀物酢 ／ 米酢

材料（4人分）
- にがうり…1本
- かつお節…適量
- a
  - 酢…大さじ2
  - 薄口しょうゆ…大さじ2
  - 砂糖…小さじ1

作り方
1. にがうりは縦半分に切ってからスプーンを使って種を取り除き、薄切りにする。
2. 熱湯で1をさっとゆでてザルにあげ、水にさらして水気を絞る。
3. 2に合わせたaを加えて混ぜ合わせ、器に盛ってかつお節をのせる。

ひじきの酢の物

鉄分、カルシウムたっぷり！

エネルギー 52kcal ／ 塩分 1.3g ／ 穀物酢 ／ 米酢

材料（4人分）
- ひじき（乾燥）…15g
- もやし…1袋
- さやいんげん…5本
- 鶏ささみ…2本
- a
  - 酢…大さじ4
  - 薄口しょうゆ・砂糖…各大さじ1
  - 塩…小さじ1/3

作り方
1. ひじきは水に浸して戻し、よく洗って水気をきる。
2. もやしはひげ根を取り、さやいんげんは斜め薄切りにする。
3. 鶏ささみは筋を取り除いてゆで、粗熱が取れたら手で裂く。
4. 1、2はさっとゆでて水にさらし、水気を絞る。
5. 3、4に合わせたaを加えて混ぜ合わせる。

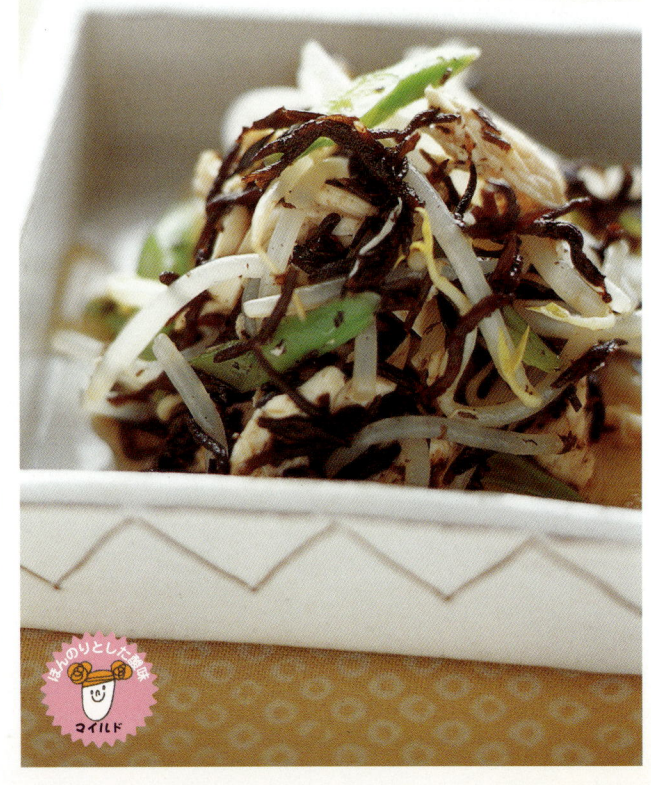

お酢たっぷり 8 あえ物

酢＋調味料でおいしいあえ衣を作れば、あとは野菜や肉、魚介類などをあえるだけ！

あえ物にもお酢はよく使われます。あえ衣のバリエーションをおぼえれば、あとは素材をあえるだけ。梅肉あえやからし酢みそあえ、辛子酢じょうゆあえ、あとは、ナンプラーとレモン汁を合わせたエスニックあえなど、さまざまな味が楽しめます。いつものあえ物にもお酢を加えてみると新しい発見があるかもしれませんね。

ゆで豚のからし酢みそ
マイルドなからし酢みそをたっぷりつけて

エネルギー 271kcal ／ 塩分 1.8g
穀物酢 ／ 米酢 ／ りんご酢

ピリ辛の風味 マイルド

材料（4人分）
- 豚もも肉（かたまり）…400g
- 塩・こしょう…各少々
- 練り辛子…小さじ1
- 酢…大さじ3
- a
  - 白みそ…50g
  - 卵黄…1/4個分
  - 砂糖…小さじ1
  - みりん…大さじ1/2
  - 酒…大さじ1

作り方
1. 豚もも肉は、塩、こしょうをすり込み、熱湯で1時間ほどゆで、水気をきって粗熱をとる。
2. **a**を混ぜ合わせ、鍋に入れて弱火にかけ、木べらで混ぜながら10分ほど練り、ツヤが出てきたら火を止め、練り辛子を加えて混ぜ合わせ、酢を少しずつ加えてのばす。
3. **1**を薄切りにして器に盛り、**2**をかけていただく。

副菜ワンポイント
ゆで豚の酢みそあえには、煮物などと組み合わせて

ボリューム満点のあえものは、主菜として十分。足りないのは野菜ですが、ほんのりと甘いかぼちゃとにんじん、いんげんなどの煮物を添えて。

- 主食：五目炊き込みごはん
- 汁物：かき玉汁
- 副菜：かぼちゃの煮物

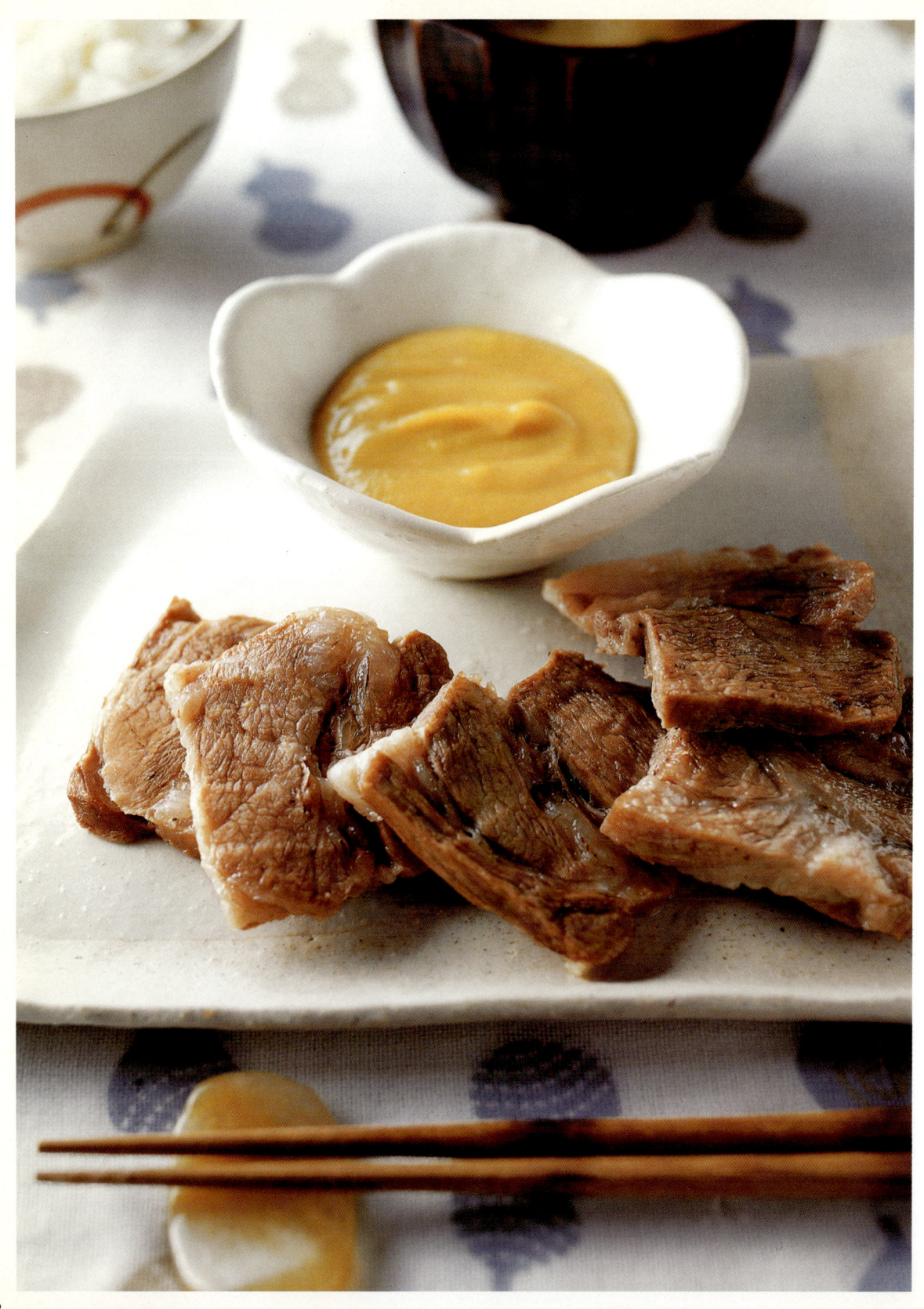

お酢たっぷり **8** あえ物 ── ゆで豚のからし酢みそ

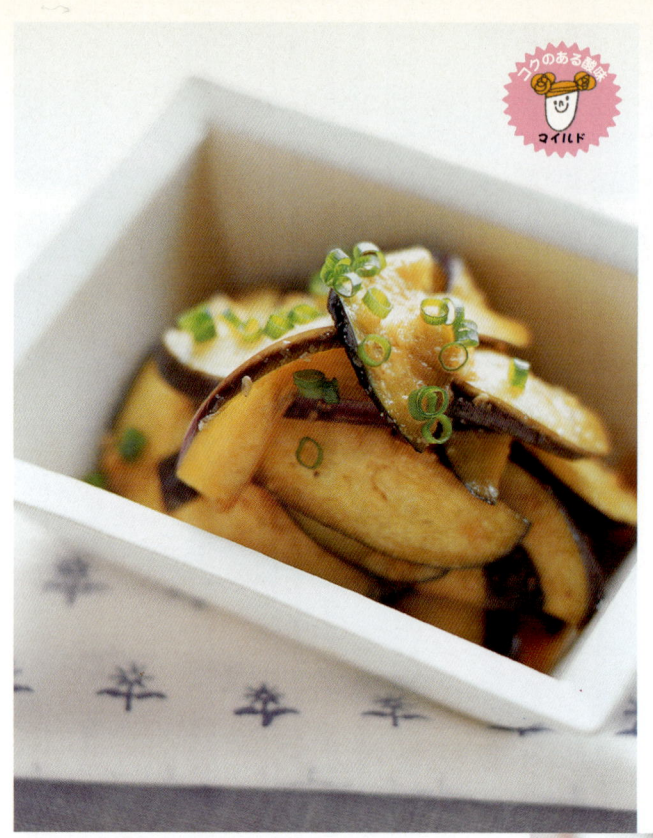

なすの中華あえ

ナムル風のあえもの

エネルギー 75kcal ／ 塩分 1.6g

穀物酢 米酢 黒酢

材料（4人分）
なす…4本
塩・万能ねぎ…各適量

a ┃ 酢…大さじ2
　┃ しょうゆ…大さじ2
　┃ ごま油…大さじ1
　┃ しょうが・にんにくすりおろし…各小さじ1
　┃ 白すりごま…小さじ2

作り方
1. なすはヘタを切り落とし、縦半分に切ってから斜め薄切りにし、塩をふってもみ、水分が出てきたら水気を絞る。
2. 1に合わせたaを加えてあえ、器に盛り、小口切りにした万能ねぎを散らす。

なます（ベトナム風：ニョクチャム）

えびせんと一緒に食べて

エネルギー 22kcal ／ 塩分 2.3g

レモン 穀物酢 米酢 りんご酢

材料（4人分）
大根…8cm長さ
にんじん…1/4本
塩…小さじ1/3
香菜・赤唐辛子…各1本
お好みでえびせん…適量

a ┃ ナンプラー…大さじ2
　┃ **レモンの絞り汁…大さじ2**
　┃ 水…大さじ1
　┃ 砂糖…小さじ1/2

作り方
1. 大根、にんじんは4cm長さの細切りにし、塩をふってもみ、水気を絞る。
2. 香菜の葉の部分は適量飾り用にとっておき、残りはみじん切りにする。赤唐辛子は種を取り除いて小口切りにする。
3. 2にaを加えて混ぜ、1を入れてあえる。
4. 器に3を盛って2の飾り用の香菜を飾り、お好みで揚げ油で揚げたえびせんを添える。

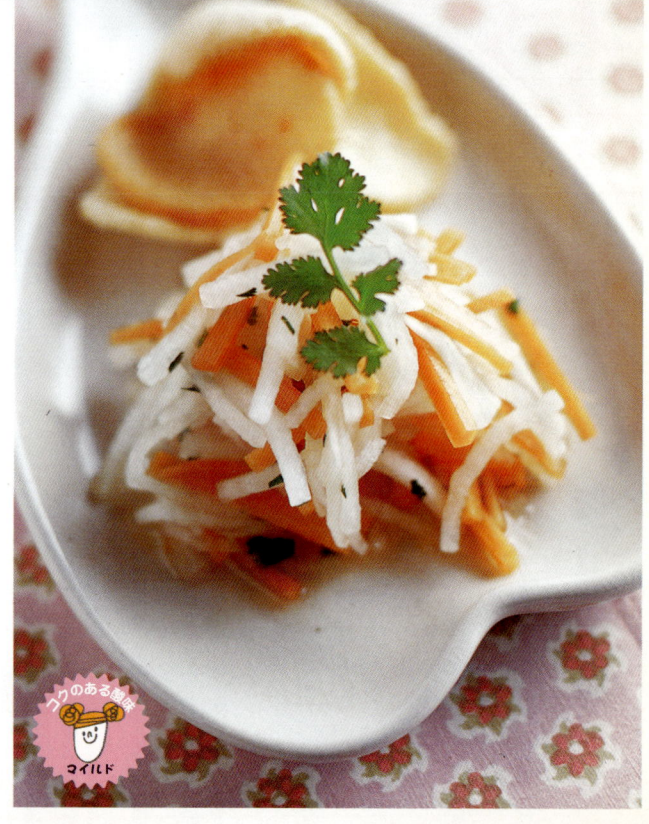

いわしの刺身 キムチたれかけ

キムチとお酢もおいしい組み合わせ

エネルギー 138kcal / 塩分 1.7g / 穀物酢 米酢 黒酢

材料（4人分）
- いわし（刺身用）…4尾
- 大根…5cm
- 青じそ…4枚
- a
  - 市販のキムチの素…大さじ2
  - 酢…大さじ1½
  - しょうゆ…小さじ1

作り方
1. いわしは頭、腹わたを取り除き、3枚におろし、そぎ切りにする。
2. 大根はかつらむきにして細切りにしてつまを作る。青じそは、せん切りにする。
3. aをよく混ぜ合わせる。
4. 器に2、1を盛り、3をかけていただく。

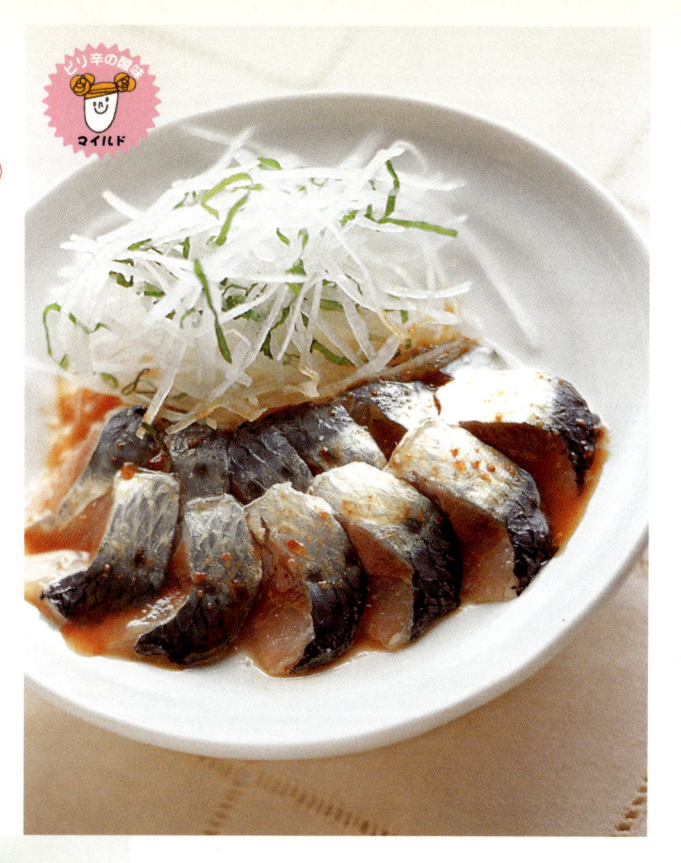

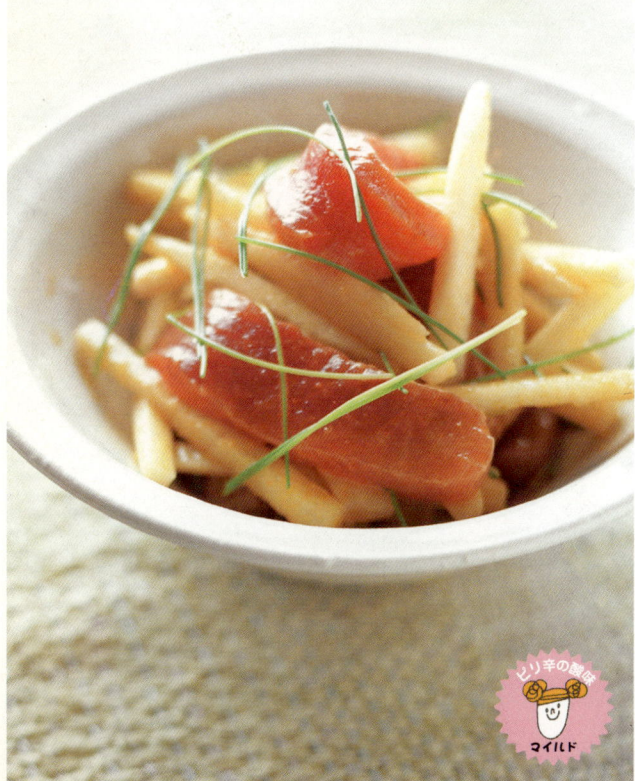

まぐろと長いもの からし酢じょうゆあえ

長いもの歯ごたえがおいしい

エネルギー 96kcal / 塩分 1.5g / 穀物酢 米酢 黒酢

材料（4人分）
- まぐろ刺身用さく・長いも…各200g
- 芽ねぎ…½パック
- 練り辛子…小さじ2
- a
  - 酢…大さじ2
  - しょうゆ…大さじ2

作り方
1. まぐろのさくは7mm幅に切る。
2. 長いもは皮をむいて細切り、芽ねぎは半分に切る。
3. 練り辛子にaを少しずつ加えて混ぜ合わせる。
4. 1、2に3を加えてあえる。

81

海外のお酢事情 ◆ アメリカ・ヨーロッパ編

日本人の食卓には欠かせない「酢」。
アメリカ・ヨーロッパでは、さまざまな「酢」が料理に使われています。
参考にして食生活を豊かにしましょう！

トルコ

★料理の特徴は？

　トルコ料理は肉（豚肉以外）と野菜の豊富な料理、ヨーグルトをふんだんに使った料理が多いのが特徴です。トルコ人は、ヨーグルトをはじめ、酸っぱいものを好みます。中でも有名な酸っぱい料理といえば、野菜や果物をビネガーで漬け込んだピクルス。アメリカと違うところは、漬け込んだ後のビネガーを、水で割って飲んでしまうこと。これは酢を無駄なく利用する知恵ですね。

★どんなお酢が使われているの？

　トルコでは酢を使う場合、調理効果などを理解して使われます。お肉を煮込んだり、ポトフなどの煮崩れを防ぐためにもビネガーを煮汁に加えたりと、工夫して使われています。

◆ **ワインビネガー、りんご酢、米酢、蒸留酢**……冷やして食べる料理やピクルス、スープの仕上げに。

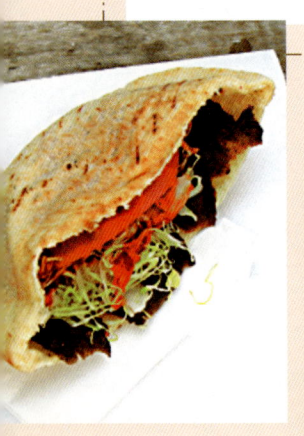

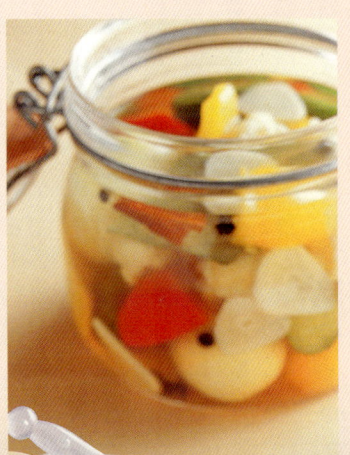

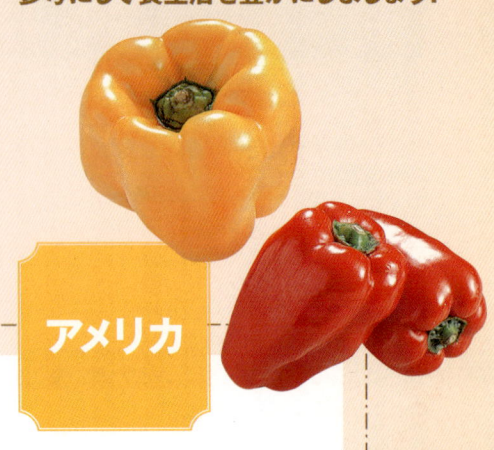

アメリカ

★料理の特徴は？

　アメリカ料理で思い起こすのは、ハンバーガーや焼きたてのステーキ、オニオンリングなどの油っこい料理というイメージ。しかし、肉料理中心の食生活では、がんや生活習慣病を引き起こすということがあきらかになり、最近では5ADAY（ファイブ・ア・デイ）という「低脂肪・高食物センイ食として、1日に5品目(種類)以上の野菜と果物を食べよう」というメッセージを持った運動が盛んになっています。

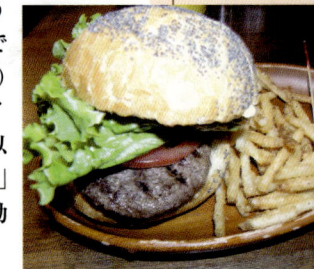

★どんなお酢が使われているの？

　アメリカの家庭では、きゅうりやキャベツ、パプリカなどの野菜と酢を組み合わせてピクルスをよく作ります。あとは、健康ドリンクとして、りんご酢がポピュラーです。

◆ **ワインビネガー**……香辛料などと合わせながら、その家庭オリジナルのピクルス作りが主流。ドレッシングにも。

◆ **アップル・ビネガー（りんご酢）**……アメリカでは民間療法にも取り入れられるほど。健康にいいということで注目されています。

82

海外のお酢事情／アメリカ・ヨーロッパ編

スペイン

★料理の特徴は？

スペインほど、良質の食材に恵まれている国は少ないでしょう。そして、国の歴史や文化、気候・風土などによって異なる様々な地方料理が特徴です。全般に共通するのが、たくさんのスパイスやソースを使わず、オリーブオイルとにんにく、ビネガーをベースにしたシンプルな調理です。レモンなどの柑橘類なども料理によく使われます。

★どんなお酢が使われているの？

スペインで有名な酢といえば「シェリービネガー」。地中海でとれたおいしい魚介類によく合います。その他、レモンなどの柑橘類が主流です。

◆ **シェリービネガー**……シェリーが有名なスペイン南部アンダルシアのヘレス地方が特産地のビネガー。独特の深いコクと芳醇な香りが特徴。酢漬けや魚料理のソースに。

◆ **ワインビネガー・レモン**……酢漬けやサラダに。

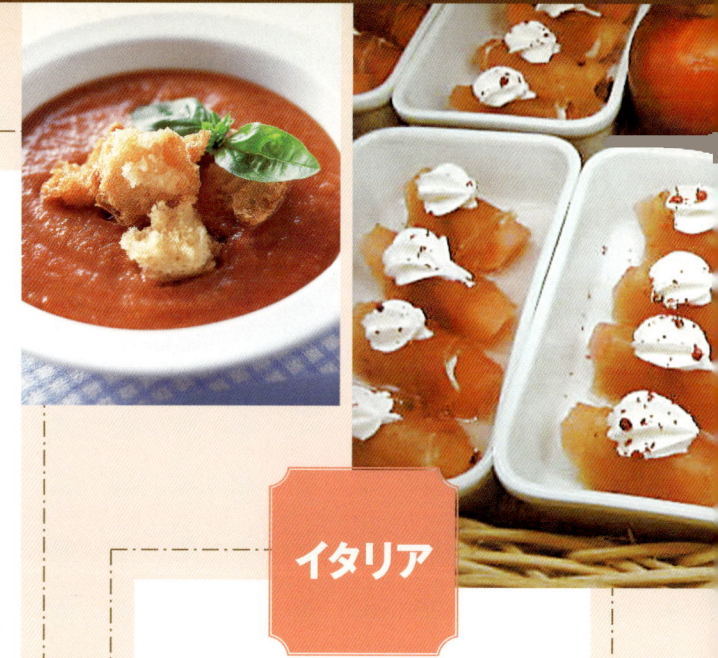

イタリア

★料理の特徴は？

料理は主に、ハーブ、オリーブ油、レモン、トマトなどをバランスよく取り入れながら、地中海でとれる魚介類を中心とした料理です。また、パスタを主食としてオリーブ油で調理した野菜、豆類を毎日とり、適度に魚や鶏肉を組み合わせるといった理想的な食生活が特徴です。食卓には必ず調味料がおいてあり、ビネガー、オリーブ油、塩、こしょうを好きなだけかけていただきます。

★どんなお酢が使われているの？

イタリアといえば、「バルサミコ酢」と「ワインビネガー」。バルサミコ酢は世界で最も気品があるビネガーとして有名です。

◆ **バルサミコ酢**……サラダのドレッシングとして、肉料理のソースとして使われます。

◆ **ワインビネガー・レモン**……サラダのドレッシングに、食卓の調味料セットとして。

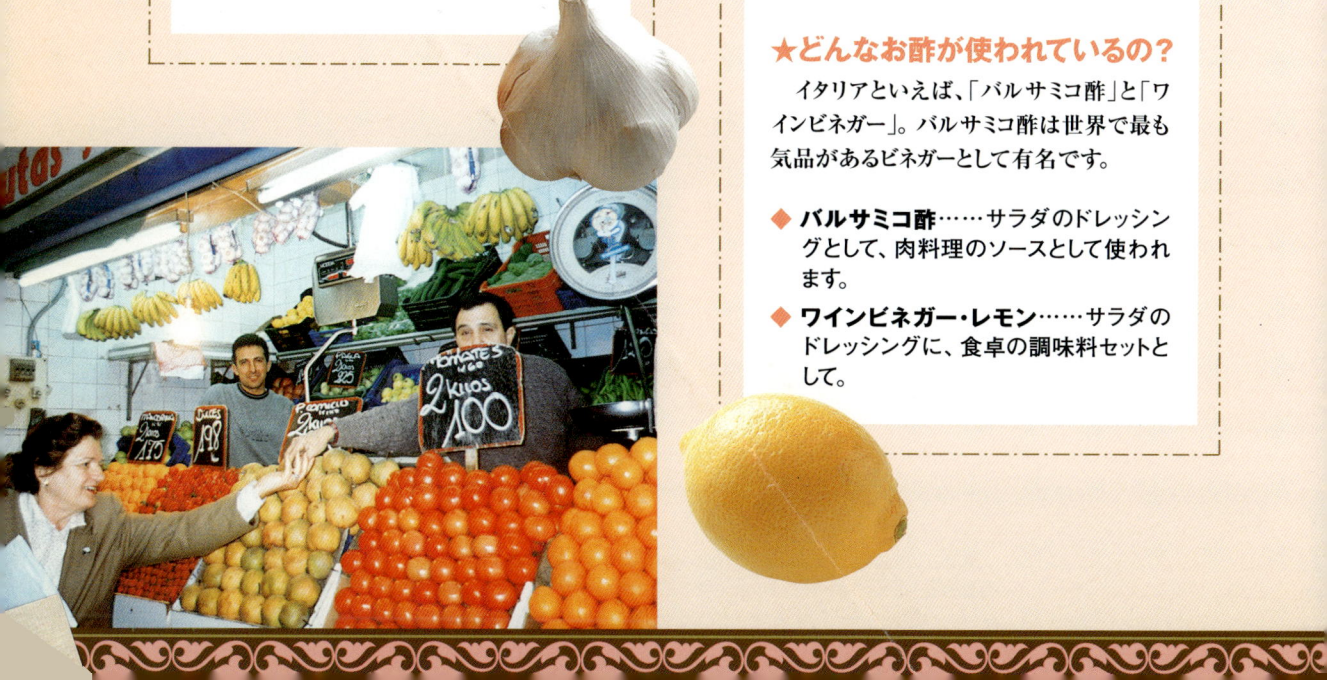

お酢たっぷり 9 ごはん

ごはんに合わせるなら、すし酢のようにほんのり甘いものがよく合います。

お酢とごはんは疲労回復にもってこいの組み合わせ。お酢がごはんの糖質をすばやく分解し、エネルギーに変えてくれます。ほんのりとした甘さがおいしい寿司飯をはじめ、ドレッシングをごはんとあえてサラダ風にしたり、チャーハンに加えたりと積極的に使ってみましょう。

ツナキムチチーズ

いなり寿司

かにとアボカド

うなきゅう

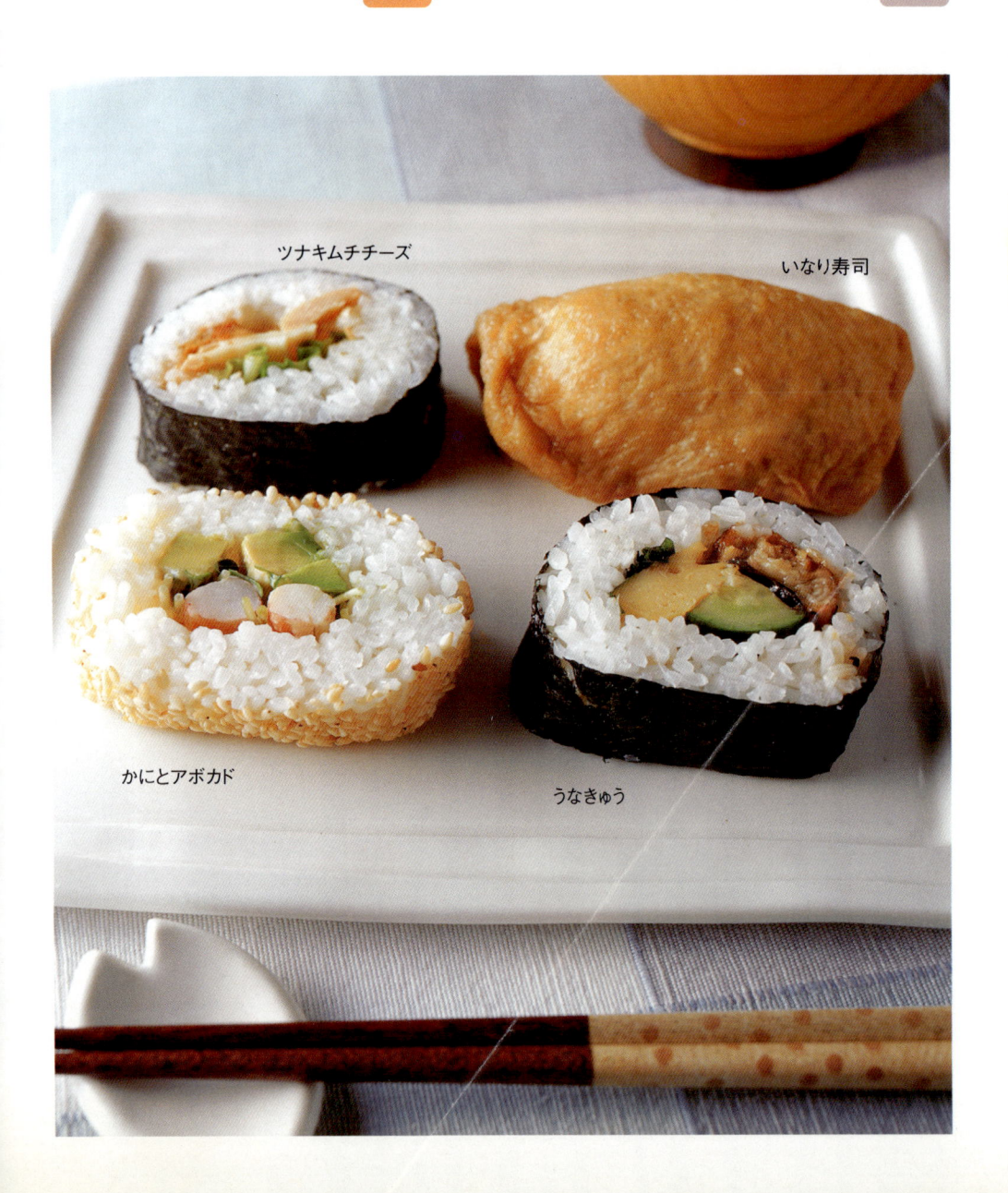

ロール巻き寿司3種＆いなり寿司

寿司飯をおいしく食べる具いろいろ

エネルギー 728kcal　塩分 4.2g
米酢　赤酢　すし酢

■ うなきゅう

材料（巻き寿司1本分）
- うなぎ蒲焼き…½枚
- 蒲焼の添付のたれ…小さじ1
- きゅうり…¼本
- 厚焼きたまご…40g
- 青じそ…2枚
- 焼き海苔…1枚
- 基本の寿司飯…茶碗1～2杯分

作り方
1. うなぎ蒲焼きは縦半分に切り、添付のたれを塗りながら焼き網またはオーブントースターで焼く。
2. きゅうりは縦4等分、厚焼きたまごは1cm角の棒状に切る。
3. 巻きすに焼き海苔をのせ、寿司飯をひろげ、青じそ、1、2をのせて巻く。
4. 包丁を濡れ布巾で拭き、3を食べやすい厚さに切る。

■ かにとアボカド

材料（巻き寿司1本分）
- かにむき身…50g
- 貝われ大根…¼パック
- アボカド…½個
- レモンの絞り汁・マヨネーズ…各大さじ1
- 白ごま…適量
- 基本の寿司飯…茶碗1～2杯分

作り方
1. アボカドは皮をむいて種を取って1cm角の棒状に切り、レモン汁をかける。
2. 巻きすにラップを敷き、寿司飯をひろげ、かにむき身、1、根を切り落とした貝われ大根、マヨネーズをのせて巻く。
3. バットに白いりごまをひろげ、ラップをはずした2の表面にまぶす。
4. 包丁を濡れ布巾で拭き、3を食べやすい厚さに切る。

■ ツナキムチチーズ

材料（巻き寿司1本分）
- ツナ（缶詰）・キムチ…各50g
- スライスチーズ・グリーンカール・焼き海苔…各1枚
- 基本の寿司飯…茶碗1～2杯分

作り方
1. ツナ缶詰は汁気をきり、スライスチーズは縦4等分に切り、キムチはざく切りにする。
2. 巻きすに焼き海苔をのせ、寿司飯をひろげ、適当な大きさに手でちぎったグリーンカール、1をのせて巻く。
3. 包丁を濡れ布巾で拭き、2を食べやすい厚さに切る。

■ いなり寿司

材料（4人分）
- 油揚げ…4枚
- ごはん…茶碗4杯分
- a
  - 酒…大さじ1
  - しょうゆ…大さじ3
  - 砂糖…大さじ2
  - だし汁…カップ
- b
  - 酢…大さじ3
  - 砂糖…大さじ1½
  - 塩…小さじ⅔

作り方
1. 油揚げは半分に切ってからザルにのせ、熱湯をかけて油抜きをする。
2. 鍋で**a**を煮立たせ、1を入れて10分ほど煮る。
3. 飯台にごはんを入れ、合わせた**b**を加えて混ぜ合わせる。
4. 3を8等分に分け、汁気をきった2に詰めて形を調える。

基本の寿司飯の作り方

材料（茶碗4～5杯分）
- 米…3合
- 昆布…5cm
- a
  - 酢…大さじ5
  - 砂糖…大さじ3
  - 塩…小さじ2

作り方
1. 米はよくとぎ、ザルにあげて1時間ほどおく。
2. 炊飯器に1、水（分量外）を目盛りまで加える。
3. 昆布は硬く絞った濡れ布巾でよく拭き、2に加えて普通に炊く。
4. 鍋に**a**を入れて火にかけ、砂糖、塩を溶かす。
5. 飯台に炊き上がった3を入れ、4を加えてうちわで扇ぎながら、しゃもじで切るように混ぜ合わせる。

まぐろの手ごね寿司

漬けまぐろと寿司飯の相性はバツグン！

エネルギー	塩分
543kcal	4.1g

米酢　赤酢　すし酢

材料（4人分）
- まぐろ（中落ちなど）…300g
- 青じそ…10枚
- 長ねぎ…1本
- 万能ねぎ…3本
- 基本の寿司飯…茶碗4〜5杯分
- 焼き海苔…2枚
- ガリ…20g
- 白ごま…大さじ1/2

a ┃ しょうゆ…大さじ2
　 ┃ わさび…小さじ1

作り方
1. まぐろは食べやすい大きさに切り、**a**を加えて混ぜ合わせる。
2. 青じそはせん切り、長ねぎは白髪ねぎに、万能ねぎは小口切りにする。
3. 器に寿司飯（P85）を盛り、適当にちぎった焼き海苔、**1**、**2**、ガリの順に盛りつけ、白ごまを散らす。

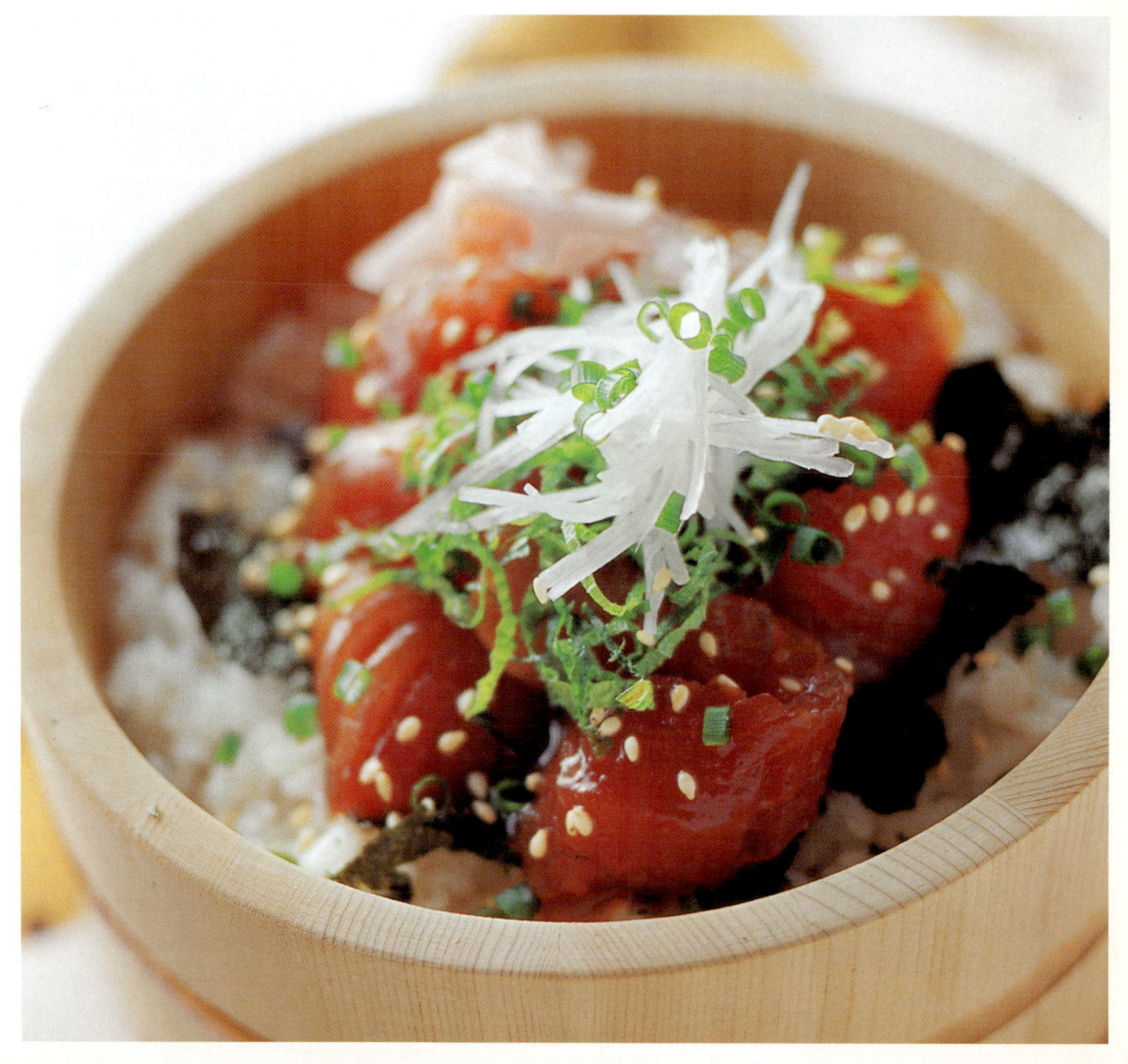

ローストビーフの洋風ちらし寿司

意外な組み合わせ？子どもも喜びます！

エネルギー 625kcal ／ 塩分 3.8g

米酢 ／ 白ワインビネガー ／ すし酢 ／ レモン

材料（4人分）
- 市販のローストビーフ…150g
- グリーンアスパラガス…2本
- 松の実…大さじ3
- 基本の寿司飯…茶碗4〜5杯分
- 錦糸卵…40g
- クレソン…1/3束
- a
  - トマトケチャップ・ウスターソース…各大さじ2
  - レモンの絞り汁…大さじ1

作り方
1. ローストビーフは食べやすい大きさに、アスパラガスは塩ゆでし、斜め薄切りにする。
2. 松の実はフライパンでから炒りし、ビニール袋などに入れて麺棒などで叩いて砕く。
3. 寿司飯（P85）に2を加えて混ぜ合わせる。
4. 器に3を盛り、錦糸卵、1、クレソンを盛る。お好みでaをかけていただく。

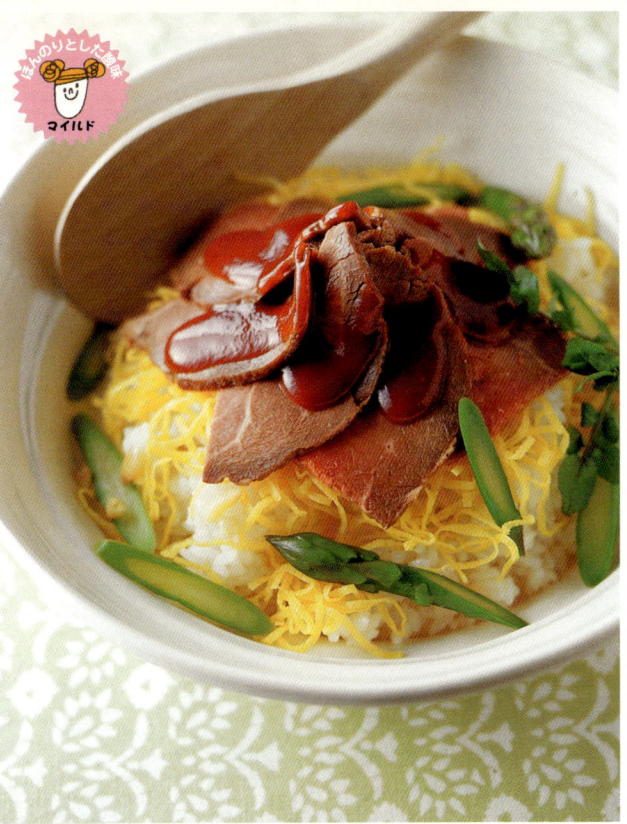

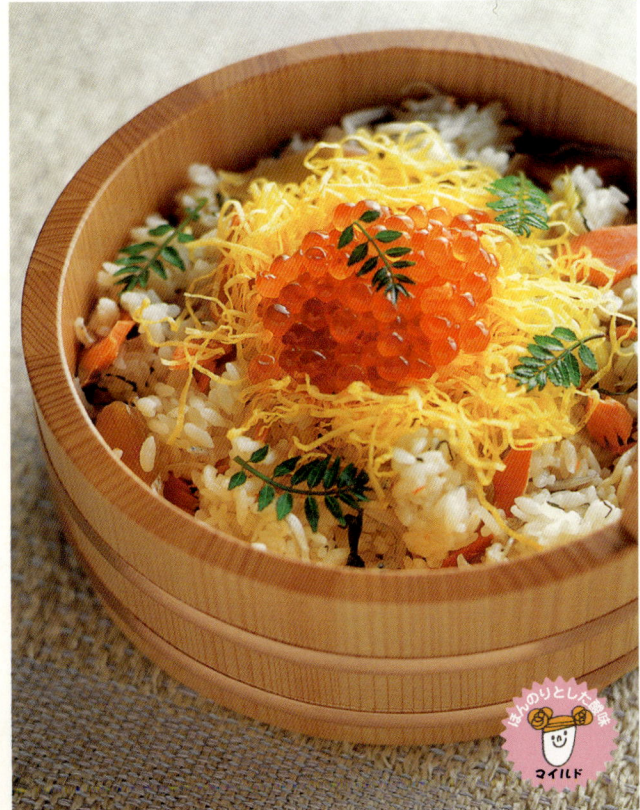

鮭ちらし寿司

定番だけど、家族みんなが好きな味

エネルギー 654kcal ／ 塩分 3.7g

米酢 ／ 赤酢 ／ すし酢

材料（4人分）
- 鮭切り身…2切れ
- ちりめんじゃこ…40g
- 青じそ…5枚
- みょうが…2個
- 基本の寿司飯…茶碗4〜5杯分
- 錦糸卵…60g
- いくらしょうゆ漬け…80g
- 木の芽…適量

作り方
1. 鮭切り身は焼き網で焼き、皮と骨を取り除いて手でほぐす。
2. 青じそはせん切り、みょうがは縦半分に切ってから斜め薄切りにする。
3. 寿司飯に、1、2、ちりめんじゃこを加えて混ぜ合わせる。
4. 3に錦糸卵、いくら、木の芽をのせる。

シーフードライスサラダ

野菜と魚介たっぷりのさわやかごはん

エネルギー 270kcal　塩分 1.0g
白ワインビネガー／りんご酢／レモン

材料（4人分）
- スモークサーモン…6枚
- ゆでたこ…80g
- 玉ねぎのみじん切り…1/2個分
- プチトマト…10個
- レタス…2枚
- パセリのみじん切り…適量
- ごはん　茶碗2杯分

a
- 白ワインビネガー…大さじ3
- オリーブ油…大さじ2
- 砂糖　大さじ1/2
- 塩・こしょう…各少々

作り方
1. スモークサーモンは半分に切り、ゆでたこはそぎ切りにする。
2. プチトマトは4等分に、レタスはちぎる。
3. ごはんは粗熱をとり、1、2、玉ねぎ、パセリのみじん切りを加えて混ぜ合わせる。
4. 3に合わせた**a**を加えて味を調える。

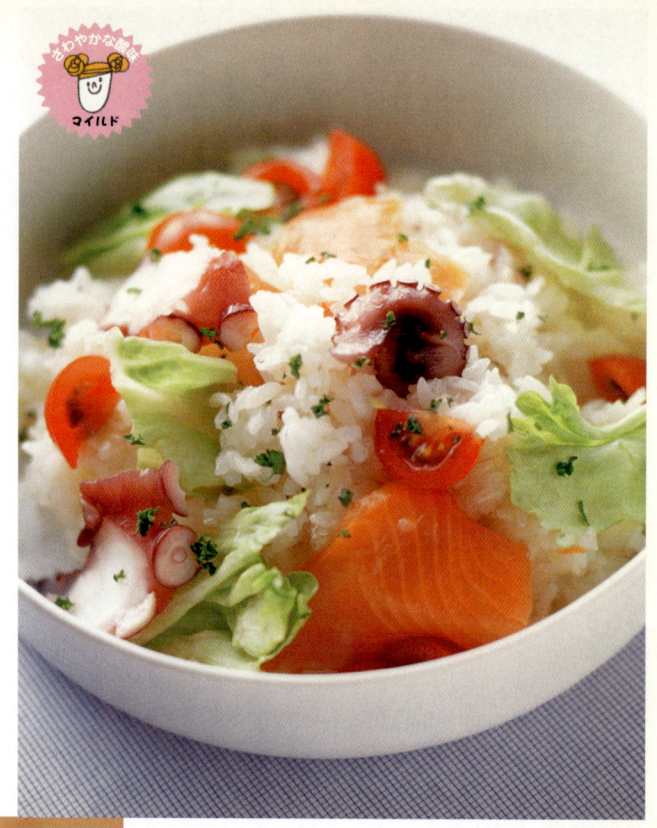

さわやかな酸味　マイルド

納豆キムチチャーハン

お酢を加えれば、さっぱりおいしい！

エネルギー 547kcal　塩分 1.9g
穀物酢／米酢／黒酢

材料（4人分）
- 納豆…2パック
- 万能ねぎ…3本
- サラダ油…大さじ3
- 溶き卵…2個分
- ごはん　茶碗4杯分
- 塩・こしょう　各少々

a
- 長ねぎ…1本
- チャーシュー・キムチ　各100g

b
- しょうゆ…大さじ1
- 酢…大さじ2

作り方
1. **a**はみじん切り、万能ねぎは小口切りにする。
2. 中華鍋にサラダ油を熱し、溶き卵を入れて炒め、半熟の状態になったらごはんを加えて炒め合わせる。
3. 2に1を加えて炒め合わせ、塩、こしょうを加える。
4. 3に納豆を加えてさらに炒め合わせ、**b**を加えて味を調える。

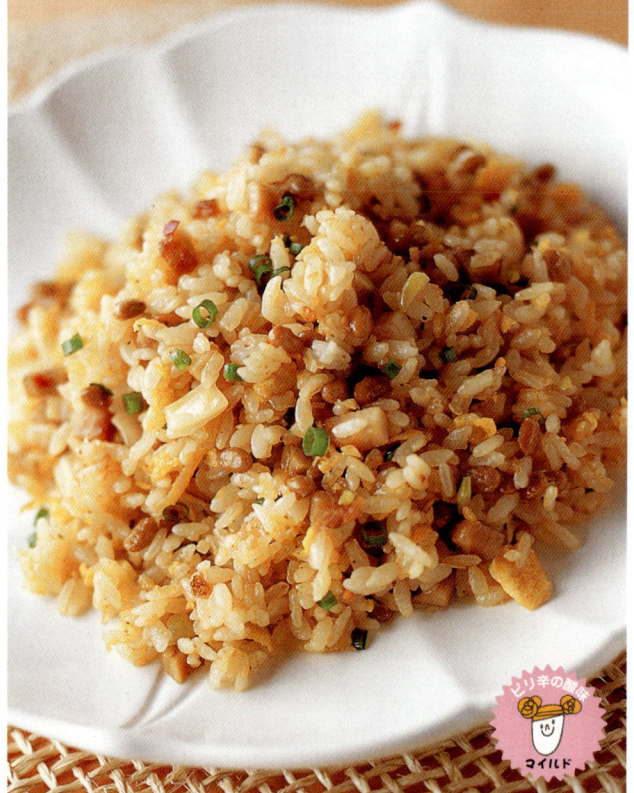

ピリ辛の酸味　マイルド

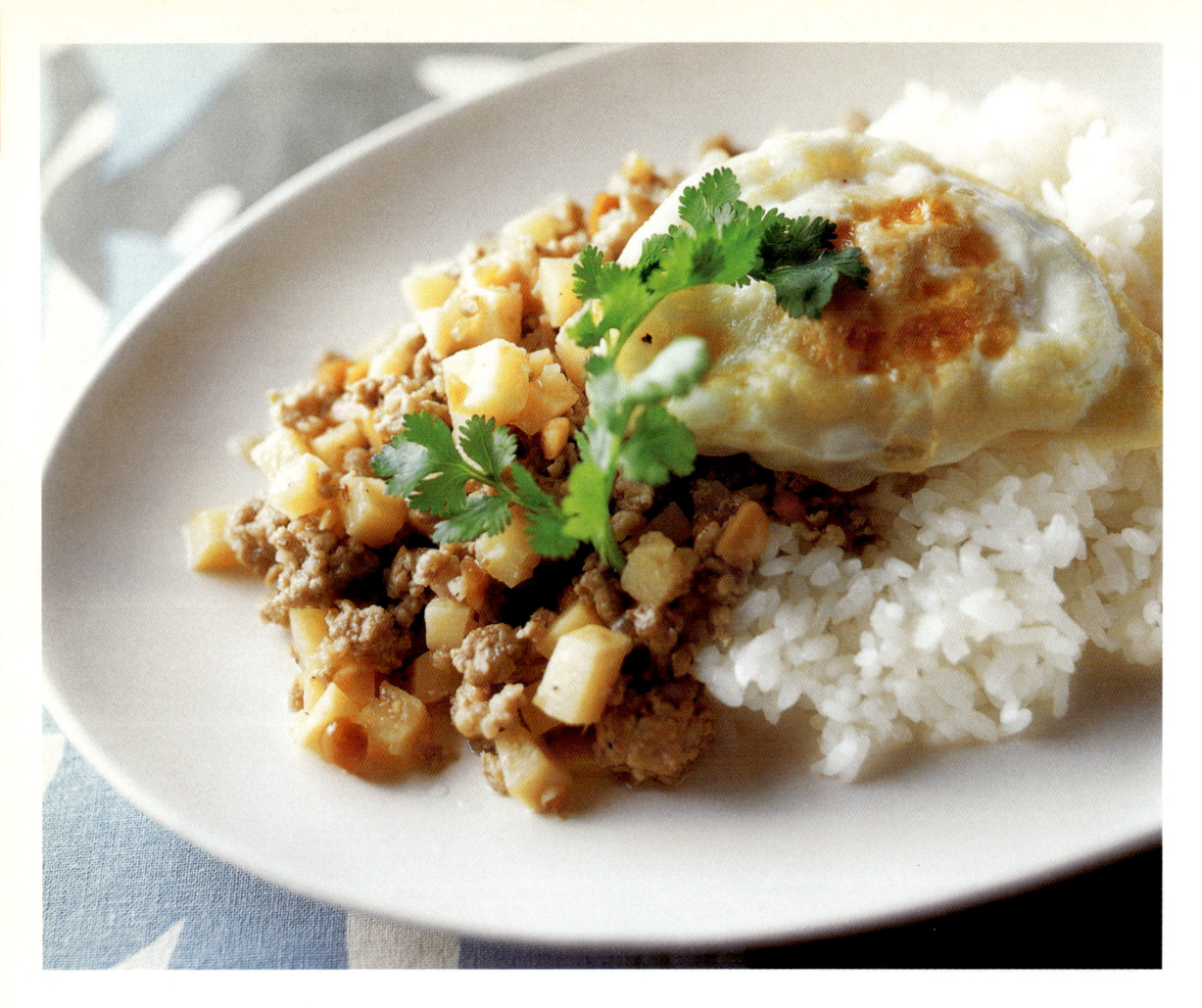

フライドエッグのエスニックごはん

ナンプラーと酢であっという間にエスニック!

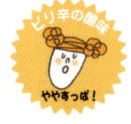

エネルギー 602kcal　塩分 3.1g

穀物酢　玄米酢　レモン　ライム

材料（4人分）
- 豚ひき肉……300g
- 香菜……1本
- ピーナッツ……20g
- たけのこ水煮……1/2個
- サラダ油……大さじ2
- 卵……4個
- ごはん……茶碗4杯分
- a ┌ にんにくのみじん切り……1片分
　　└ 赤唐辛子の小口切り……2本分
- b ┌ ナンプラー……大さじ3
　　├ **酢……大さじ4**
　　└ 塩・こしょう……各少々

作り方
1. 香菜は葉の部分は飾り用に残し、茎の部分はみじん切りにする。
2. ピーナッツはビニール袋に入れ叩いて砕く。たけのこ水煮は粗めのみじん切りにする。
3. フライパンにサラダ油を熱し、**a**を入れて香りが出るまで炒め、豚ひき肉を加えて色が変わるまで炒める。
4. 3に1の茎の部分、2を加えてさらに炒め合わせ、**b**を加えて味を調える。
5. フライパンに多めのサラダ油（分量外）を熱し、卵を割り入れてフライドエッグを作る。
6. 器にごはんを盛り、4、5をのせ、1の香菜の葉を飾る。

ビビンバ

韓国料理の定番にもお酢が合う！

エネルギー 637kcal　塩分 4.1g　穀物酢　米酢

材料（4人分）
- ほうれん草…1/2束、にんじん…1/2本
- 大根…1/8本、豆もやし…1/2袋
- ぜんまい水煮…80g
- 牛ひき肉…150g
- 卵…4個
- ごはん…茶碗4杯分
- ごま油・サラダ油…各大さじ1
- もみのり・白すりごま・コチュジャン…各適量

a
- しょうゆ・ごま油…各大さじ3
- 酢…大さじ3
- 塩…小さじ1/3

b にんにく・しょうがのみじん切り…各1片分

c
- しょうゆ…大さじ2
- 酢…大さじ2
- みりん…大さじ1
- 塩・こしょう…各少々

作り方
1. ほうれん草はざく切り、にんじん、大根は4cm長さのせん切り、豆もやしはひげ根を取り除き、それぞれ熱湯でさっとゆで、ザルにあげて水気を絞る。
2. ぜんまいは水気を絞ってざく切りにする。
3. 1、2に合わせた**a**を少量ずつ加えてあえる。
4. フライパンにごま油を熱し、**b**を入れて香りが出るまで炒める。
5. 4に牛ひき肉を加えて炒め、色が変わったら**c**を加えて炒め合わせる。
6. フライパンにサラダ油を熱し、卵を割り入れて目玉焼きを4個作る。
7. 器にごはんを盛り、もみのり、3、5、6を盛り、白すりごまを散らし、コチュジャンを添える。

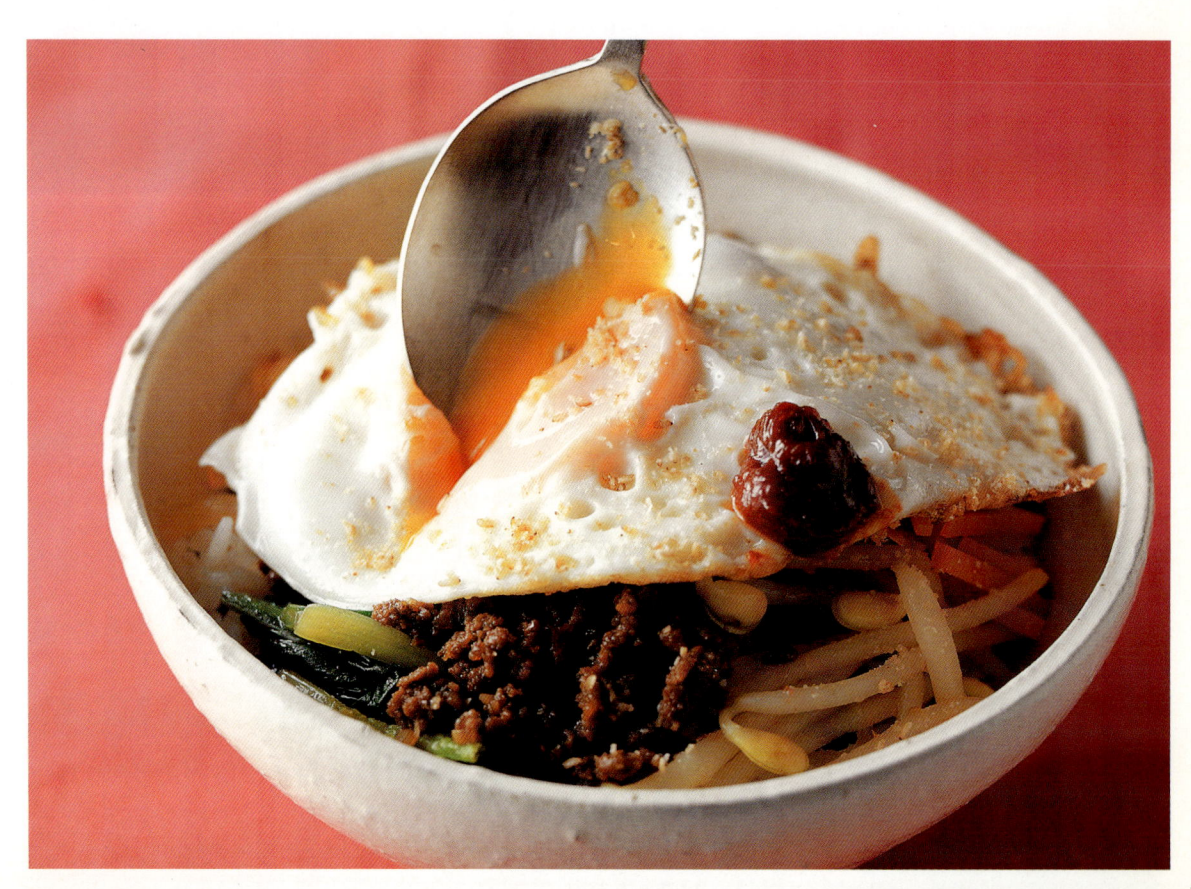

焼き豚ときゅうりの中華あえ丼

中華風ポン酢しょうゆが味のポイント

エネルギー 440kcal　塩分 4.2g　穀物酢　米酢　黒酢

材料（4人分）

- チャーシュー…300g
- きゅうり…2本
- 長ねぎ…1本
- ザーサイ…30g
- ごはん…茶碗4杯分
- 白ごま…適量

a
- しょうゆ…大さじ2
- 酢…大さじ2
- ごま油…大さじ1
- 塩…少々

作り方

1. チャーシュー、きゅうりは細切り、長ねぎは白髪ねぎ、ザーサイはみじん切りにする。
2. **a**に**1**を加えて混ぜ合わせる。
3. 器にごはんを盛り、**2**をのせて白ごまを散らす。

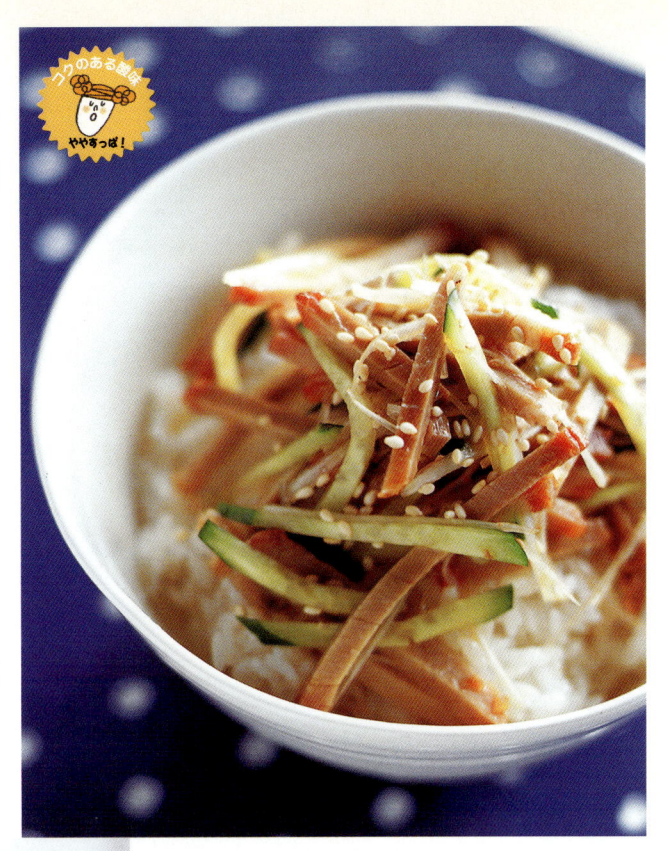

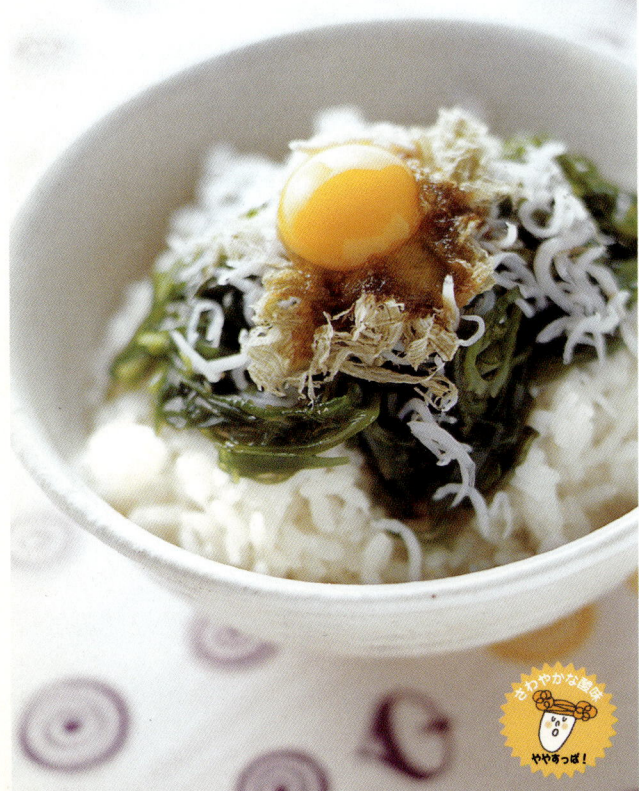

めかぶ丼

ねばねばとろとろの美容にいい丼です

エネルギー 313kcal　塩分 1.6g　穀物酢　米酢

材料（4人分）

- めかぶ…200g
- ごはん…茶碗4杯分
- しらす干し…40g
- とろろ昆布…10g
- うずらの卵…4個
- しょうゆ…適量

a
- 酢…大さじ5
- 砂糖…大さじ2
- 塩…小さじ1/2

作り方

1. めかぶはザルにあげてよく洗ってから水気をきる。
2. **a**を合わせて鍋でひと煮立ちさせ、火をとめて粗熱をとってから冷蔵庫で冷やす。
3. **2**に**1**を加えて混ぜ合わせる。
4. 器にごはんを盛り、**3**、しらす、とろろ昆布、うずらの卵をのせ、しょうゆをかけていただく。

お酢たっぷり 10 麺

麺に使うなら、お酢はお好みでたっぷりとかけましょう。

冷やし中華は、酸味の強いしょうゆだれがおいしいですね。あんかけ焼きそば、冷麺にも欠かせませんし、冷たいスパゲッティや冷たい和風のうどんやそばに、ラーメンにかけてもおいしいから、ぜひお試しを！

さっぱりあんかけ焼きそば

あんかけ焼きそばには、やっぱりお酢！

エネルギー 370kcal　塩分 2.5g　穀物酢　米酢

さわやかな酸味 ややすっぱ！

材料（4人分）
- 豚ばら薄切り肉・むきえび…各100g
- にんじん…1/4本
- 長ねぎ…1本
- チンゲン菜…1株
- きくらげ（乾燥）…5g
- しょうがの薄切り…1片分
- かた焼きそば…4玉
- 塩・こしょう…各少々
- サラダ油…大さじ1
- 水溶き片栗粉…適量
- **酢…大さじ2**
- a
  - 鶏がらスープ…3カップ
  - しょうゆ…大さじ3
  - 酒…大さじ1
  - 砂糖…小さじ1
  - 塩・こしょう…各少々

作り方
1. 豚肉は食べやすい大きさに切り、むきえびは背わたを取り除き、それぞれ塩、こしょうをふっておく。
2. にんじんは短冊切り、長ねぎは斜め薄切り、チンゲン菜はざく切り、きくらげは水に浸して戻して石づきを取り除く。
3. フライパンにサラダ油を熱し、しょうがを炒め、香りが出てきたら1、2を順に加えて炒め合わせる。
4. 3にaを加えてひと煮立ちさせ、水溶き片栗粉を加えてとろみをつける。
5. 器にかた焼きそばをのせ、4、酢をかけていただく。

副菜ワンポイント

あんかけ焼きそばには、温かいスープを添えて。

あんかけ焼きそばは、具だくさん。豚肉、にんじん、チンゲン菜など栄養バランス満点の一品。添えるとしたら、野菜のスープ、フルーツなどを添えましょう。

汁物：大根とにんじんの中華スープ
デザート：オレンジ

お酢たっぷり 10

麺——さっぱりあんかけ焼きそば

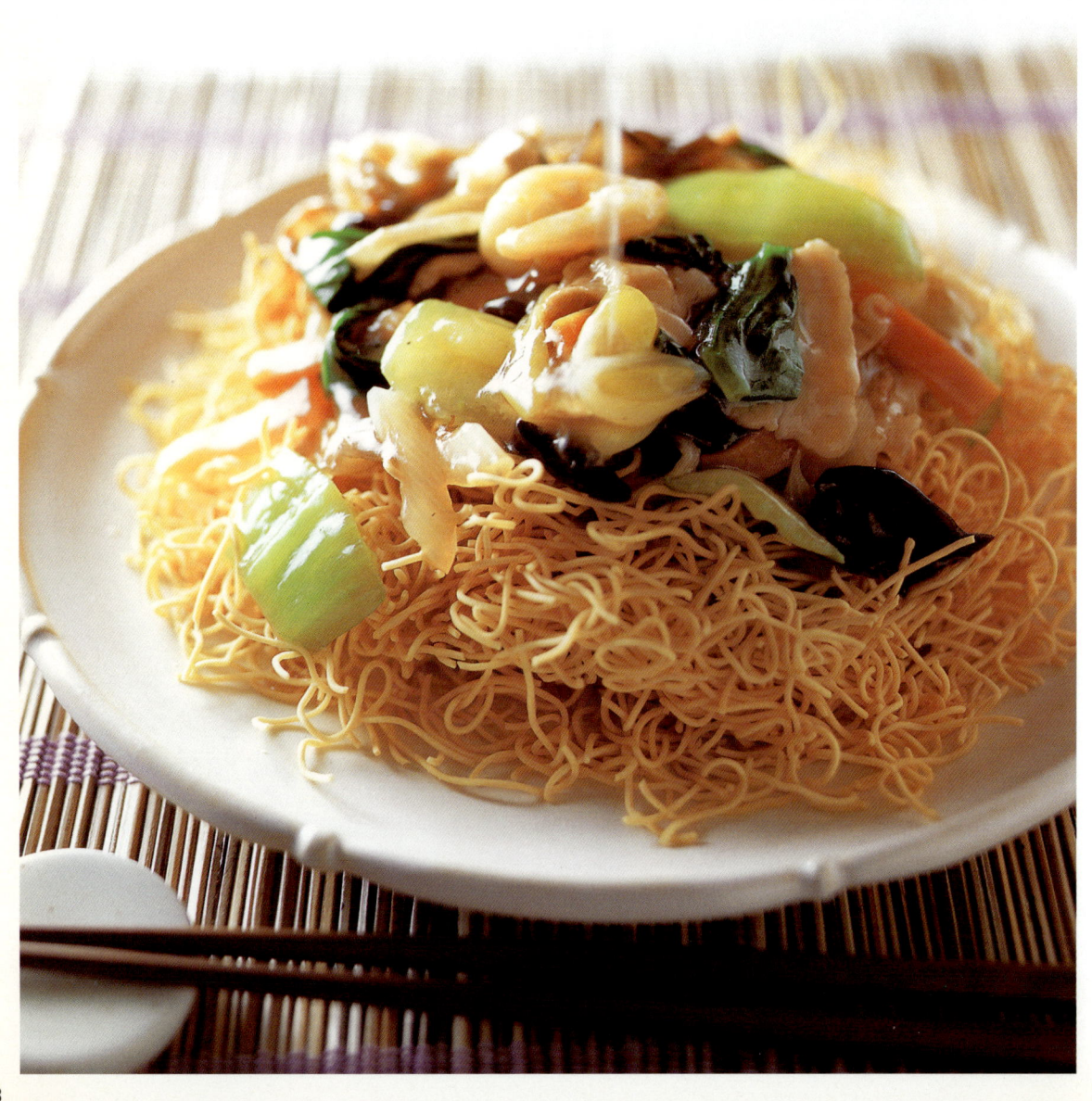

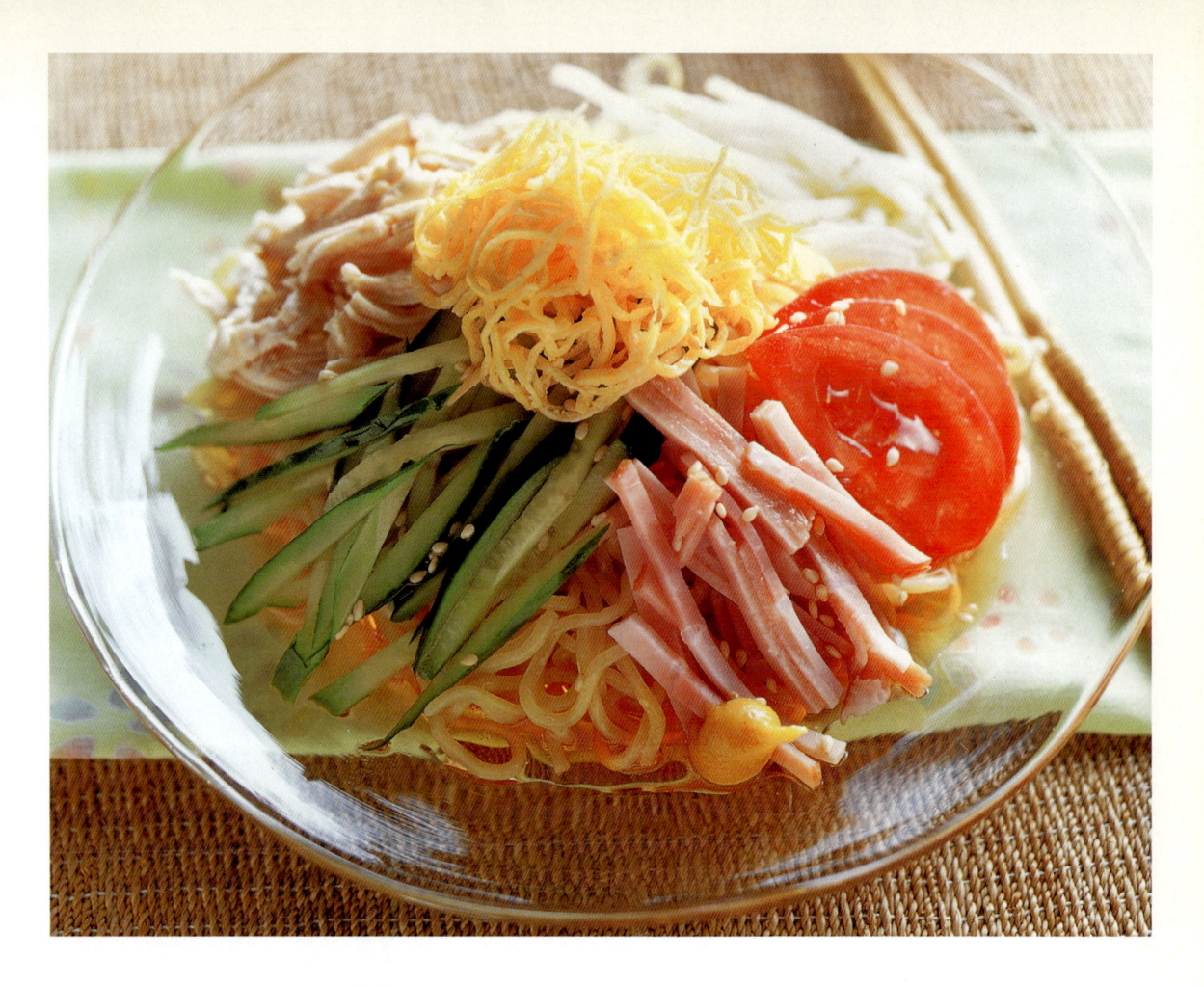

冷やし中華

酢の効いたタレがおいしさの秘訣！

エネルギー 615kcal　塩分 4.5g

穀物酢　米酢　黒酢

材料（4人分）
- 鶏むね肉…1枚
- ロースハム…4枚
- きゅうり…2本
- トマト…1個
- もやし…1/2袋
- 溶き卵…2個分
- 中華麺…4玉
- サラダ油・ごま油・白ごま・練り辛子…各適量
- a
  - しょうゆ…大さじ4
  - 酢…大さじ3
  - 砂糖…大さじ2
  - ごま油…大さじ1

作り方
1. 鶏むね肉は、塩、酒（分量外）を加えた湯でゆで、粗熱をとって手で細かく裂く。ゆで汁は漉して1カップ残しておく。
2. ロースハム、きゅうりは細切り、トマトは薄切りにする。
3. もやしはひげ根を取り除き、熱湯でさっとゆでてザルにあげて水気をきる。
4. 溶き卵は薄くサラダ油を敷いたフライパンに流して薄焼き卵を作り、細切りにする。
5. 鍋に湯を沸かして中華麺をゆで、ザルにあげて冷水にさらしてから水気をきり、ごま油を加えて全体になじむように混ぜる。
6. 1のゆで汁1カップに**a**を加えて混ぜ合わせる。
7. 器に5を盛り、1、2、3、4をのせ、白ごまをふって6をかけ、お好みで練り辛子を添える。

バンバンジー風サラダ麺

ごまだれのコクのある酸味が絶妙！

エネルギー 533kcal　塩分 2.4g

穀物酢　米酢　玄米酢

コクのある酸味　マイルド

材料（4人分）
鶏ささみ…2本
プチトマト…15個
長ねぎ…1本分
中華麺…4玉
ごま油…大さじ1

a
- レタス…1/2玉
- きゅうり…1本

b
- にんにく・しょうがのみじん切り…各1片分
- 白練りごま…大さじ4
- 鶏がらスープ…大さじ3
- 酢…大さじ3
- 砂糖…大さじ2
- 薄口しょうゆ…大さじ1
- 豆板醤…大さじ1/2

作り方

1. 鶏ささみは、筋を取り除いて熱湯でゆで、粗熱をとって手で細かく裂く。
2. **a**はせん切り、長ねぎの3/4量は白髪ねぎにし、合わせて冷水にさらしてシャキッとさせてからザルにあげて水気をきる。プチトマトはヘタを取り除いて4等分に切る。
3. 残りの長ねぎはみじん切りにし、**b**を加えて混ぜ合わせ、ごまだれを作る。
4. 鍋に湯を沸かして中華麺をゆで、冷水にさらして水気をきり、ごま油を加えて混ぜる。
5. 器に4を盛り、2、1をのせ、3をかけていただく。

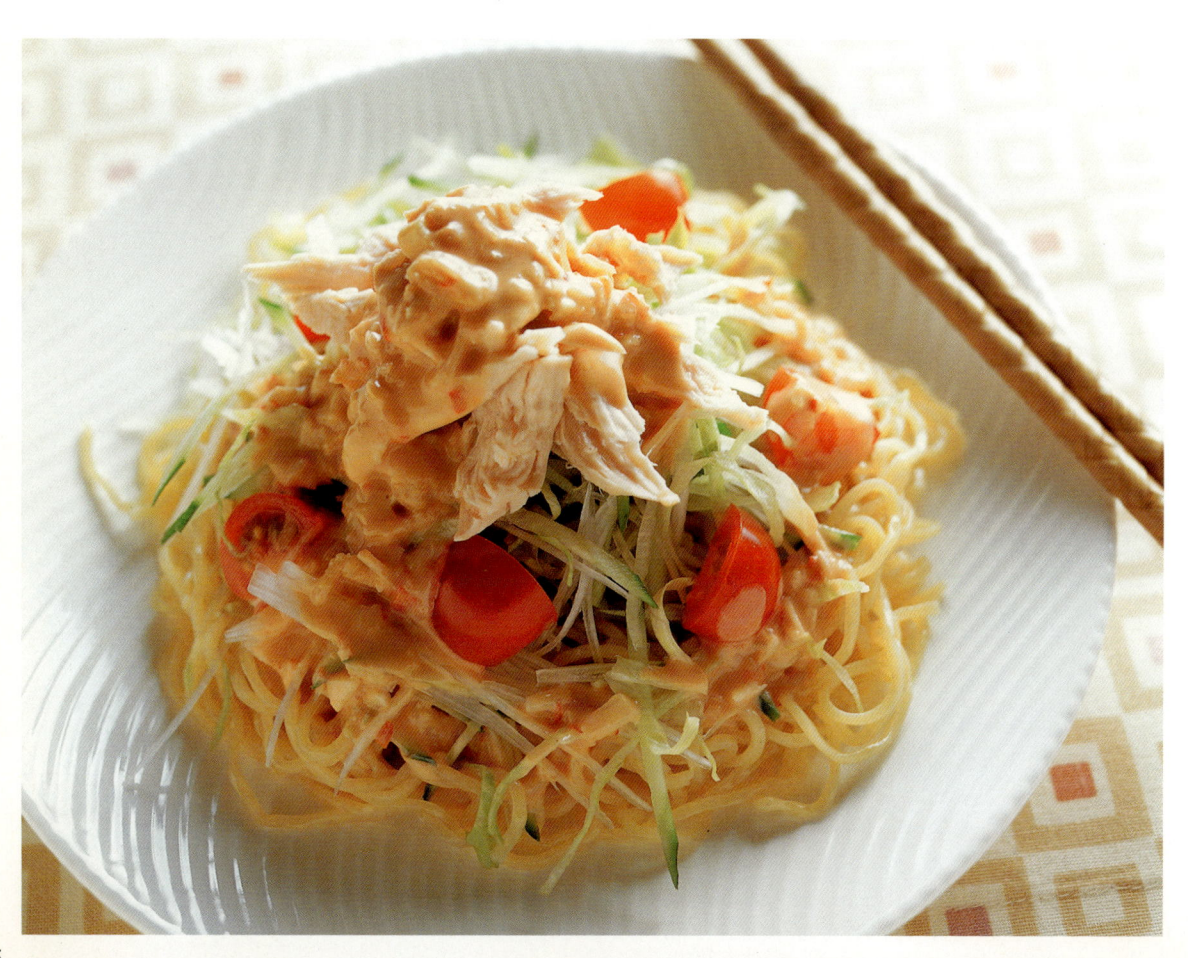

簡単冷麺

キムチとお酢の酸味のバランスを楽しんで

エネルギー 518kcal　塩分 3.7g　穀物酢　玄米酢

材料（4人分）
- 鶏むね肉…1枚
- 卵…2個
- きゅうり…1/2本
- りんご…1/8個
- 白菜キムチ…150g
- 冷麺…4人分
- 白ごま…大さじ1
- 酢…大さじ2
- a ┌ 湯…4カップ
　　└ 顆粒中華スープの素…大さじ2
- b ┌ 塩・砂糖…各小さじ1
　　└ しょうゆ…少々

作り方
1. 鶏むね肉は熱湯でゆで、粗熱をとり、そぎ切りにする。
2. 卵は水から12分ゆで、水にさらしてから殻をむいて半分に切る。
3. きゅうりは斜め薄切り、りんごはいちょう切りにして塩水にさらす。
4. **a**を合わせてよく混ぜ合わせ、**b**を加えて味を調え、冷やしておく。
5. 鍋に湯を沸かして冷麺をゆで、ザルにあげて冷水にさらしてから水気をきる。
6. 器に**5**を盛り、**1**、**2**、**3**、白菜キムチをのせて**4**を注ぎ、白ごまをふりかけ、酢をかけていただく。

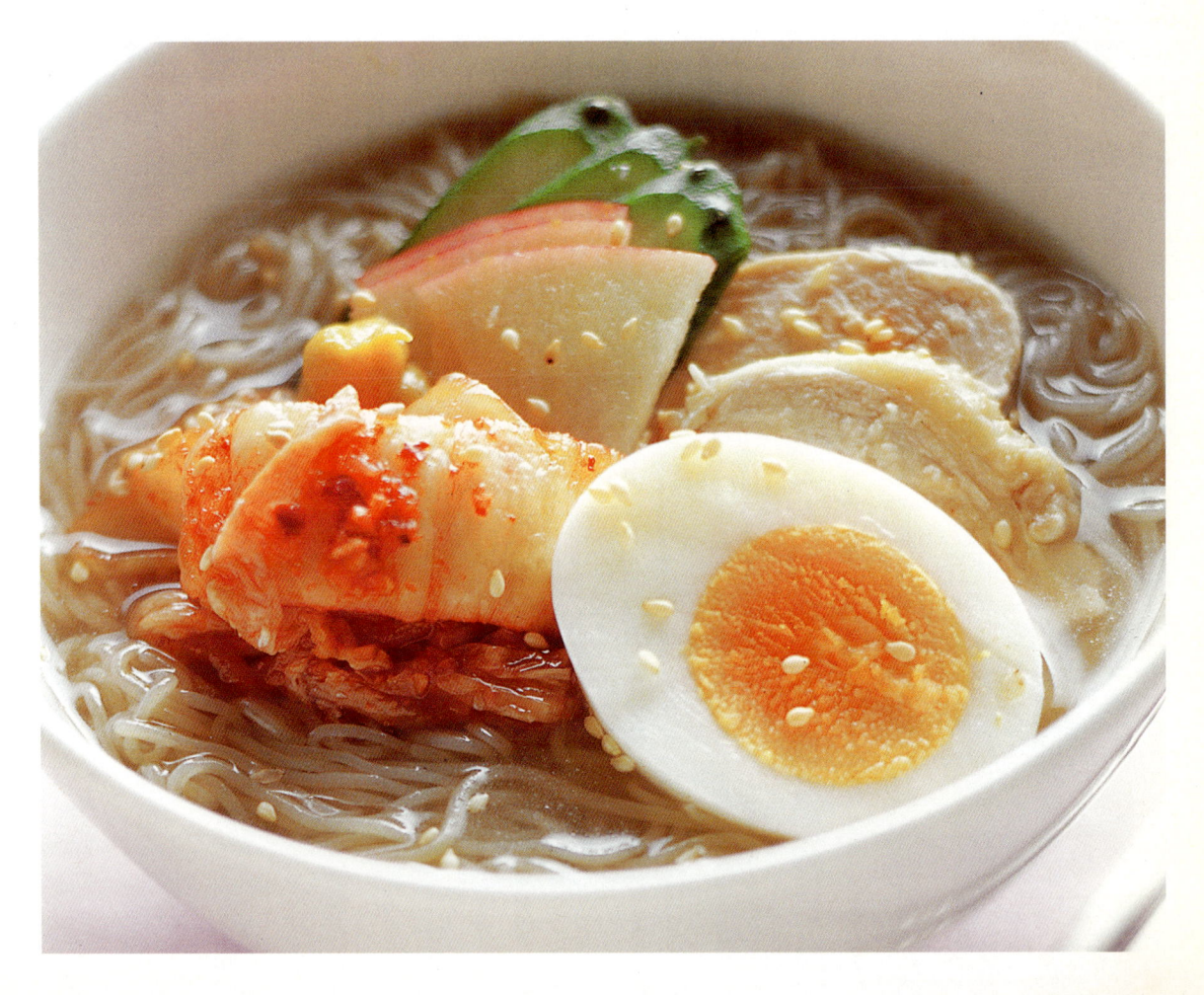

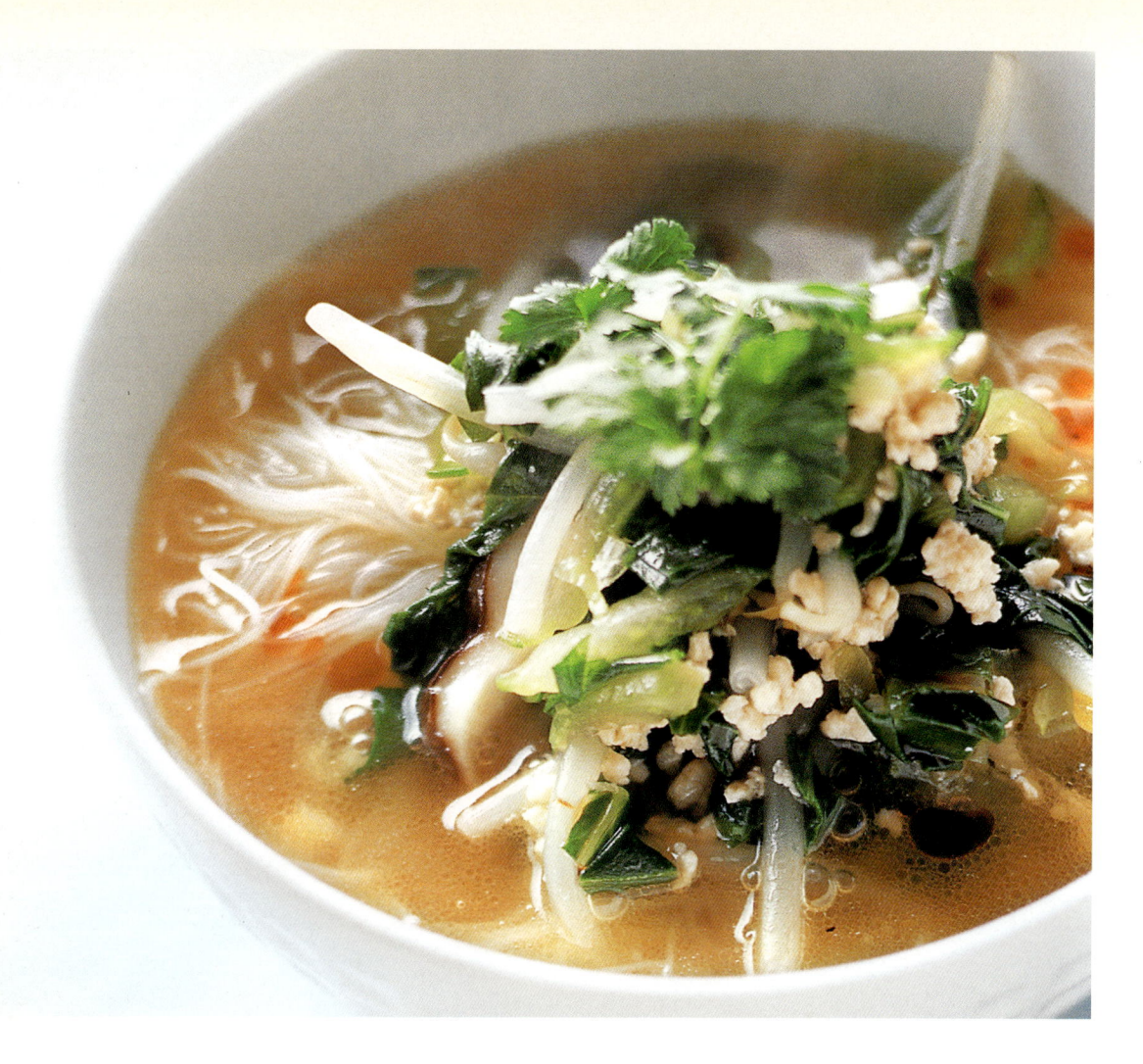

汁ビーフン

屋台風だから、酢もたっぷりかけて！

エネルギー 274kcal ／ 塩分 1.0g

穀物酢　米酢　玄米酢

材料（4人分）
- もやし…1袋
- チンゲン菜…1株
- 干ししいたけ…3枚
- ビーフン（乾）…100g
- 鶏ひき肉…200g
- 鶏がらスープ…4カップ
- サラダ油…大さじ2
- 香菜・ラー油…各適量
- **酢…大さじ2**
- a ┌ 塩・こしょう…各少々
　 └ しょうゆ…大さじ1

作り方
1. もやしはひげ根を取り、チンゲン菜は細切りにする。
2. 干ししいたけは水に浸して戻し、石づきを切り落としてから薄切りにする。
3. ビーフンは熱湯に浸して戻し、ザルにあげて水気をきる。
4. 中華鍋でサラダ油を熱して鶏ひき肉を炒め、色が変わったら1、2を加えてさっと炒める。
5. 4に鶏がらスープを加えて煮立て、3を加える。
6. 5にaを加えて味を調え、器に盛る。香菜を添え、酢、ラー油をかけていただく。

トマトのさっぱりひんやりサラダパスタ

夏バテ予防にピッタリ！

エネルギー 379kcal　塩分 1.5g

バルサミコ酢　レモン　米酢

材料（4人分）

スパゲッティー（カッペリーニのような細い物）…280g
塩…大さじ1
トマト…2個
バジル…4枝
にんにく…1片

a
- オリーブ油…大さじ3
- バルサミコ酢…大さじ3
- 塩…小さじ1/2
- こしょう・しょうゆ…各少々

作り方

1. トマトは半分に切り、種を取り除いて1.5cm角に切り、にんにくはみじん切り、バジルは飾り用を除いてせん切りにする。
2. 1に**a**を加えて混ぜ合わせる。
3. 鍋に湯を沸かして塩を加え、スパゲッティーを表示通りにゆでる。
4. 3をザルにあげ、冷水にさらしてから水気をよくきり、オリーブ油（分量外：大さじ2程度）を加えて全体になじむように混ぜる。
5. 4に2を加えて混ぜ合わせ、器に盛ってバジルを飾る。

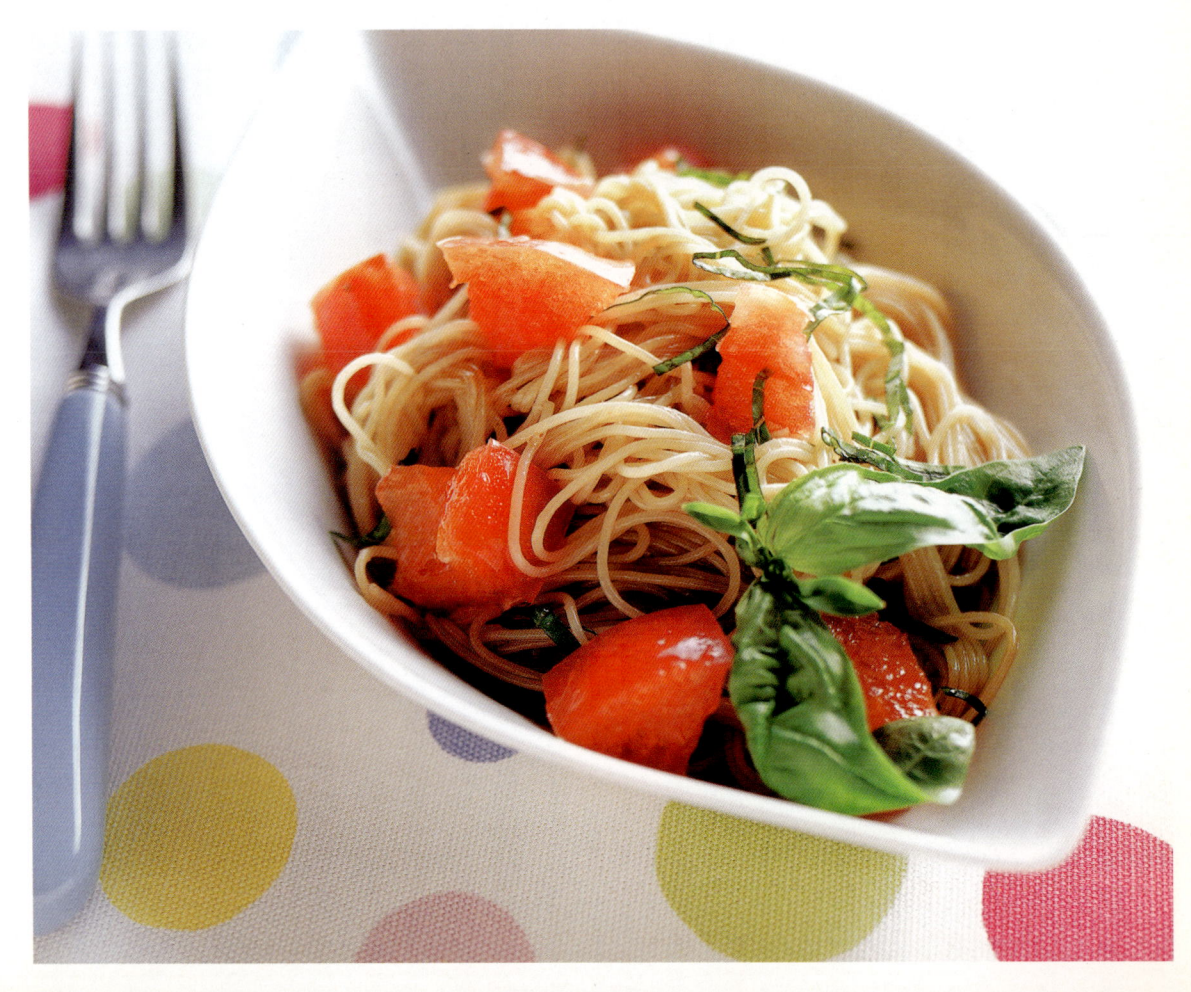

ぶっかけ納豆うどん 温泉卵のせ

酢はお好みで加減して

エネルギー 418kcal　塩分 2.8g

穀物酢　玄米酢　レモン

材料（4人分）
うどん…4玉
納豆…2パック
温泉卵…4個
わけぎ・かつお節…各適量
しょうゆ…大さじ3
酢…大さじ2

作り方
1. 鍋に湯を沸かしてうどんをゆで、ザルにあげて水気をきる。
2. 納豆は添付のたれを加えてよく混ぜ合わせる。
3. わけぎは小口切りにする。
4. 器に1を盛り、2、温泉卵、3、かつお節をのせ、しょうゆ、酢をかけていただく。

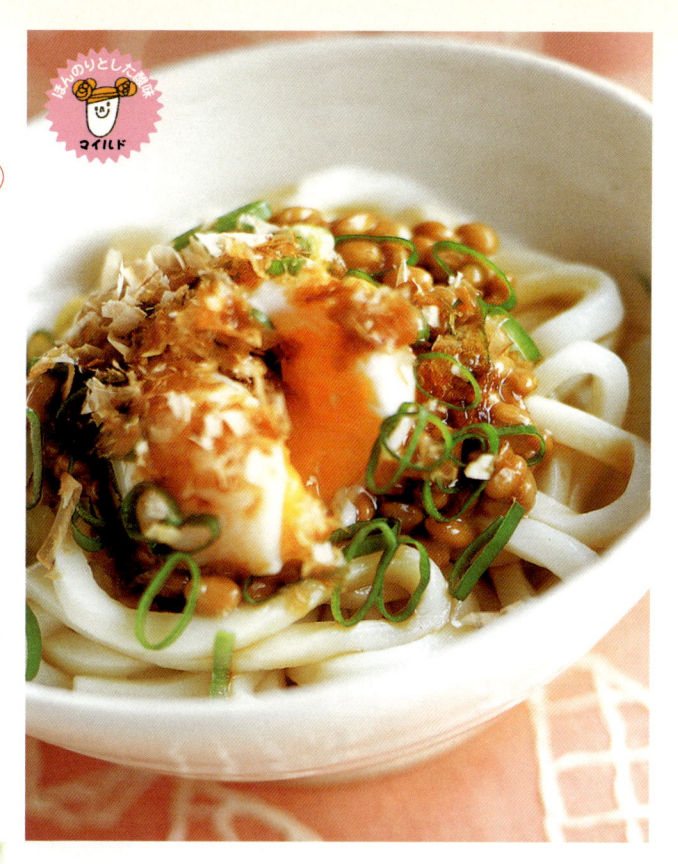

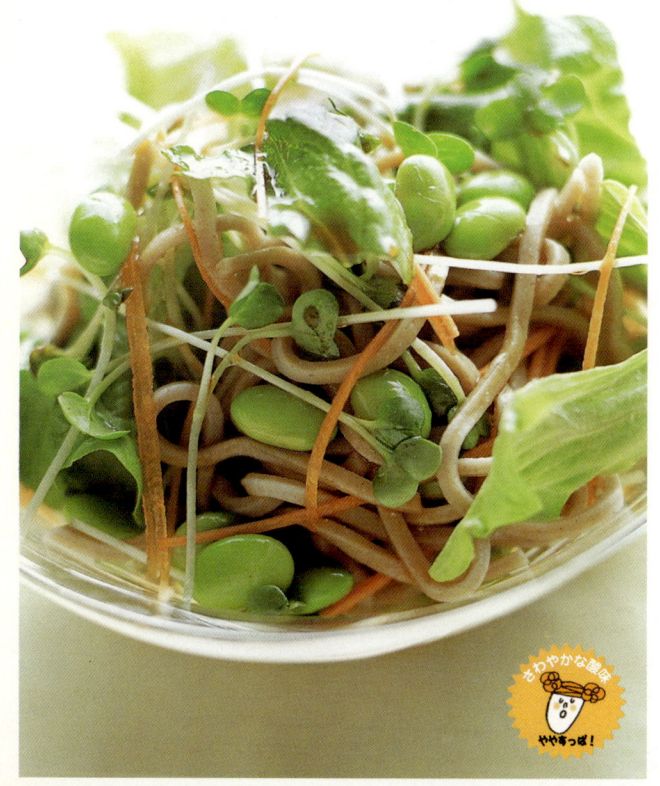

サラダそば

和風ドレッシングにはしょうがを加えても

エネルギー 379kcal　塩分 5.0g

穀物酢　米酢　ゆず

材料（4人分）
そば（乾）…2束
レタス・グリーンカール…各1/4個
にんじん…1/6本
貝われ大根…1パック
枝豆（さやつき）…100g

a
しょうゆ…大さじ6
酢…大さじ5
サラダ油…大さじ5
砂糖…小さじ2

作り方
1. レタス、グリーンカールはちぎり、にんじんはせん切り、貝われ大根は根を切り落とす。
2. 枝豆は熱湯でゆで、ザルにあげて水気をきり、さやから取り出す。
3. そばは半分に折って熱湯でゆで、ザルにあげて水にさらし、水気をきる。
4. 1、2、3を混ぜ合わせて器に盛り、混ぜ合わせたaをかけていただく。

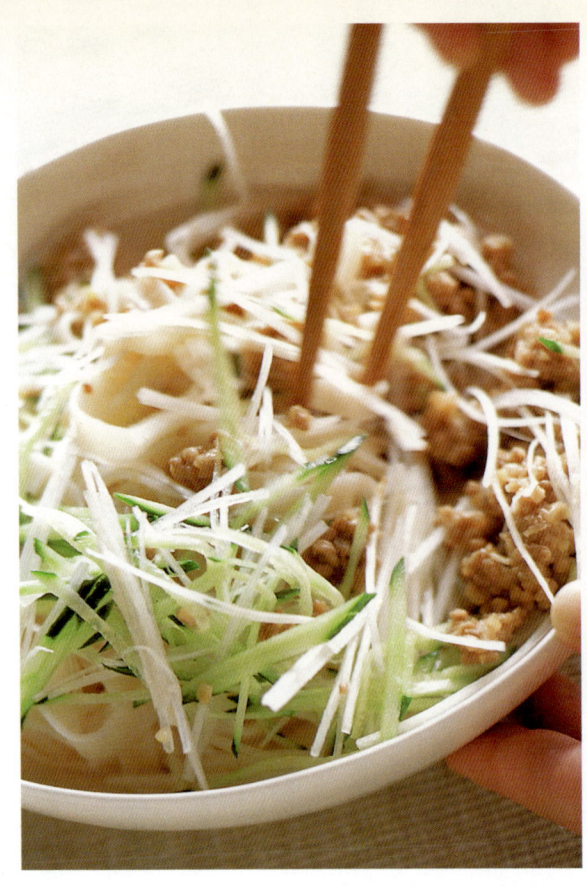

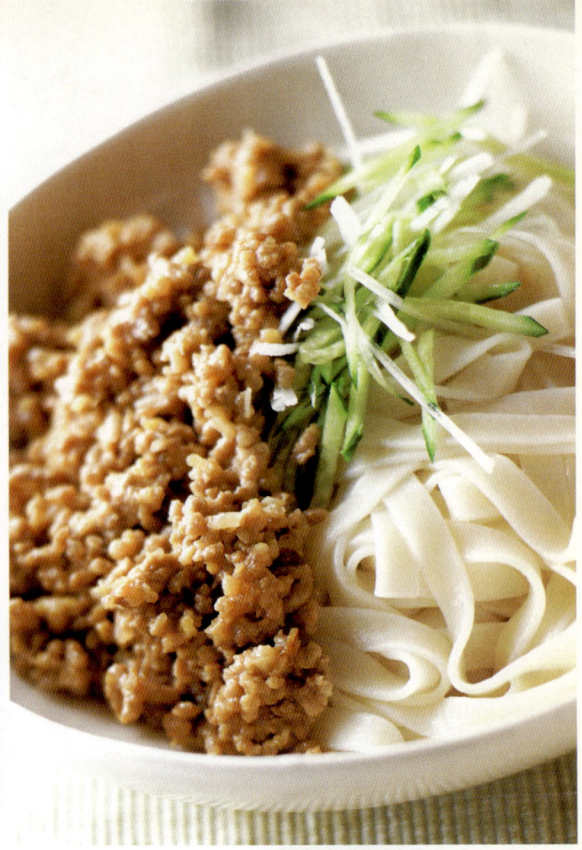

じゃじゃ麺

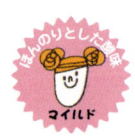

盛岡風のじゃじゃ麺。最後までおいしく食べましょう！

エネルギー 650kcal　塩分 6.8g　穀物酢　黒酢

材料（4人分）
- 豚ひき肉…300g
- きしめん…4束
- 長ねぎ…1/2本
- きゅうり…2本
- サラダ油…大さじ2
- 酢…大さじ2
- a
  - 長ねぎのみじん切り…1/2本分
  - しょうが・にんにくのみじん切り…各1片分
- b
  - みそ…大さじ5
  - みりん…大さじ2
  - 砂糖…小さじ2

作り方
1. フライパンにサラダ油を熱して**a**を炒め、香りが出てきたら豚ひき肉を加えて炒め合わせる。豚肉の色が変わったら、**b**を加えて味を調える。
2. 鍋に湯を沸かしてきしめんをゆで、ザルにあげて水気をきる。
3. きゅうりはせん切り、長ねぎは白髪ねぎにする。
4. 器に**2**を盛り、**3**、**1**をのせ、酢をかけていただく。

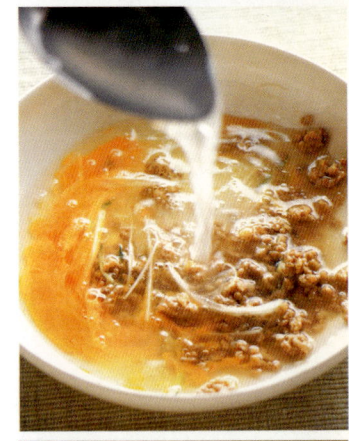

おまけのチータン

チータンとはじゃじゃ麺の仕上げに飲むスープのこと。

じゃじゃ麺を食べ終わりそうになったら、皿に溶き卵を入れて、**2**のゆで汁をあつあつに温めてから加える。皿に残った肉みそと混ぜ合わせるようにしてスープを作り、半熟になった卵と一緒にいただく。

うなぎスタミナそうめん

そうめんもお酢でさっぱりといただきます！

エネルギー	塩分
456kcal	8.1g

穀物酢 りんご酢 黒酢 梅干し

材料（4人分）
- うなぎ蒲焼き…1枚
- きゅうり…1本
- 長いも…150g
- 青じそ…6枚
- 白すりごま…大さじ1
- めんつゆ…3カップ
- そうめん…6束
- 酢…大さじ2

作り方
1. うなぎ蒲焼きは添付のたれを塗って焼き網またはオーブントースターで焼き、1.5cm幅に切る。
2. きゅうりは小口切りにして塩をふってもみ、水分が出てきたら絞る。長いもは皮をむいてすりおろす。
3. 青じそはせん切りにする。
4. めんつゆは濃縮タイプであれば、そうめん用に希釈する。
5. 鍋に湯を沸かしてそうめんをゆで、ザルにあげて冷水にさらしてから水気をきる。
6. 器に**5**を盛り、**1**、**2**、**3**、白すりごまの順にのせ、**4**、酢をかけていただく。

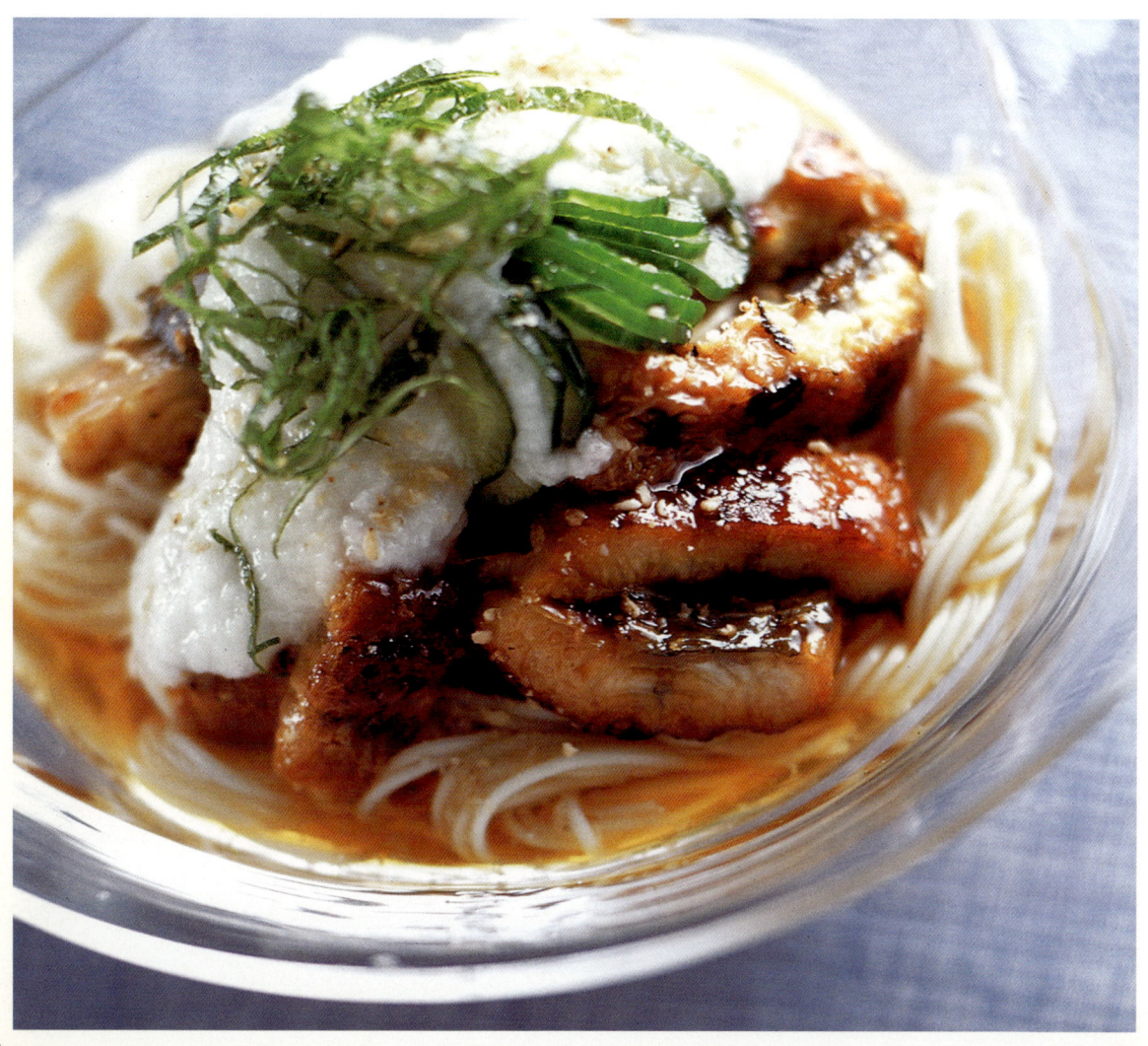

飲む・料理に使うだけではもったいない！

お酢のいろいろな使い方

美容編

*使用上の注意
フェイシャルケアとしてお酢を使う場合は、お肌に合わないことがありますので、あらかじめ腕の内側にぬって洗い流し、異常がないかどうか確かめてからご使用ください。

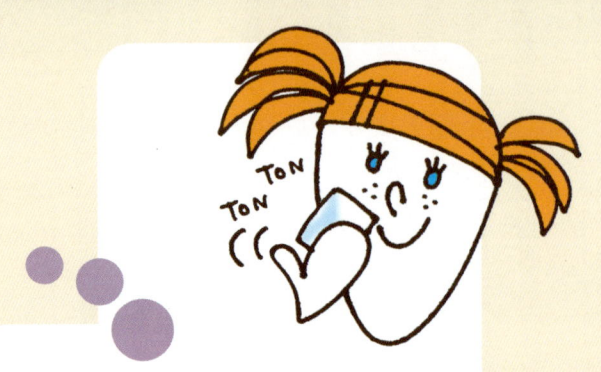

洗顔・顔のお手入れに

健康な体のためにさまざまな効果をもたらしてくれるお酢ですが、フェイシャル、ボディ、ヘアケアなど、美容面でも大活躍。「えっ？そんなことにも使えるの！」と目からウロコのお酢美容法をお試しください。

シミ・そばかす

気になるシミやそばかすは、メラニン色素の沈着でできるもの。お酢を直接、シミやそばかすに塗れば、数ヶ月後には薄くなっていきます。肌に合わない場合もあるので、最初は綿棒で少量を塗って反応を確かめましょう。

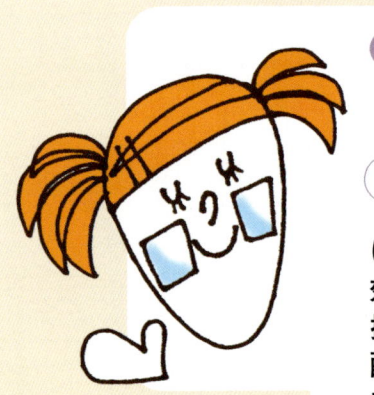

にきび

にきびの原因はアクネ桿菌（かんきん）。殺菌効果の高いお酢で、この原因菌を抑えましょう。洗面器に同量の水と酢を入れた「酢水洗顔」や、精製水で3～4倍に薄めた酢をガーゼに含ませ患部をソフトに拭く「酢パック」がおすすめ。

コラム　お酢のいろいろな使い方──美容編／洗顔・顔のお手入れに

洗顔の仕上げに使えば、つるすべ肌に！

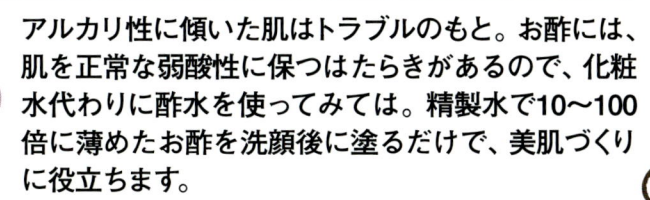

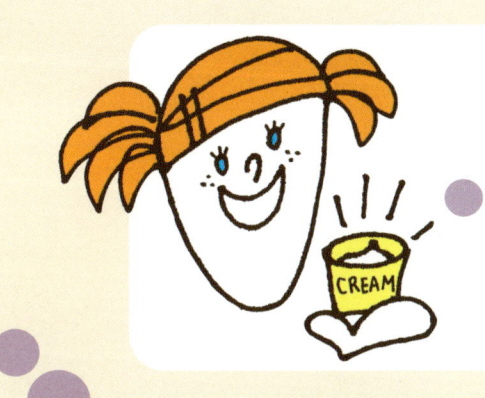

アルカリ性に傾いた肌はトラブルのもと。お酢には、肌を正常な弱酸性に保つはたらきがあるので、化粧水代わりに酢水を使ってみては。精製水で10〜100倍に薄めたお酢を洗顔後に塗るだけで、美肌づくりに役立ちます。

お酢クリームで美肌

薬局で売っているグリセリンとお酢で美肌クリームがつくれます。グリセリン1に対してお酢5の割合で混ぜるだけ。お酢の殺菌効果とグリセリンの保湿効果でしっとりお肌が実現。少量を早めに使い切るようにしましょう。

お酢でつくる化粧水

精製水100mlに、自然食酢（米酢、黒酢、りんご酢など）と少量のグリセリンを加えると「お酢化粧水」をつくることができます。必ず酸濃度が1％以下になるように、お酢の酸濃度を確かめるようにしましょう。

精製水100mlに対する酢希釈

希釈後の酸濃度（％）	原液4.2％濃度	原液4.5％濃度	原液5％濃度
0.01	5滴	4滴	4滴
0.05	24滴	22滴	20滴
0.1	48滴	44滴	40滴
0.2	95滴	89滴	80滴

※1滴は、アロマテラピー用のドロッパー（スポイト）を目安としています。

お酢のいろいろな使い方
美容編

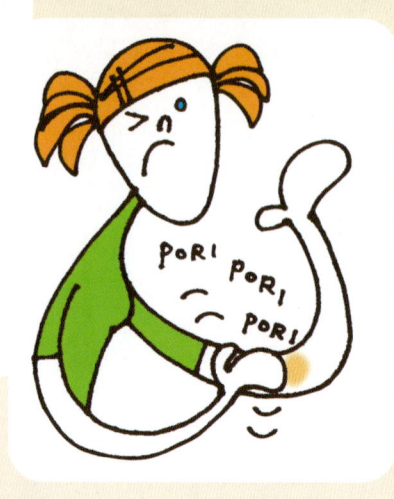

ボディに

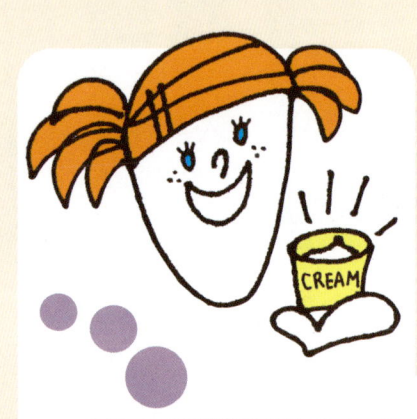

かゆみをやわらげる

お風呂の湯にりんご酢を1カップ加えて、りんご酢湯を試してみましょう。抗炎症作用や代謝促進作用で、体のかゆみがやわらぎます。ドライハーブやポプリをガーゼに包みお風呂に浮かべ、アロマをプラスするとより効果的。

酢でつくるボディローション

入浴後の全身ボディローションもお酢で完璧。精製水で10～100倍に薄めたお酢をたっぷり素肌に塗りましょう。肌に合わないこともあるため、初めは薄めの酢水で様子を見てから使ってください。

入浴剤として

乾燥肌が気になる場合は、入浴剤の代わりにお酢を入れるのもおすすめ。お酢には肌を弱酸性にキープするうえ代謝促進効果もあるので、しっとりとした素肌が目指せます。お酢の臭いが気になる場合は、ハーブをプラスして。

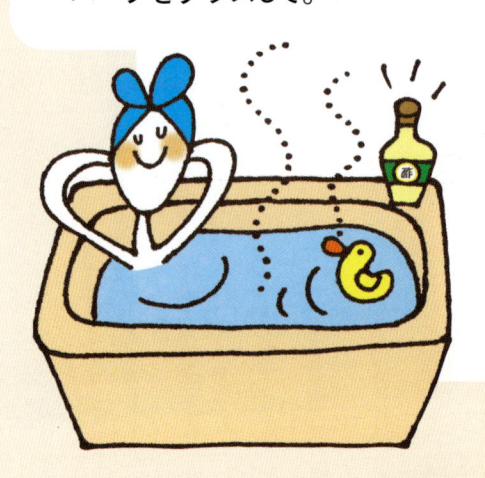

コラム　お酢のいろいろな使い方 ── 美容編／ボディに・手先に・ヘアケアに

手先に

マニキュアを長持ちさせる

マニキュアを塗ってもすぐに剥がれて汚くなってしまう…。そんな悩みも酢が解決。お酢を含ませたコットンで爪をふいてから、マニキュアを塗ってみてください。マニキュアがきれいに長持ちしますよ。

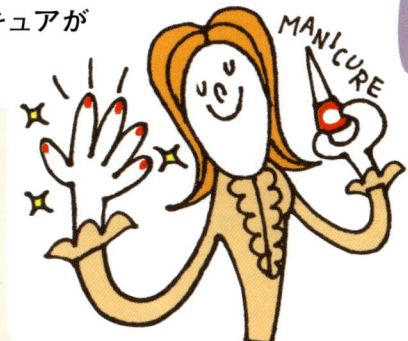

爪を健康に保つ

お酢に含まれるアミノ酸は、肌や髪や爪を構成している成分。お酢を含ませたタオルなどで手足の爪をふく手入れをしていれば、アミノ酸のはたらきで爪が健康に保てます。きれいな指先は健康な爪があってこそ、ですよね。

ヘアケアに

リンスの代わりに

シャンプーで髪がゴワゴワに。こんなときにはお酢リンス。酸の力がアルカリ性に傾いた髪を中和状態に戻してくれるので、しっとりツヤツヤの髪が生まれます。洗面器のお湯に大さじ1程度のお酢を加え、髪全体にしみ込ませるだけ。後はしっかりすすぎましょう。

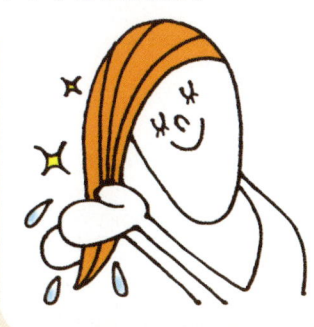

抜け毛予防に

シャンプーの後、お酢の原液（または水で3～4倍に薄めたもの）で頭皮全体をマッサージ。指の腹を使って頭皮を指圧するような感じで行うのがコツ。マッサージの血行促進効果とお酢の殺菌効果が、抜け毛やフケを防ぎます。

> コラム

覚えておくと便利！
きほんの合わせ酢

酢はいろいろな調味料を混ぜ合わせると、味のバリエーションが広がります。
調味料の種類と割合を覚えておくと便利です！

合わせ酢の割合と使い方（4人分）

甘酢

割合
酢 　　　砂糖　　　　塩
大さじ4 : 大さじ2〜4 : 小さじ1

使い方
たこやいか類、野菜の甘酢漬けに。
しょうゆを少々加えても。

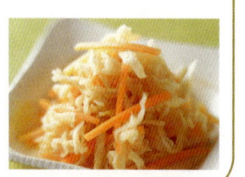

二杯酢

割合
酢　　　　しょうゆ
大さじ2 : 大さじ2

使い方
主に魚介類の酢の物の下味に。
だし大さじ1を加えれば、まろやかに。

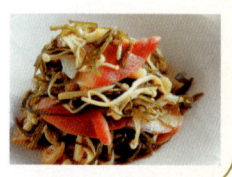

三杯酢

割合
酢　　　　うす口しょうゆ　　砂糖
大さじ1½ : 大さじ1½ : 大さじ1½〜1

使い方
野菜、海藻、きのこ類、魚介類、鶏肉などの酢の物全般。
だし大さじ1½を加えればまろやかに。

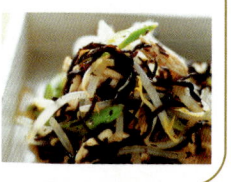

ポン酢

割合
かんきつ類の絞り汁　　しょうゆ
大さじ2 : 大さじ2

使い方
きゅうり、トマト、山いも、海藻、いか、えび、たこ、白身魚、鶏肉など

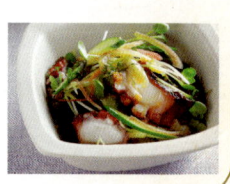

合わせ酢を使った応用例

土佐酢

割合
三杯酢　　削り節
大さじ3 : 大さじ¼

使い方
たけのこなどの山菜、かつおなど

わさび酢

割合
二杯酢　　おろしわさび
大さじ3 : 小さじ1

使い方
たこ、いかなどの魚介類、大根、かぶなどの野菜など

みぞれ酢

割合
二杯酢　　おろし大根
大さじ3 : 大さじ3〜4

使い方
鶏肉などの肉類、うなぎ、さばなどの魚介類、さつまいも、トマト、きゅうりなど

しょうが酢

割合
二杯酢（三杯酢）　おろししょうが
大さじ3 : 小さじ1

使い方
あじ、いわし、たこなどの青背の魚や魚介類、わかめなどの海藻類など

毎日飲み続けたい！お手軽サワードリンク＆デザート18

- **酢＋果汁**（サワードリンク） P.106-111
- **酢＋野菜ジュース**（サワードリンク） P.112-113
- **酢＋その他**（サワードリンク） P.114-115
- **デザート** P.116-119

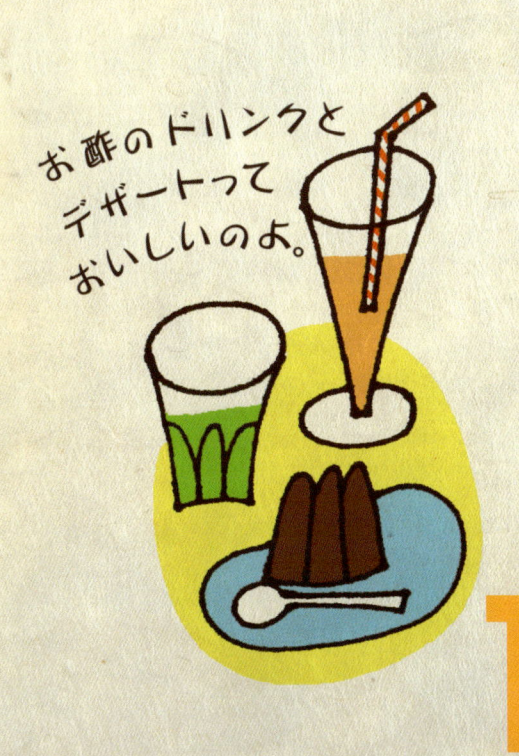

お酢のドリンクとデザートっておいしいのよ。

11 酢＋果汁 サワードリンク

お酢たっぷり

酢＋果汁で、手軽に毎日、酢を取り入れられます！

お酢を水や炭酸水で割って飲むのは苦手という人は、お好きな果汁で割って飲んでみましょう。とても飲みやすくなるから、毎朝の習慣にも取り入れやすくなります。お酢と果物に含まれるビタミンCの組み合わせは、美容効果バツグン。体調も、肌の調子もよくなるサワードリンクは、女性の強い味方ですね。

いちごサワーシロップ
ドリンクにしてもデザートにかけてもおいしい！

エネルギー 103kcal ／ 塩分 0g ／ 穀物酢 ／ 米酢

ピリ辛の酸味 かるいすっぱ！

材料（10杯分）
- いちご…1パック
- 氷砂糖…200g
- 酢…3カップ

作り方
1. いちごのヘタを取り除く。
2. 保存瓶にいちご、氷砂糖、酢の順に入れ、1週間ほど漬ける。

＊もし、1週間経っても氷砂糖が溶けなかった場合は、鍋に入れて火にかけ、溶かしても良い。

基本の飲み方
氷を入れたコップに注いでいただく。お好みで水を加えて濃度を調節するとよい。

バリエーション

いちごサワーシロップ

＋ 乳酸菌飲料
小さめのコップ1杯の乳酸系飲料に対しシロップを大さじ1～2加える。

＋ クリームチーズ
クリームチーズ100g、いちご漬け5個、シロップ大さじ1を混ぜ、ビスケットにのせて。

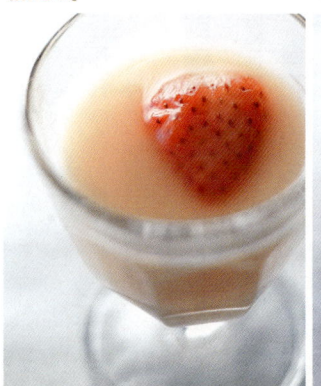

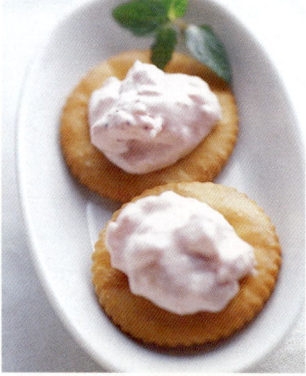

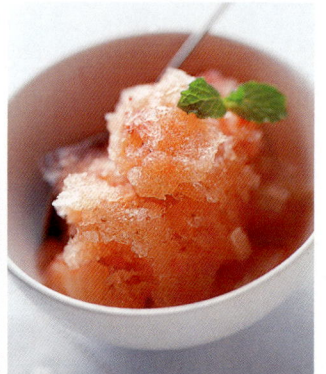

シャーベット
シロップを容器に入れて冷凍庫に入れ、途中何度か混ぜ合わせながら冷やし固める。

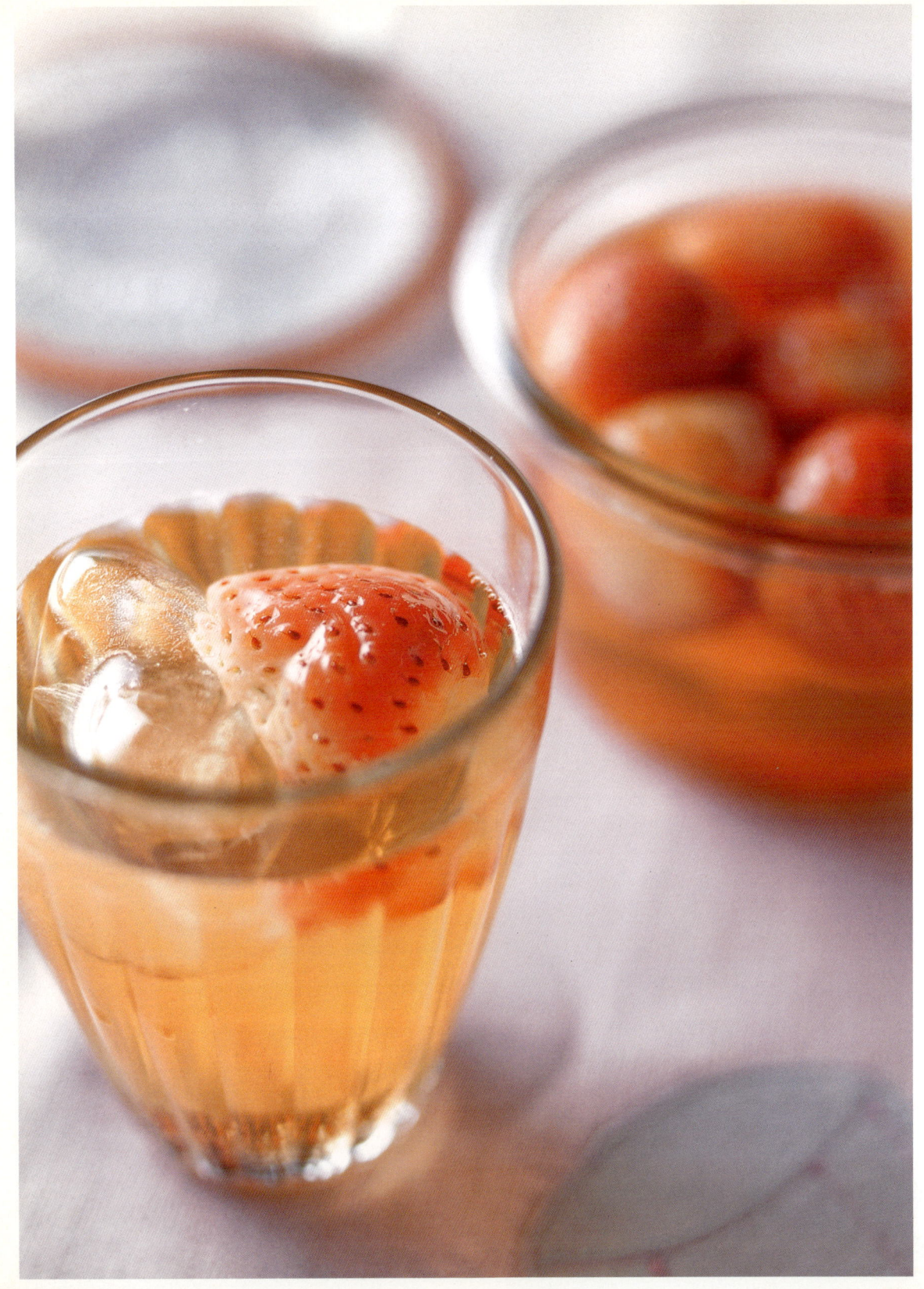

お酢たっぷり 11 酢＋果汁（サワードリンク）──いちごサワーシロップ

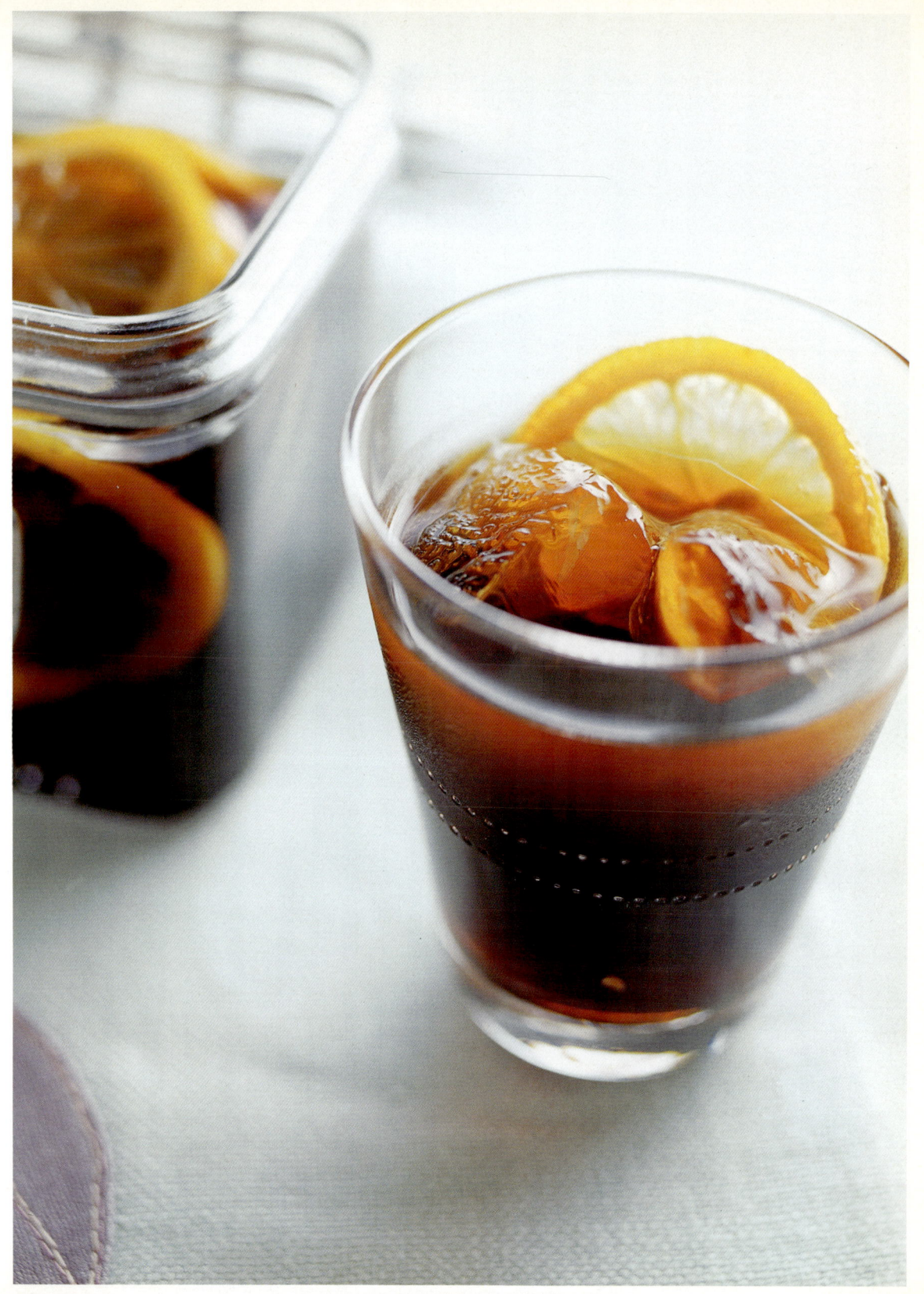

お酢たっぷり 11 酢+果汁（サワードリンク）――黒酢はちみつレモン

バリエーション

黒酢はちみつレモン

＋炭酸水
氷を入れたコップにシロップ大さじ3を入れ、炭酸水を注ぐ。

＋ヨーグルト
器にヨーグルトを盛り、シロップを大さじ1〜2かけていただく。

ホット
シロップと同量の水を加え、温めていただく。（鍋でも電子レンジでもok）

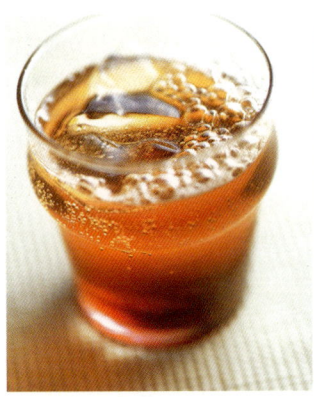

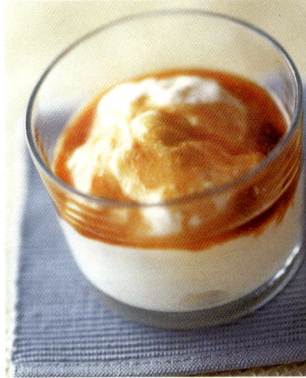

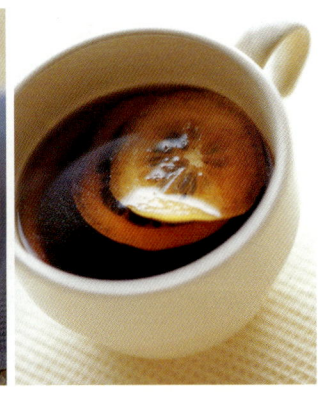

黒酢はちみつレモン

黒酢とレモンのダブルすっぱ！

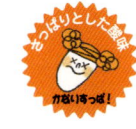

エネルギー 126kcal ／ 塩分 0.3g ／ 黒酢

さっぱりとした食感 かるい☆すっぱ！

材料（10杯分）
- レモン…2個
- はちみつ…1カップ
- 黒酢…3カップ

作り方
1. レモンは薄切りにする。
2. 保存瓶に**1**のレモンを入れ、はちみつ、黒酢を加えて1週間ほど漬けます。

基本の飲み方
氷を入れたコップに注いでいただく。お好みで水を加えて濃度を調節するとよい。

ワンポイント

黒酢はちみつレモンは、美容効果バツグン！

黒酢はアミノ酸が豊富で、美容に効果があると言われています。そこにビタミンCが豊富なレモンを合わせれば、シミ対策にもすばらしい効果を発揮します。海藻サラダや鶏手羽肉を使ったコラーゲンたっぷりのおかずを食べた後は、黒酢はちみつレモンがおすすめです。

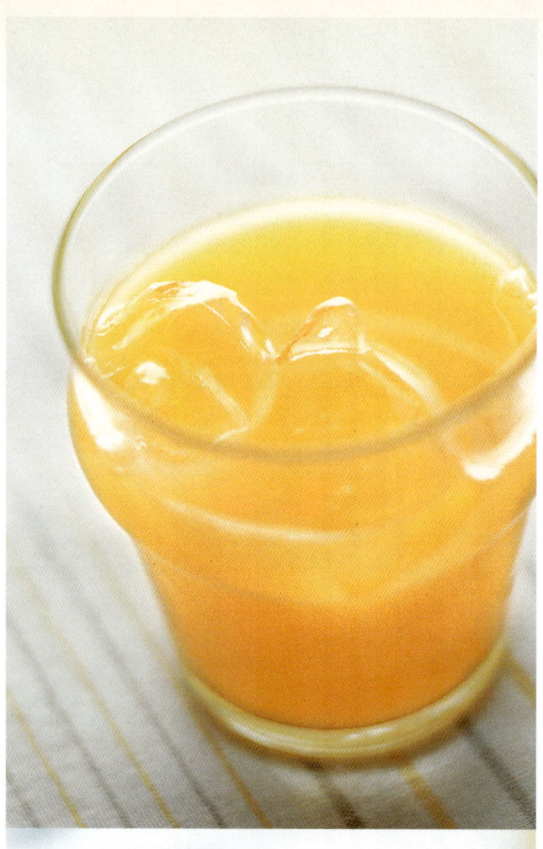

オレンジサワードリンク

飲みやすいから、初心者にもピッタリ！

エネルギー	塩分
92kcal	0g

りんご酢 黒酢 玄米酢

材料（1人分）
市販のオレンジジュース…コップ1杯
（又はオレンジの絞り汁）
酢…大さじ1〜2

作り方
1. 市販のオレンジジュースをコップに注ぐ。
2. 1に酢を加えてよくかき混ぜる。

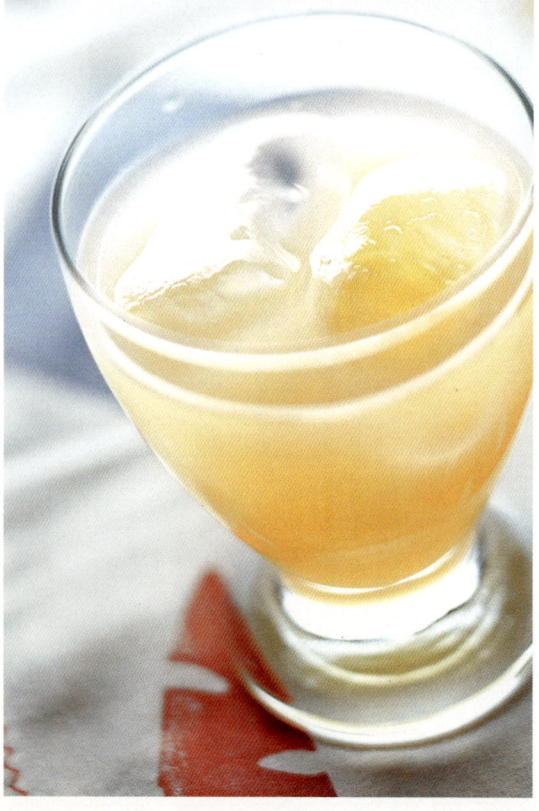

グレープフルーツドリンク

はちみつを加えてもおいしい

エネルギー	塩分
88kcal	0g

りんご酢 玄米酢

材料（1人分）
市販のグレープフルーツジュース…コップ1杯
（又はグレープフルーツの絞り汁）
酢…大さじ1〜2

作り方
1. 市販のグレープフルーツジュースをコップに注ぐ。
2. 1に酢を加えてよくかき混ぜる。

白桃ラッシー

マイルドなヨーグルト味

エネルギー 200kcal　塩分 0.2g

りんご酢　黒酢　玄米酢

マイルド

材料（1人分）
白桃（缶詰）…1個
牛乳…1カップ
酢…大さじ1

作り方
1. 白桃（缶詰）に牛乳、酢を加えてミキサーにかける。

りんごサワージュース

りんご酢と合わせるとさらにおいしい！

エネルギー 96kcal　塩分 0g

りんご酢　玄米酢

材料（1人分）
市販のりんごジュース…コップ1杯
（又はりんごの絞り汁）
酢…大さじ1～2

作り方
1. 市販のりんごジュースをコップに注ぐ。
2. 1に酢を加えてよくかき混ぜる。

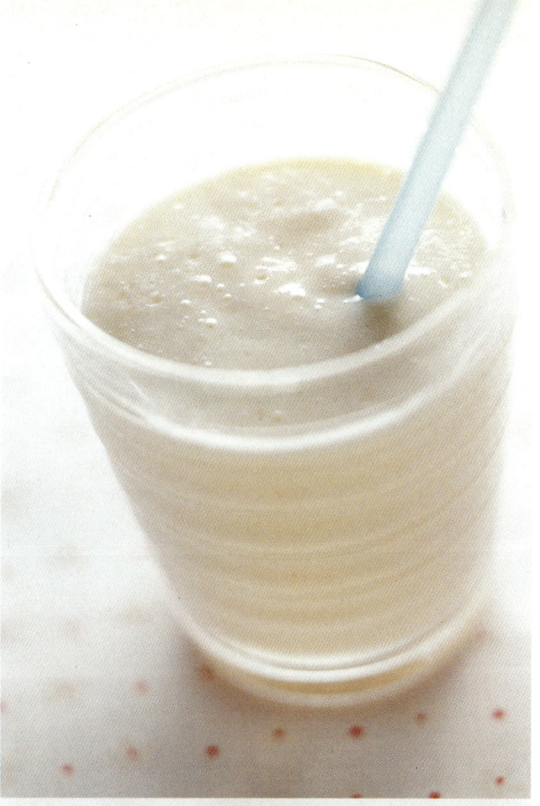

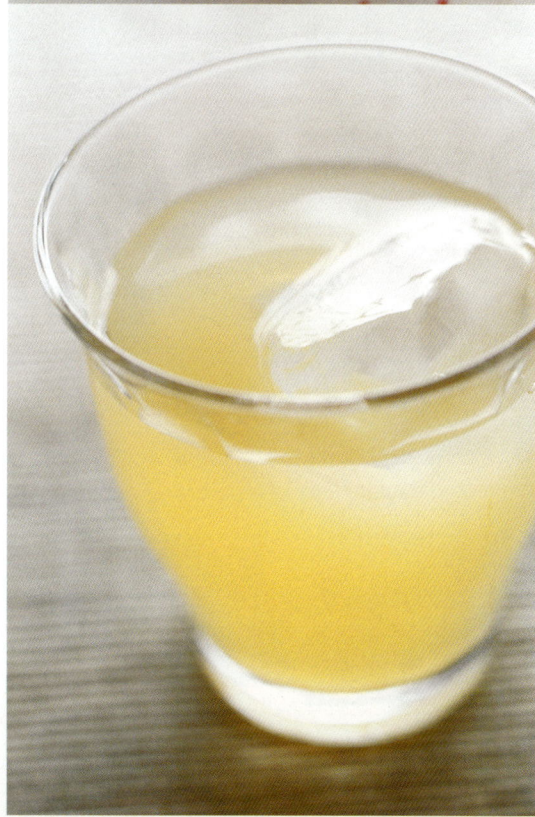

お酢たっぷり 12

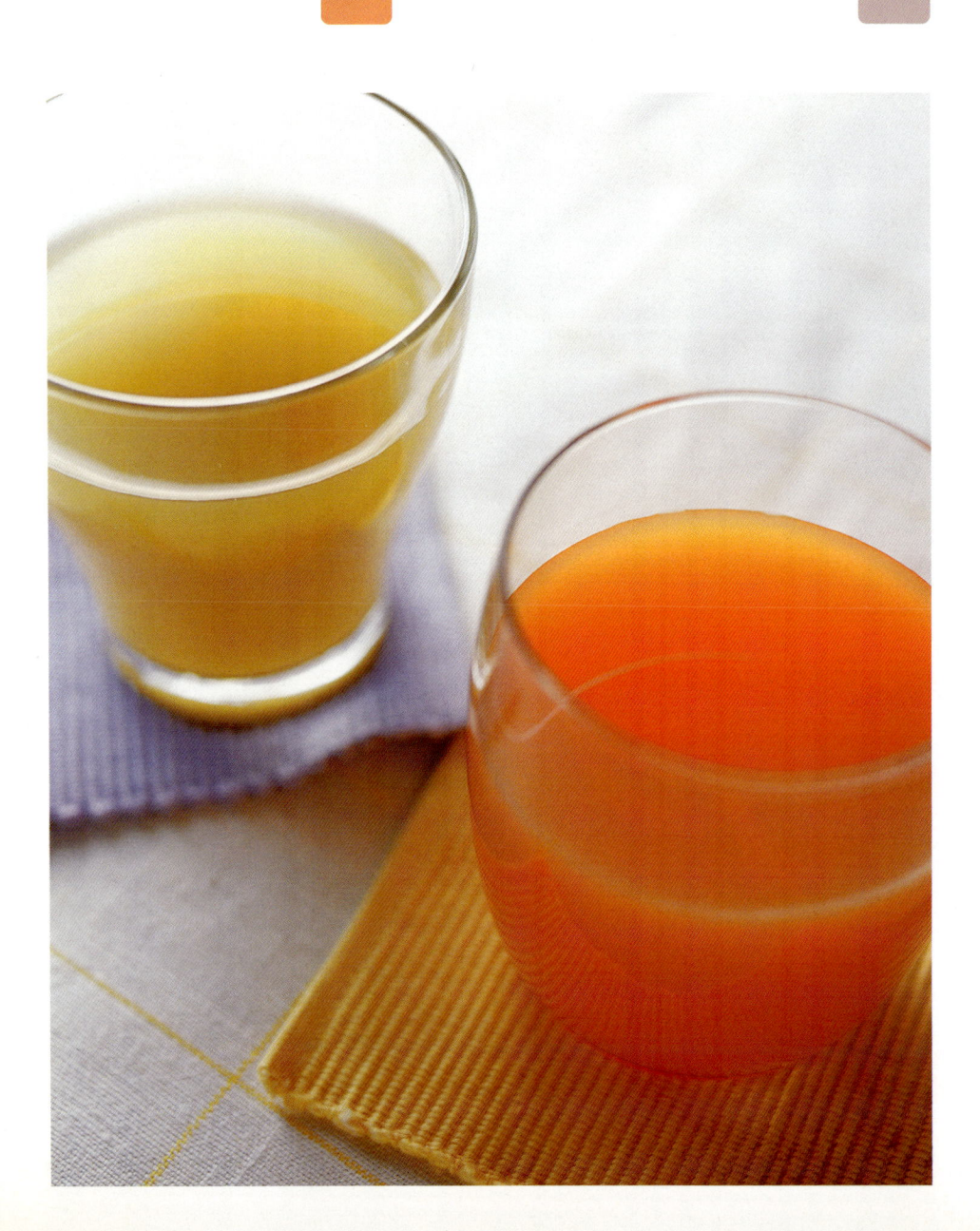

酢＋野菜ジュース（サワードリンク）

酢＋野菜ジュースで、体の不調を解消！

健康志向の人の中には、毎朝野菜ジュースを飲んでいるという人も多いのでは。酢と野菜ジュースもよく合うので、健康効果バツグンのお酢をプラスして飲んでみましょう。市販の野菜ジュースを使って手軽に作るのもいいですし、ミキサーを使ってフレッシュ野菜と一緒にお酢を加えて作ってもいいでしょう。

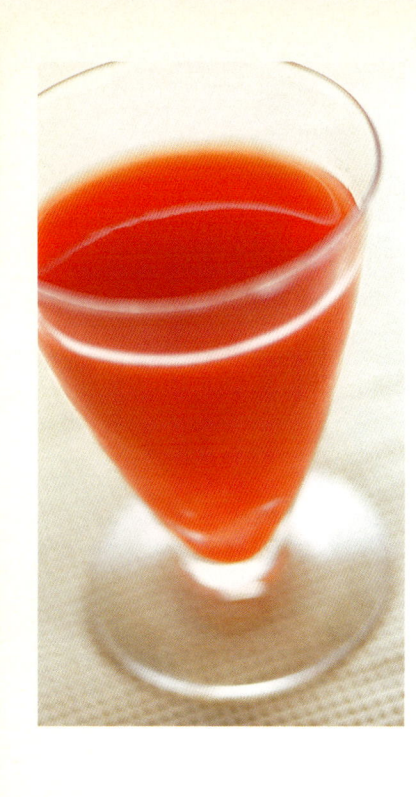

トマトサワードリンク

トマトジュースは無塩のものを使うのがポイント！

エネルギー 48kcal ／ 塩分 0g
りんご酢 黒酢 玄米酢

材料（1人分）
市販のトマトジュース（無塩）…コップ1杯
酢…大さじ1〜2

作り方
1. 市販のトマトジュースをコップに注ぐ。
2. 1に酢を加えてよくかき混ぜる。

ワンポイント

フレッシュ野菜とミキサーで作るなら？

レシピでは、気軽に実践していただくために、市販の野菜ジュースを使っていますが、もちろん、フレッシュな野菜、果物とお酢、はちみつを合わせてミキサーにかけてもおいしく作れます。水分の多い葉もの野菜以外は、一度凍らせてから、ミキサーにかけると野菜独特の苦みや青臭さがやわらぎます。

青い野菜サワードリンク

毎日飲んで健康になりましょう！

エネルギー 75kcal ／ 塩分 0g
りんご酢 黒酢 玄米酢

材料（1人分）
市販の青い野菜ジュース…コップ1杯
酢…大さじ1〜2

作り方
1. 市販の青い野菜ジュースをコップに注ぐ。
2. 1に酢を加えてよくかき混ぜる。

にんじんサワードリンク

ベータカロテン＋クエン酸効果！

エネルギー 64kcal ／ 塩分 0g
りんご酢 黒酢 玄米酢

材料（1人分）
市販のにんじんジュース…コップ1杯
酢…大さじ1〜2

作り方
1. 市販のにんじんジュースをコップに注ぐ。
2. 1に酢を加えてよくかき混ぜる。

お酢たっぷり 13 酢＋その他 サワードリンク

牛乳や炭酸水、アルコールなどと組み合わせてもおいしい！

果物や野菜ジュース以外にも酢との組み合わせが楽しめます。例えば、炭酸水や炭酸系のジュース。あまり甘みの強いものはオススメしませんが、炭酸がお酢を飲みやすくしてくれます。また、牛乳、ヨーグルトや果実酢などは、黒酢と組み合わせるとおいしくいただけます。アルコールも意外と合うので、お好みで調整してみて。

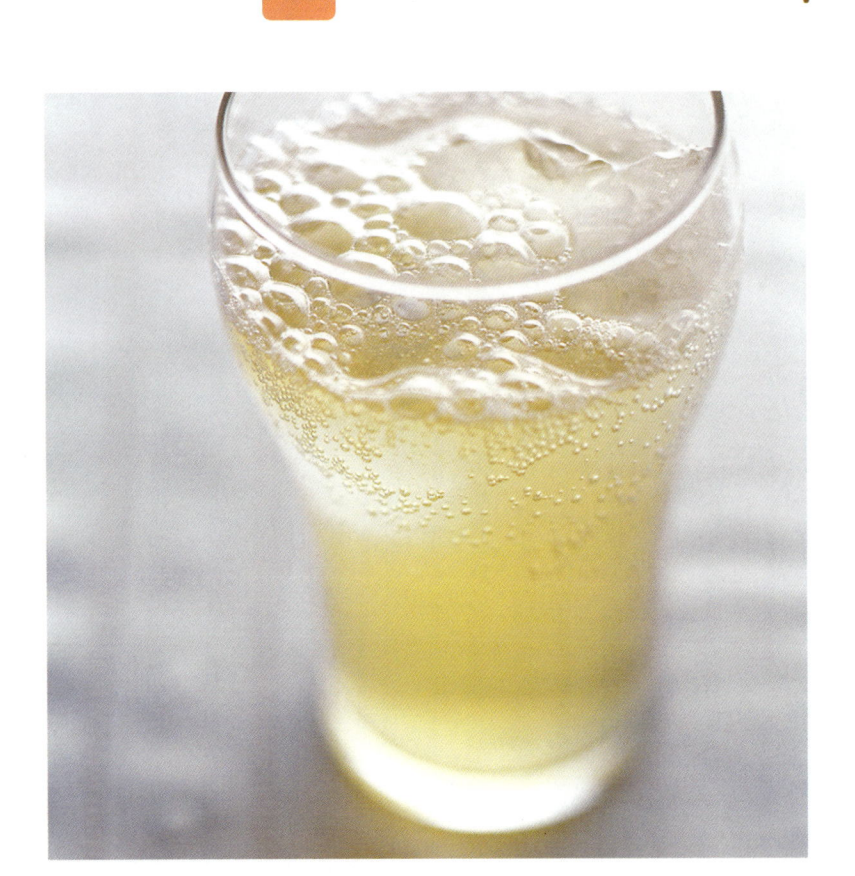

ダブルジンジャーサワードリンク
疲れた時や、風邪気味の時に

エネルギー 74kcal ／ 塩分 0.1g
りんご酢　黒酢　玄米酢

さわやかな風味 やや すっぱ！

材料（1人分）
市販のジンジャーエール…コップ1杯
酢…大さじ1
しょうがの絞り汁…小さじ1

作り方
1. 市販のジンジャーエールをコップに注ぐ。
2. 1に酢、しょうがの絞り汁を加えてよくかき混ぜる。

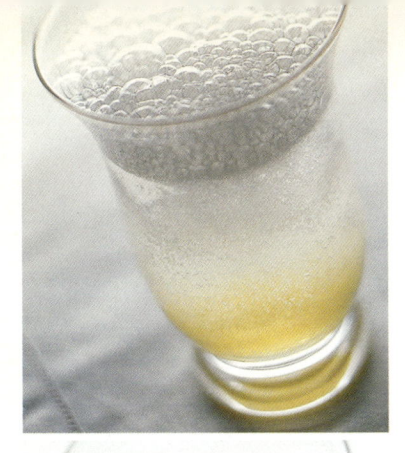

りんご酢のサワードリンク

とっても飲みやすいから、子どもも大喜び

エネルギー 137kcal ／ 塩分 0g ／ りんご酢

材料
- りんご酢…大さじ1～2
- はちみつ…大さじ2
- 氷・炭酸水…各適量

作り方
1. りんご酢をコップに注ぐ。
2. 1にはちみつ、氷を加えて、炭酸水を注ぎ、よくかき混ぜる。

即席ヨーグルトドリンク

コクのあるヨーグルトのような仕上がり

エネルギー 285kcal ／ 塩分 0.4g ／ 黒酢

材料
- 牛乳…コップ1杯
- 黒酢…大さじ1～2
- はちみつ…大さじ1～2

作り方
1. 牛乳をコップに注ぐ。
2. 1に黒酢、はちみつを加えてよくかき混ぜる。

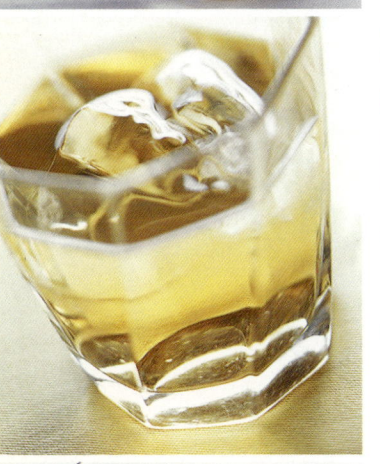

梅酒の黒酢割り

お好みではちみつを加えても

エネルギー 86kcal ／ 塩分 0g ／ 黒酢 りんご酢

材料（4人分）
- 市販の梅酒（原液）…1/4カップ
- 黒酢…大さじ1
- 氷…適量

作り方
1. 梅酒をコップに注ぐ。
2. 1に黒酢、氷を加えてよくかき混ぜる。

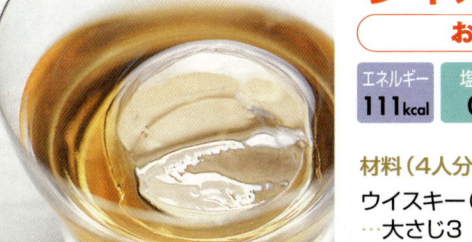

ウイスキーのりんご酢割り

お父さんも、好きなお酒で健康に！

エネルギー 111kcal ／ 塩分 0g ／ りんご酢

材料（4人分）
- ウイスキー（原液）…大さじ3
- りんご酢…大さじ1
- 氷・水…各適量

作り方
1. ウイスキーをコップに注ぐ。
2. 1に大きめの氷、りんご酢を加えてよくかき混ぜる。好みで水で割っていただく。

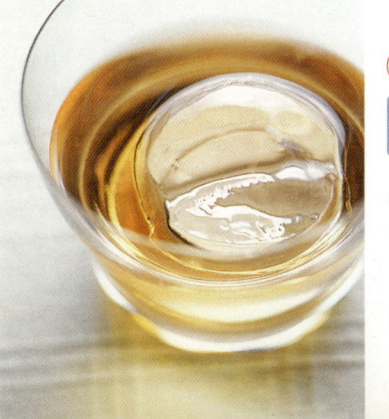

14 デザート

お酢たっぷり

食後のデザートにも、口当たりさっぱりでおすすめ！

デザートにお酢？と驚かれる方も多いかもしれませんが、使い方によってはとてもおいしくいただけます。特にフルーティーな酸味がおいしい果実酢はデザートに使いやすいと言えます。ぶどう酢のバルサミコ酢やワインビネガー、りんご酢などがおすすめです。

いちごのせアイスクリーム バルサミコ酢かけ

バルサミコ酢とアイスクリームは、本当においしい！

エネルギー 343kcal　塩分 0.3g　バルサミコ酢

材料（4人分）
- バニラアイスクリーム…600g
- いちご…10個
- バルサミコ酢…大さじ4
- ミント…適量

作り方
1. いちごは縦4等分に切る。
2. 器にバニラアイスクリームを盛り、1をのせてバルサミコ酢をかけ、ミントを飾る。

ワンポイント
デザートにぴったりのお酢いろいろ

★ **バルサミコ酢**
アイスクリームにそのままかけて。フルーツのマリネにも。

★ **ワインビネガー**
フルーツを使ったマリネなどに。

★ **りんご酢などの果実酢**
甘みを生かしてゼリーとして。

お酢たっぷり **14**

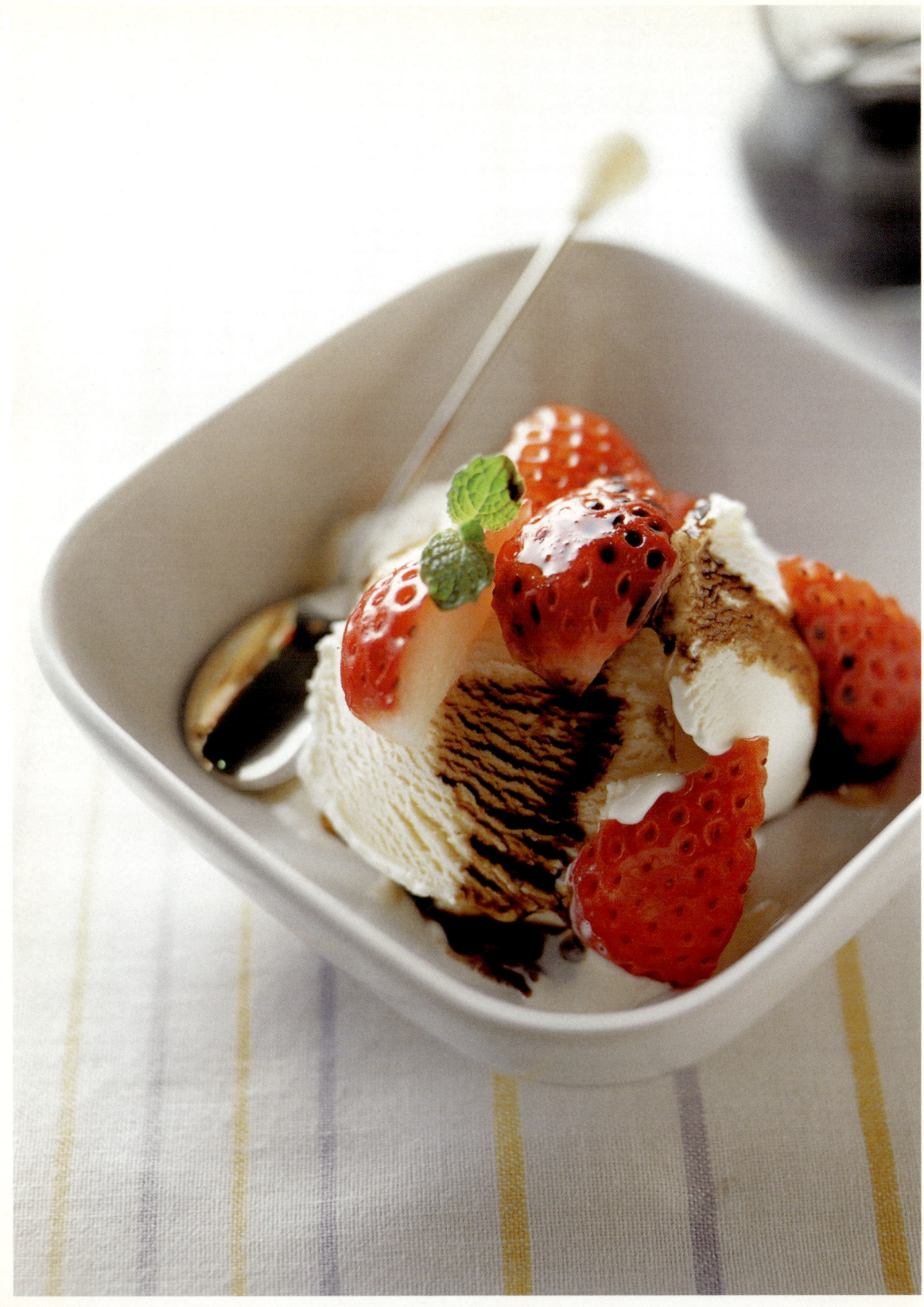

デザート── いちごのせアイスクリーム　バルサミコ酢かけ

119

りんご酢ゼリー

見た目もかわいくて、おもてなしにもピッタリ

エネルギー 98kcal ／ 塩分 0g ／ りんご酢

材料（4人分）

- りんご…1/4個
- a
  - 粉ゼラチン…5g
  - 水…大さじ2
- b
  - りんご酢…1/2カップ
  - 水…1カップ
  - 白ワイン…大さじ1
- グラニュー糖…80g

作り方

1. りんごはいちょう切りにし、塩水にさらしておく。
2. **a**を合わせてゼラチンをふやかしておく。
3. 鍋に**b**を煮立てグラニュー糖を加えて溶かし、火を止めて**2**を入れて溶かす。
4. **3**の鍋底を氷水に浸して時々かき混ぜながら冷やす。
5. トロッとしてきたら水気をきった**1**を加えて混ぜ合わせる。
6. **5**を容器に移し、冷蔵庫で冷やし固める。

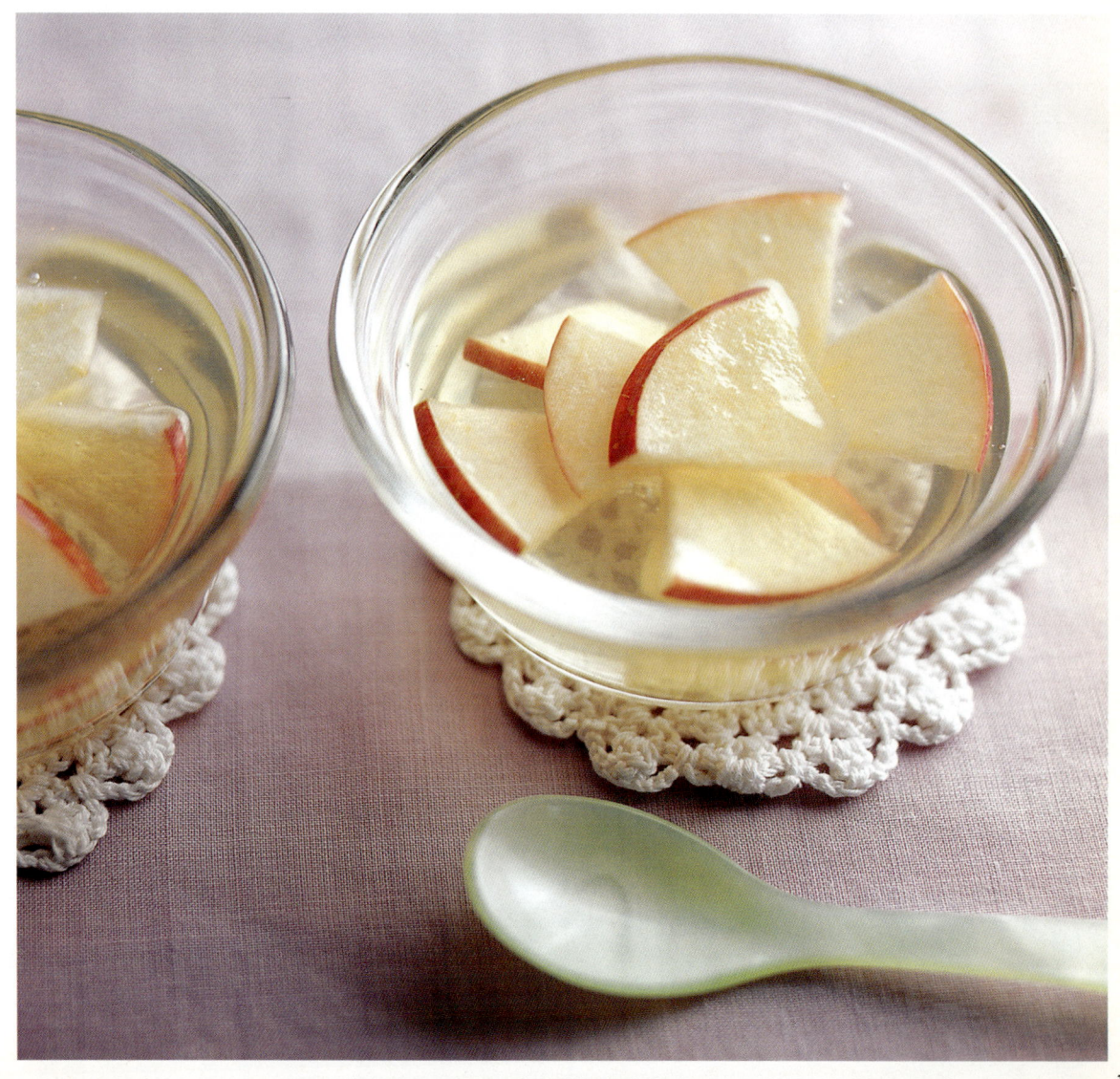

さわやかな風味 マイルド

フルーツハーブマリネ

とってもさわやかな酸味がおいしい

エネルギー 159kcal ／ 塩分 0g ／ 白ワインビネガー ／ りんご酢

マイルド さわやかな酸味

材料（4人分）
- グレープフルーツ・オレンジ…各1個
- 白桃（缶詰）…2個
- ローズマリー…適量
- a
  - 白ワイン…1/2カップ
  - 白ワインビネガー…大さじ2
  - グラニュー糖…80g

作り方
1. グレープフルーツ、オレンジは皮をむいて小房に分け、薄皮をむく。
2. 白桃（缶詰）は2cm角に切る。
3. ローズマリーは葉をほぐす。
4. ボウルに**1**、**2**、**a**を入れて混ぜ合わせ、冷蔵庫で冷やす。器に盛り、**3**を飾る。

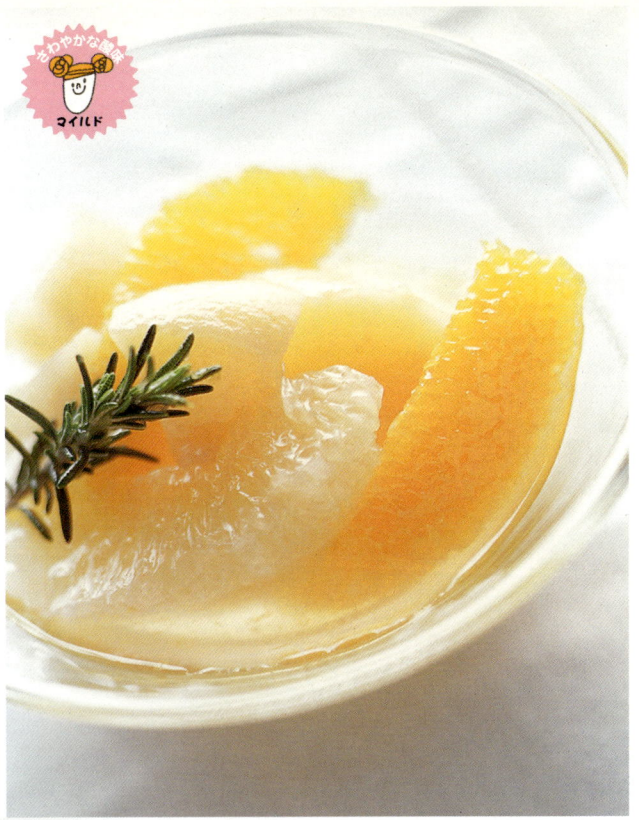

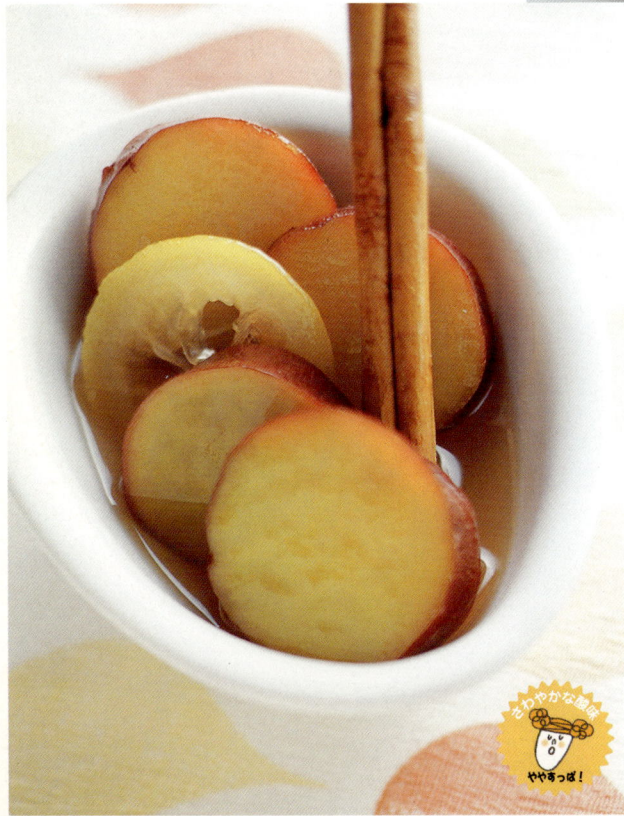

さつまいものレモン煮

レモンとさつまいもの相性はピッタリ！

エネルギー 148kcal ／ 塩分 0g ／ レモン ／ りんご酢

材料（4人分）
- さつまいも…1本（250g）
- レモン…1個
- シナモンスティック…1本
- 砂糖…1/2カップ

作り方
1. さつまいもは1.5cm厚さの輪切り、レモンは薄切りにする。
2. 鍋に**1**、シナモンスティック、砂糖を入れ、ひたひたの水（分量外）を加えて落とし蓋をし、弱火で30分ほど煮る。
3. **2**の粗熱をとり、冷蔵庫で冷やす。

> コラム

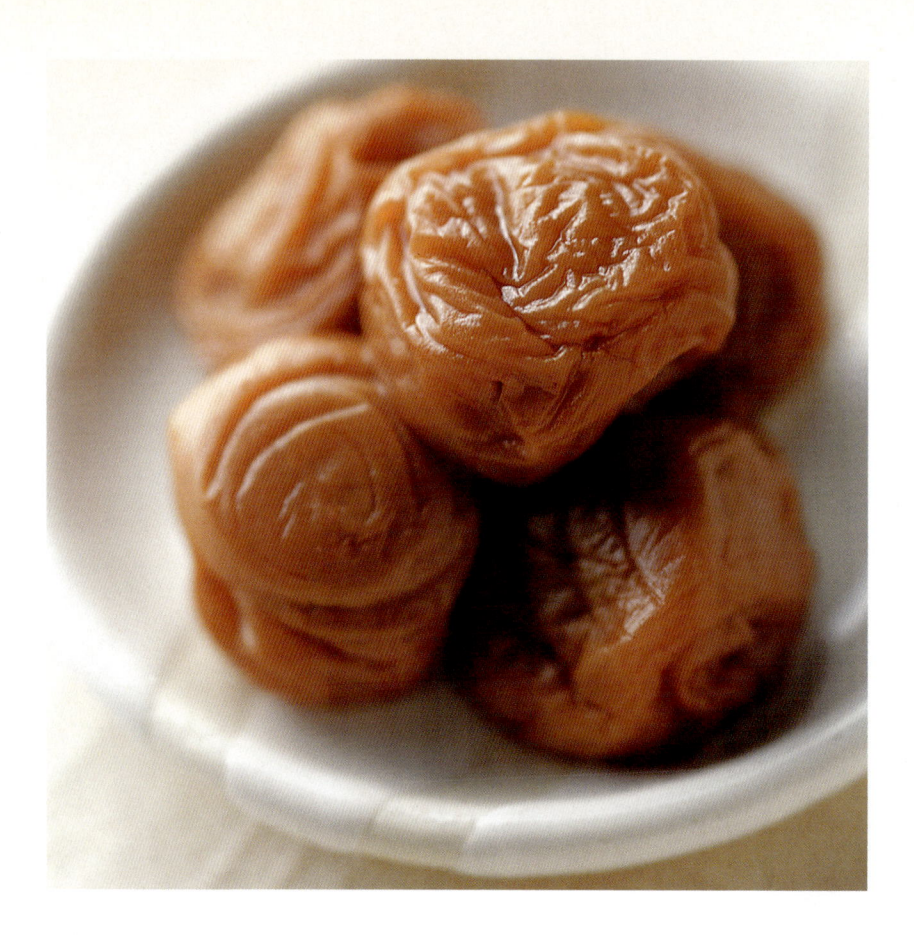

すっぱい仲間「梅干し」を作ってみよう！

酢のすっぱさもいいものですが、梅干しのすっぱさは日本人の心を掴んで離しません。旬の梅の実が手に入ったら、手作りの梅干しを作ってみませんか？市販の梅干しもごはんにのせて食べるだけでなく、料理に幅広く利用しましょう。

手作り梅干し

ポイントはやや黄色く熟れた実を選ぶことと、漬ける容器を清潔に保つことです。

作り方
1. 梅は水洗いし、ヘタを取り除く。たっぷりの水にひと晩つけてアクを抜き、ザルに上げて水気を拭く。
2. 容器の底に塩をひと振りし、梅に塩をまぶして入れる。残った塩を上にふり、焼酎を回し入れる。押し蓋をし、重石をしてビニール袋で覆い、紙をかぶせる。4〜5日後、梅酢が上がってきたら重石を半分にして2週間ほどおく。
3. 赤じそは葉を摘んで水洗いをし、塩をふってもみ、絞ってアク汁を捨てる。**2**の梅の上に絞った赤じそを広げる。重石をして3週間ほどおく。
4. 梅雨が明けてから土用干しをする。梅の汁気をきってザルに並べ、1日1度は裏に返しながら3日3晩干す。蓋つきのガラス瓶などに梅を詰め、赤じそをのせて涼しい場所で保存する。

材料
梅…3kg
塩（梅の重量の15％）…450g
赤じその葉…300g
塩（赤じその葉の重量の10％）…30g
焼酎…1カップ

梅干し かんたんレシピ

コラム　すっぱい仲間「梅干し」を作ってみよう！／梅干しかんたんレシピ

ゆりねの梅肉和え
サクサクとした歯ごたえがおいしい

材料（4人分）
ゆりね2個、梅干し3個、**a**（かつお節5g、みりん大さじ½、しょうゆ小さじ1）

作り方
ゆりねは根を切り落として1枚ずつはがし、水にさらして水気をきる。熱湯で3分ほどゆで、ザルにあげて水気をきる。梅干しは種を取り除いて包丁で細かく叩き、**a**を加えて混ぜ合わせ、ゆりねをあえ、器に盛る。

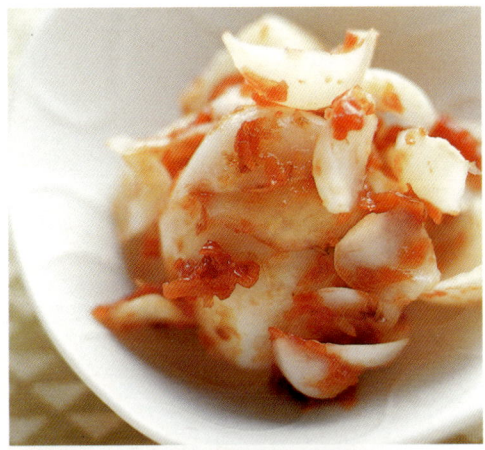

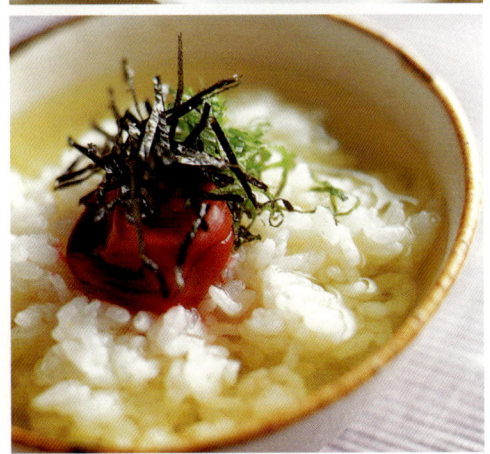

鶏手羽の梅干し煮
梅干しを入れて煮るだけで簡単

材料（4人分）
鶏手羽元12本、梅干し4個、**a**（しょうゆ・みりん各大さじ2、酒大さじ3、砂糖大さじ1、水2カップ）

作り方
鍋に**a**を煮立たせ、鶏手羽元、梅干しを加えて落とし蓋をして中火で煮汁が半分になるまで煮る。

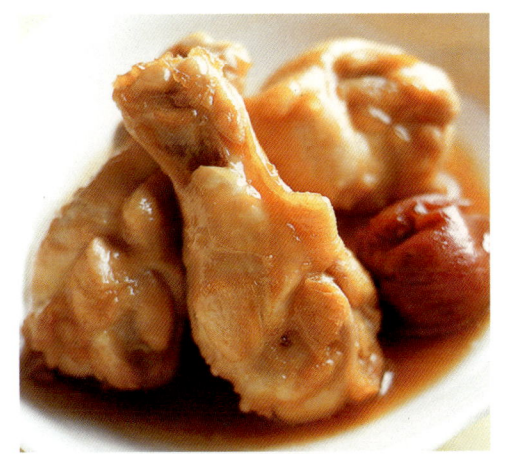

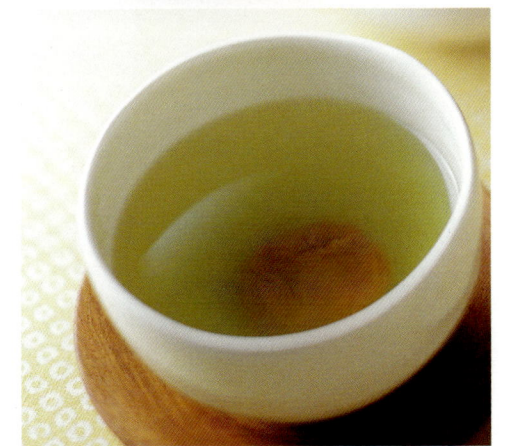

お茶漬け
とってもシンプルな梅茶漬け

材料（1人分）
ごはん茶碗1杯分、梅干し1個、青じそ1枚、刻みのり・緑茶各適量

作り方
茶碗にごはんを盛り、梅干し、せん切りにした青じそ、刻みのりをのせ、緑茶を注ぐ。

梅昆布茶
いつもの昆布茶に梅干しを丸ごと入れて

材料（1人分）
昆布3cm角、水1カップ、緑茶スプーン1杯、梅干し1個

作り方
昆布は濡れ布巾で拭いてから鍋に入れ、水を注いで浸す。火にかけ、沸騰直前で昆布を取り出して火を止め、緑茶を入れた急須に注ぐ。湯のみに種を取り除いた梅干しを入れ、昆布茶を注ぐ。

飲む・料理に使うだけではもったいない！
お酢のいろいろな使い方

健康編

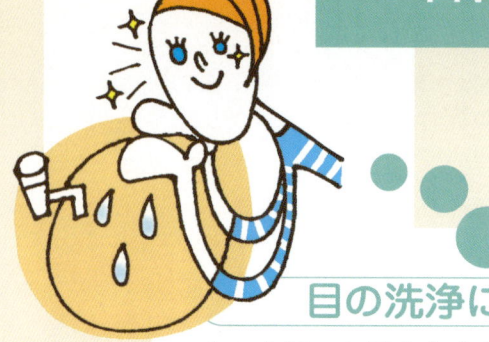

家庭の常備薬として

「風邪をひきそう」「のどが痛い」「切り傷をつくってしまった」など、日常に起きるちょっとしたトラブルも、お酢ならすぐに対処できます。そう、お酢は「家庭の常備薬」でもあったのです。

目の洗浄に

水に少量のお酢を加えれば、目の洗浄にも活用できます。なめてみてすっぱさが感じられない程度の薄さにするのがポイント。小さなボトルに入れて目薬のようにさせば、花粉の季節などを快適に過ごすことができます。

のどが痛くなったら

のどが痛くなったときは、グラス1杯のぬるま湯に小さじ1程度のお酢を加えたものを流し込むような感じで飲みましょう。お酢の殺菌効果がのどの痛みをやわらげます。飲むことに抵抗がある人は、うがい薬として使ってもOK。

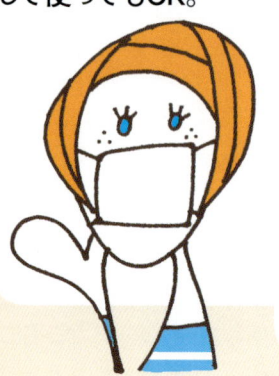

風邪、インフルエンザの予防に

お酢の殺菌作用と疲労回復パワーがあれば、風邪やインフルエンザにかかる可能性は大幅ダウン。「あれ、おかしいな」と思ったら、コップ1杯のぬるま湯に大さじ1のお酢と小さじ1の塩を入れた塩酢水で、すかさずうがいを。

コラム

お酢のいろいろな使い方 ── 健康編／家庭の常備薬として

切り傷、打撲に湿布として

軽い手足の切り傷や打撲には、お酢の湿布が便利。1対1の割合で混ぜた酢水にガーゼを浸し、患部に当ててください。痛みがひどい打ち身には、小麦粉とお酢を混ぜて粘土状に練ったものをガーゼに塗り、患部に貼ります。

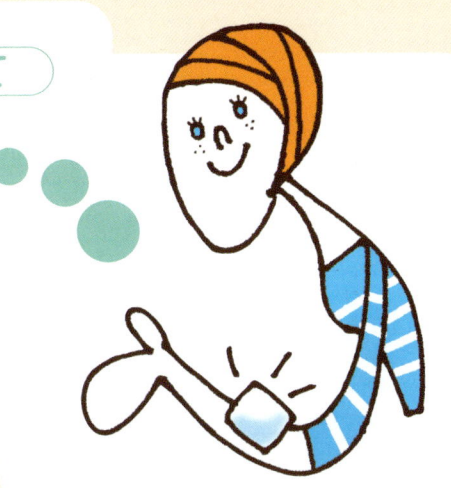

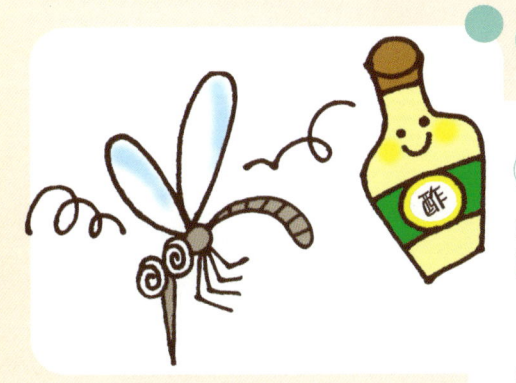

虫さされに

蚊やブヨなどにさされた場合は、お酢をコットンやガーゼに含ませ、さされた部分に塗るか、患部に直接スプレーしてみましょう。かゆみや痛みがやわらぎ回復が早まります。

気になる足の臭いに

足をきれいに洗った後、洗面器やバケツに40度のお湯で10〜100倍に薄めたお酢を入れ、20〜30分ほど足を浸します。このお酢足浴を1日1〜2回、毎日続けてみてください。お酢の抗菌力が足の臭いや水虫を退治してくれます。

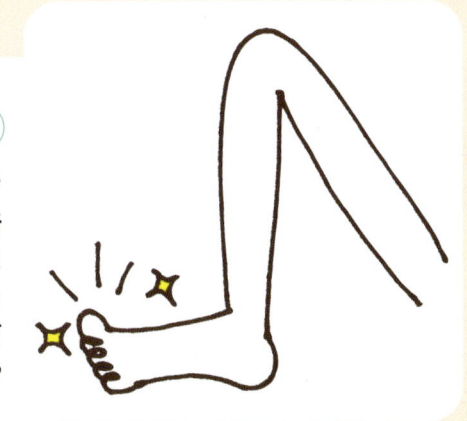

飲む・料理に使うだけではもったいない！

お酢のいろいろな使い方

お掃除編

家中のお掃除に！

キッチン、リビング、バスルームまで、お酢さえあれば家中はいつも清潔でピカピカ！お酢の浸透、剥離、溶解作用は、お掃除の強い味方です。

フローリングの床

1リットルの水にお酢を大さじ2程度混ぜた酢水で、床を拭き掃除します。その後、やわらかい布で乾拭きすれば、フローリングがピカピカに。お酢が、床の汚れをゆるませ浮かせるので、この2度拭きなら完璧仕上げが可能。

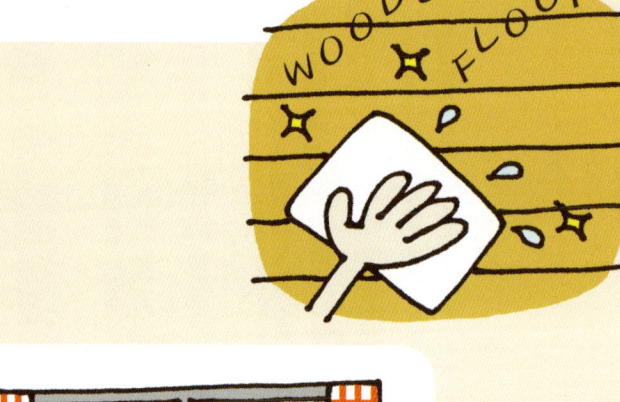

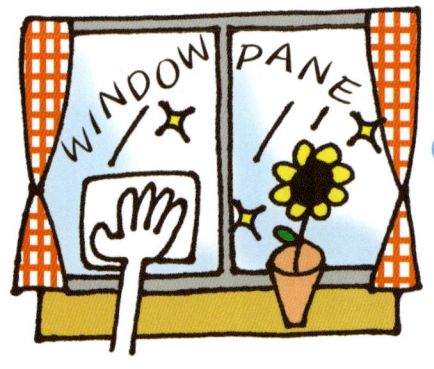

ガラスをピカピカに

窓や食器棚のガラスや鏡をきれいにしたいのなら、酢水がいちばん。直接スプレーして、やわらかい布で拭き取るだけの簡単作業。拭いた後が残らないので、一度拭きで済ませることができます。

コラム お酢のいろいろな使い方――お掃除編／家中のお掃除に！

コーヒーやお茶などのガンコなアクに

なかなか取れない茶渋やコーヒのアクは、スポンジにお酢を直接つけて、そのまま洗えばOK。カットグラスや底の隅など汚れの取りにくい所は、綿棒にお酢をつけて拭き取りましょう。

鍋の手入れ

魚介類などの臭いが移ってしまった鍋は、100倍ほどに薄めた酢水を10分間煮立たせます。また、黒ずんでしまったアルミ製の鍋は、2倍に薄めた酢を入れて15分ほど煮立てましょう。どちらもその後の水洗いを忘れずに。

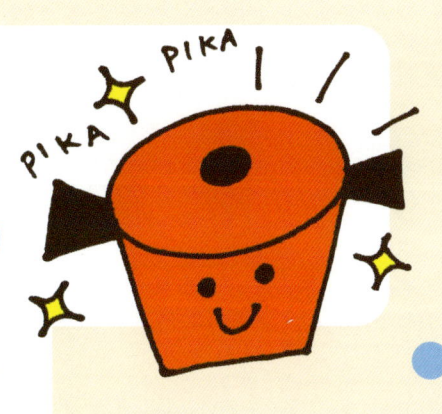

排水管のお手入れに

排水管に重曹を1カップ入れ、その上から熱したお酢1カップを注ぎます。5分ほどおいたら熱湯で流しましょう。排水管のつまりがとれ、嫌な臭いも消えます。怠りがちな排水管のお手入れもこれなら簡単！

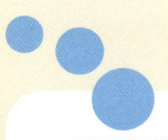

キッチンの臭い消しに

お酢1/4カップに水を少々加え、沸騰させます。蒸気がキッチン全体に回るようにするとキッチン内の臭いが消えますよ。また、小さなボウルにお酢を入れて各所に置いておくだけでも、消臭剤として活用できます。

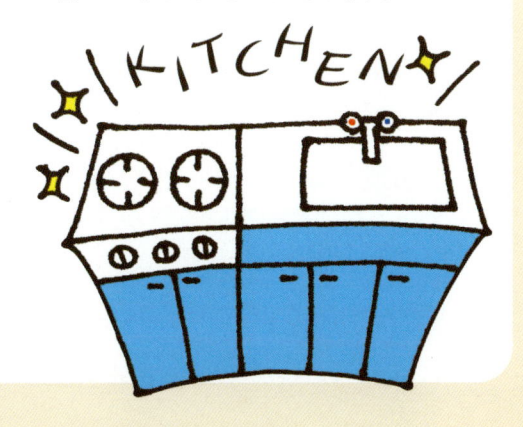

お酢のいろいろな使い方
お掃除編

お風呂をキレイに保つには

バスタイムの後、湯船、タイル、シャワーカーテンなどに、お酢をさっとスプレーして、シャワーですすいで出るようにすれば、汚れやカビなどを防ぐことができます。このちょっとしたひと手間で、お風呂はいつも清潔！

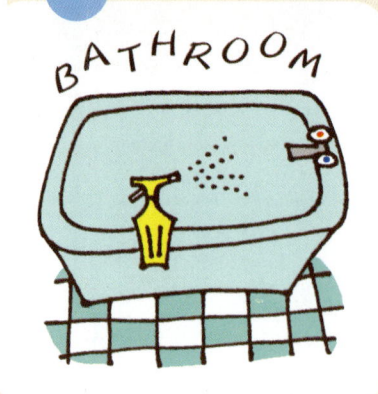

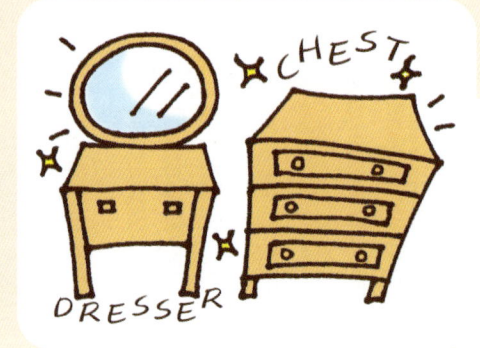

家具の手入れに

同量のお酢とサラダオイル（またはオリーブオイル）を混ぜたもので、家具の木目に沿って磨いてみてください。お酢の気になる臭いはすぐに飛んでいき、木製家具がつやつやによみがえります。

トイレのガンコな汚れに

バケツの水を勢いよく便器に注ぐなどして水たまりの水位を下げます。そこに沸騰直前まで熱した4リットルのお酢をゆっくり入れ、数時間放置。後は、ブラシでさっとこすれば、しつこい黄ばみや水あかもスッキリきれいに！

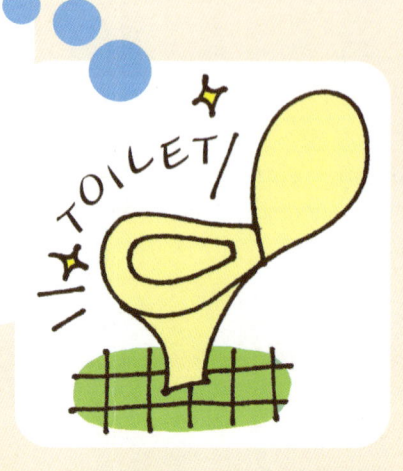

お酢にこだわる！体にいいお酢いろいろ

- 穀物酢 P.130
- 米酢 P.131
- 黒酢 P.132
- 玄米酢 P.133
- 果実酢 P.134
- りんご酢 P.135
- ワインビネガー P.136
- バルサミコ酢 P.137
- 粕酢 P.138
- もろみ酢 P.139
- すっぱい仲間 P.140

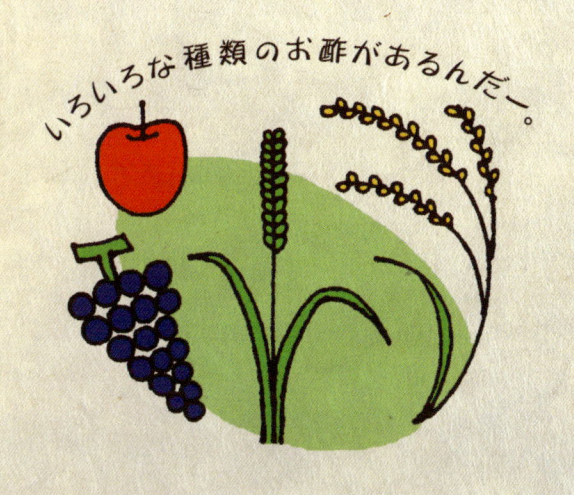

いろいろな種類のお酢があるんだー。

穀物酢

麦やとうもろこしなど穀物を原料としたお酢の総称が「穀物酢」、また2種類以上の穀物を原料にしたものを「穀物混合酢」といいます。
穀物混合酢は、さわやかな味わいでどんな料理にも幅広く使え、比較的値段も安いため、一般家庭で多く消費されています。

原料と造り方

酒粕、小麦、大麦、とうもろこし、豆などの穀物が原料。これらの穀物を加熱蒸煮して冷まし、水を加えながら米麹や糖化酵素剤を加えて糖化させます。その後、アルコール発酵をさせて、圧搾装置で固液分離、種酢を混ぜて酢酸発酵をさせます。穀物混合酢の作り方も同様で、複数の穀物を合わせたもの（米、小麦、とうもろこし、酒粕など）を原料としますが、穀物の配合比によって味と香りが変わってきます。各メーカーが独自の配合比でオリジナルの味を追求していますので、自分好みの味を見つけてみるのもいいでしょう。

味、香りの特徴

穀物酢の原料である穀物にはアミノ酸が多く含まれているため、**複雑でコクのある味わい**が楽しめます。たとえば、イギリスで多く使われているモルトビネガーは、濃厚な香りと複雑な味わいが特徴で、フィッシュ&チップスにも欠かせない存在。反対に穀物混合酢は複数の原料を使っているため、クセのないあっさりとした酸味を持っています。日本での消費量がナンバー1である穀物混合酢は、素材の味を整えたり、脂っこさを和らげたり、臭みを消したり…など、和洋中のどんな料理にも幅広く使えるタイプだといえます。

料理・ドリンクの使い方

◆ **魚のフライとポテトフライなどの揚げ物に合う！**
レモンの代わりに使うと、さっぱりとおいしくなります。

◆ **ピクルスに合う！**
たっぷり野菜を穀物酢につけて、すっきりまろやかなピクルス作りに最適。

★麦の蒸留酢
（250mℓ336円／内堀醸造株式会社→P141）
国産全粒小麦をじっくりと発酵させ、蒸留して造りました。甘い香りと、素材を生かすキレ味のいい爽やかな風味が特徴。

★サワードリンク用ヘルシー穀物酢
（500mℓオープン価格／タマノイ酢株式会社→P141）
サワードリンクを作ったときに果実の香りが生きるよう、クリアですっきりとした味わいのお酢です。お料理にも。

★穀物酢
（500mℓオープン価格／タマノイ酢株式会社→P141）
田崎真也さんと造ったお酢。ここちよい酸味とクセの少ないすっきりとした味。素材のおいしさを引き立ててくれます。

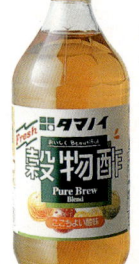

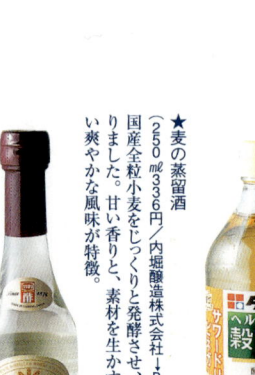

お酢にこだわる！体にいいお酢いろいろ ── 穀物酢／米酢

料理・ドリンクの使い方

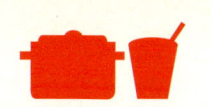

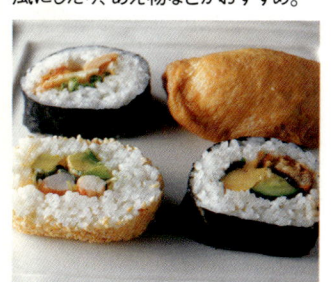

◆ **お寿司の酢めしに最適！**
ちらし寿司や手巻き寿司などの酢めしに最適。

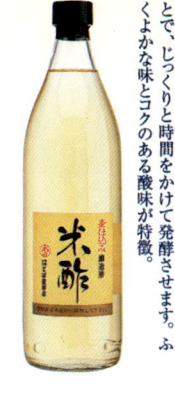

◆ **和食や中華など幅広い料理に**
素材のおいしさを引き出す和食、コクとうまみを求める中華にぴったり。

◆ **あえ物やピクルスにも合う！**
素材をそのまま漬け込んでピクルス風にしたり、あえ物などがおすすめ。

★ 美濃　特選本造り米酢
（360ml525円／内堀醸造株式会社→P141）
香りのいい酢を造るため、自社工場で精米した吟醸米を使い、まろやかな酸味と深いコクのあるお酢に仕上げました。

★ 純米酢
（300ml294円／高野酢造→P141）
冬期に米から酒を造り、その酒を昔ながらの静置醗酵でゆっくりと時間をかけて醸造したお米100％の純米酢です。

★ 壺仕込み米酢
（900ml630円／株式会社とば屋酢店→P141）
壺造りの酢は、壺の表面を空気に触れさせることで、じっくりと時間をかけて発酵させます。ふくよかな味とコクのある酸味が特徴。

米酢

日本でもっとも古くから造られているお酢で、まろやかな味とほのかな甘みが、日本人の口によく合っています。どんな料理にも使えますが、和食には欠かせない調味料。特にお寿司は米酢を抜きにしては語れないほど。日本人の食卓は米酢に支えられているのです。

原料と造り方

原料は**お米**。酢1リットルにつき、米（または酒粕）が40g以上使われていれば米酢、100％米で造られていれば純米酢となります。米を蒸し、水と麹を加え清酒にし、これを軽く漉したらアルコール酵母を植えつけ発酵させます。

発酵後は、酢酸菌を培養して造った種酢を混ぜて酢酸発酵、ろ過して貯蔵し冷暗所で熟成させます。米のでんぷん→糖化→アルコール→酢酸菌がアルコールを分解→有機酸に発酵→お酢という工程でお酢が完成。米にこだわり昔ながらの製法で醸造する老舗も多いので、奥深い味が楽しめます。

味、香りの特徴

お米に含まれるたんぱく質が分解されると、うまみを感じさせるアミノ酸がつくり出されます。その**アミノ酸によるコクと独特の甘みを持つまろやかな味わい、麹の香り**が米酢の特徴です。米100％の純米酢は、その傾向がさらに強く、芳醇な香りと深みのあるコクが味わえます。素材の味を引き出す和食のデリケートな調理法にはそんな純米酢がピッタリ。**煮物などうまみを生かしたい料理のかくし味**に使えば、誰でも本格的な味に仕上げることができます。お寿司にも使われることも多く、日本料理には欠かせない存在です。

黒酢

「アミノ酸が豊富！」「ダイエットに効果的！」と話題を呼び、お酢ブームの火つけ役となったのが黒酢。米酢や玄米酢をより長く熟成させ、色が濃くなったものを黒酢と呼んでいます。アミノ酸が豊富な黒酢を毎日の生活に取り入れ、健康維持に役立てましょう！

原料と造り方

穀物酢のうち、原材料としてお米（精白していない物）もしくは大麦を、酢1リットルにつき、180g以上使用し、かつ発酵や熟成によって（黒）褐色になったものが黒酢です。また、もち米が原料。米酢の数十倍ものアミノ酸が含まれていることで知られています。日本では鹿児島が有名な産地で、製造方法も独特。アマンと呼ばれる壺に蒸し米と麹とわき水を入れ、日なたで1年以上自然発酵させます。ひとつの容器の中ですべての工程が進行するという世界でも珍しい製法で、今でもその方法が引き継がれています。

味、香りの特徴

通常のお酢に比べて熟成期間が長いため、**まろやかで芳醇な味わい**があります。酸味がやわらかいのも特徴で、卓上の調味料として使えるほど。また飲みやすいので、ドリンクとしての需要も高まっています。黒酢はその味わいもさることながら、アミノ酸をたっぷりと含んでいることでも知られています。アミノ酸は、**血液をサラサラにする**などさまざまな面で私たちの健康に役立つ成分。代謝促進、疲労回復、ダイエット、アンチエイジングなどに効果が高く、そのパワーが注目されて黒酢ブームが巻きおこりました。

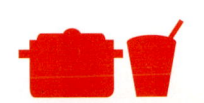

料理・ドリンクの使い方

◆ **酢豚や肉団子などの油っこい肉料理に**

黒酢に含まれる豊富なアミノ酸は、油の粒子を細かくし、すぐエネルギーに変えてくれるというはたらきを持っているので、脂っこい肉料理との相性は抜群。

◆ **はちみつやジャム、牛乳などと合わせてドリンクに**

ドリンクとしても飲みやすく、水で薄めた黒酢にはちみつやジャム、牛乳やヨーグルトなどを加えれば、さらにおいしくいただけます。

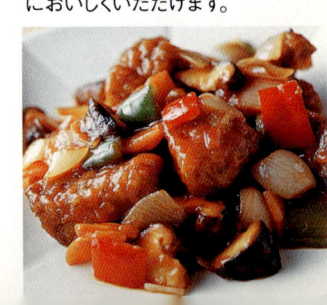

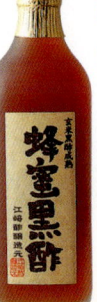

★坂元のくろず
（1000㎖2520円／坂元醸造株式会社→P.141）
こうじと米と天然のわき水を原料に、長い時間をかけて大事に造られました。まろやかでコクのある風味が特徴。

★臨醐山黒酢
（360㎖525円／内堀醸造→P.141）
臨醐山とは、岐阜県八尾津の代表的な山の名前。内堀醸造の伝統の技により、お米の甘みを生かして醸造しました。

★蜂蜜黒酢
（500㎖1300円／江崎酢醸造元→P.141）
黒酢に蜂蜜を加えて、より飲みやすく仕上げました。各種アミノ酸を豊富に含み、食欲増進、健康維持にも最適です。

お酢にこだわる！体にいいお酢いろいろ——黒酢／玄米酢

料理・ドリンクの使い方

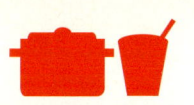

◆ **和食や中華料理によく合う！**
原料がお米なので、和食や中華によく使います。

◆ **煮物に最適！**
煮物など、素材のうまみや甘みをしっかりと引き出したい料理に。

◆ **りんご果汁やはちみつと合わせてドリンクに**

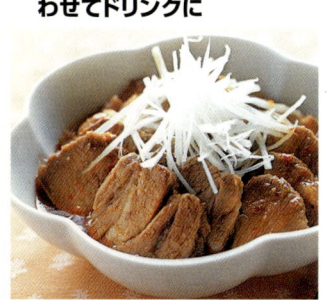

★ 玄麦玄米黒酢
（900㎖2625円／九州酢造→p141）
長い熟成期間に国産の玄米と玄麦（小麦）の豊富なミネラルなどの成分が溶け込み、深い味わいと豊かな滋養を楽しめます。

★ 玄米黒酢
（500㎖1300円／江崎酢醸造元→p141）
玄米、米麹を原料に発酵、熟成に2年以上かけました。筑後産の無農薬玄米を使用しているので料理にも安心して使えます。

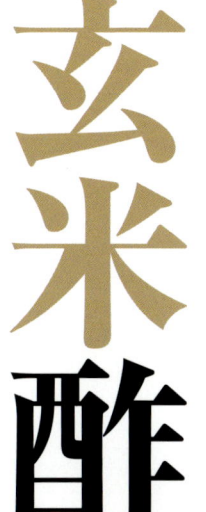

★ 有機玄米酢
（360㎖525円／内堀醸造株式会社→p141）
有機米、良質な水、米麹を使い、伝統技法で醸造した有機JAS認定商品です。コクのある旨みとまろやかな酸味が特徴です。

玄米酢

玄米を原料とした玄米酢は、ミネラル、ビタミン、アミノ酸、カリウムなど、栄養がぎっしり詰まった健康調味料。高血圧予防に効果があることも、最近になって知られるようになりました。ドリンクにするなどして、生活に取り入れていきたいお酢のひとつです。

原料と造り方

◆◆◆

精白していない玄米を原料とするのが玄米酢。 玄米はその**栄養価が高い**ことで知られていますが、これを原料とする玄米酢も同様。ミネラル、ビタミン、アミノ酸、カリウムなどが、他の酢に比べると多く含まれています。製造過程は米酢と同様ですが、米表面にある堅い層が発酵を妨げるため、表面に傷をつけてから発酵させなければならないなど、製法に手間がかかってしまいます。その分、米酢よりも値段が高くなってしまうのはいたしかたないこと。お米の栄養が無駄なく詰まったお酢は、健康飲料にも適しています。

味、香りの特徴

◆◆◆

アミノ酸が豊富に含まれているため、その味わいは複雑で、おだやかな口当たりとまろやかな酸味が特徴です。最近では、栄養価の高さだけでなく、**高血圧予防にも適している**ことに注目が集まっています。玄米酢の乳酸がナトリウムを吸収し、乳酸ナトリウムとして排泄、さらにカリウムもナトリウムの排泄を促し、体内の過剰な塩分を排出してくれるので、高血圧の予防に役立つと考えられています。「血圧が気になる…」そんな人は、料理に取り入れたりドリンクにしして、積極的に玄米酢を活用してみてください。

果実酢

原料と造り方

お酒を酢酸発酵させたものがお酢。ということは、お酒ができる原料からは、たいていのものがお酢になるということです。世界には、果物を原料とする果実酒がたくさんあります。つまり、それだけ果実酢も存在するということ。日本では古くから柿の産地で柿酢が造られてきました。熟した柿をかめに入れ、発酵をさせる菌を加えて、そのまま寝かせると、半年から1年ほどで柿酢ができます。さらに熟成させると、なんともいえない芳醇な香りをともなった優しい味わいの柿酢になるそうです。

味、香りの特徴

柿酢、ざくろ酢、いちじく酢、梨酢、桃酢…と、どのお酢も果実の風味とやわらかい酸味があり、それぞれの果実が持つ個性を持ち合わせています。健康面から考えても果実酢は優秀選手で、たとえば柿酢は、タンニンという血液をきれいにする成分を豊富に含んでいますし、桃酢は、便秘に効果のあるペクチン、高血圧を予防するカリウム、脂肪代謝を助けるナイアシンなどを含んでいるので、ダイエットや生活習慣病予防に役立つとされています。果物が持つ健康によい成分は、そのままお酢にも生かされているのです。

果物の搾り汁や果実酒からできるのが果実酢。ワインビネガーやりんご酢がその代表格ですが、他にも柿酢、桃酢、梨酢、ざくろ酢、シェリービネガーなど、いろいろあります。どのお酢も果実の風味豊かで、栄養面からみても果実の風味豊かなものばかり。ぜひ試してみて！

料理・ドリンクの使い方

◆ **柿酢は和食に合う！**
柿酢は、和食に使うと驚くほど上品な味に。酢の物、お寿司などにぴったり。

◆ **ざくろ酢、いちじく酢は、洋風料理と合う！**
煮詰めればバルサミコ酢のようにお肉のソースに活用できるものもあります。

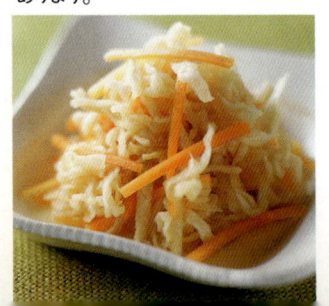

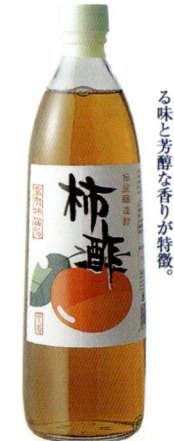

★ 柿酢
（900 ml 2100円／九州酢造→p.141）
日本を代表する柿の優良品種、「富有柿」だけをふんだんに使用した果実酢。まろやかなコクのある味と芳醇な香りが特徴。

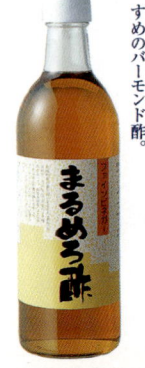

★ まるめろ酢
（500 ml 1260円／カネショウ→P.141）
北国特有のまるめろ（かりん）果実を原料とし、香りのよさは格別です。喉、気管の弱い方におすすめのバーモンド酢。

★ 石榴酢
（120 ml 577円／飯尾醸造→p.141）
ざくろ酒をさらに長期の酢酸発酵、熟成させてできあがった珍しい果実酢です。甘味と酸味のバランスが絶妙。

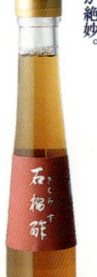

お酢にこだわる！体にいいお酢いろいろ —— 果実酢／りんご酢

料理・ドリンクの使い方

◆ 洋風料理にピッタリ！
◆ ドレッシングやマリネ、フルーツを使った料理に
◆ サワードリンクとして

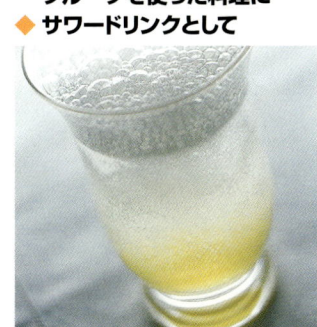

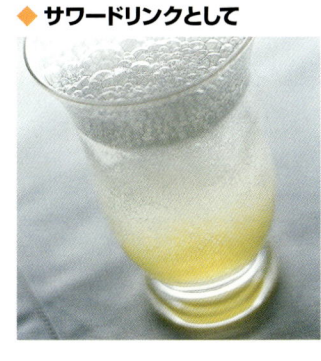

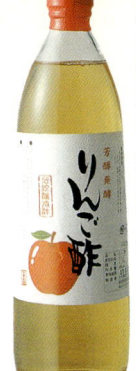

★ りんご酢
（900㎖ 1680円／九州酢造→P141）
青森より直送の完熟「ふじ」をまるごと使用。あっさりとした旨みが爽やかなりんご酢です。酸味の中に豊かな味わいを醸し出します。

★ ハチミツ入りりんご酢
（500㎖ 1050円／カネショウ→P141）
天然醸造のりんご酢に純粋ハチミツを加えた天然アルカリ飲料。ウイスキー、牛乳等とミックスしてヘルシードリンクに。

★ 桶造り純りんご酢
（500㎖ 840円／カネショウ→P141）
津軽の完熟りんごをすりおろし、低温でゆっくりと時間をかけて作った風味豊かな天然醸造の高級りんご酢です。

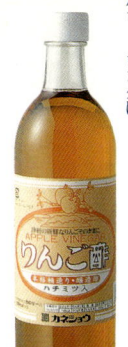

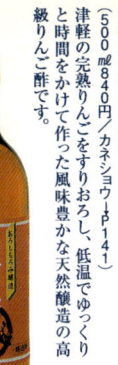

りんご酢

アメリカで最も普及しているビネガーがりんご酢。
すっきりとした軽い味わいで、マリネやドレッシングなどに最適。
りんごの産地として有名なアメリカのバーモンド州が、りんご酢を使った健康法で世界有数の長寿地域になったことから、注目が高まっています。

原料と造り方

りんご酢の原料は、りんご。100％りんご果汁だけで造られたものは「純りんご酢」と呼ばれています。最近では、信州や東北などの国産りんごで造られる純国産りんご酢も多く見られるようになりました。その味と香りを楽しみたいなら、ぜひ100％りんご果汁から造ったりんご酢をセレクトしてみてください。

りんごの濃縮果汁を薄めた原料を加熱殺菌し、アルコール発酵させ、酢酸発酵、熟成させて造ります。1リットル当たり300gのりんご果汁が使われていれば「りんご酢」と表示することができ、100％りんご果汁から造ったりんご酢は「純りんご酢」と呼ばれています。

味、香りの特徴

穀物から造られるお酢と違い、アミノ酸が少ないためすっきりとした酸味が特徴で、軽い味わいで甘い香りが印象的。カルバドスというりんごのブランデーがあるのですが、熟成期間の長いりんご酢もブランデーのような芳香をかもしだすといわれています。りんご酢は、カリウム、りんご酸、クエン酸が豊富に含まれているため、高血圧抑制、糖尿病の原因となるインスリン不足の改善、疲労回復や肥満防止などに効果的。りんご酢を積極的に生活に取り入れているバーモンド州が、世界有数の長寿地域になるのも頷けます。

ぶどう酢
ワインビネガー

原料と造り方

ぶどうからワインを造り、それをビネガーにします。ワインビネガーもワインと同様に、赤と白があり、赤のビネガーはアルコール発酵させる際に果皮を加えたり、加熱して色素を溶出させたりします。もともとビネガー（VINEGAR）という言葉は、フランス語の「Vin（ワイン）」と「aigle（酸っぱい）」が合体してできたもの。ワインビネガーの製造過程は、文字通り言葉が表しているのですね。規格としては、酢1リットル中300g以上のぶどう果汁が使用されていて、有機酸の酸味成分が4.5％以上のものになります。

味、香りの特徴

ワインビネガーは、一般の穀物酢より酸度が高く、米酢よりも糖質が少ないのが特徴。カロリーも低く、ヘルシーなお酢としても知られています。白のビネガーは、酸味が強くかすかな渋みがありますが、赤のビネガーより酸味は、ワインを醸造したときにできる沈殿物の主成分と同じ酒石酸。よいぶどうが収穫できた年においしいワインが生まれるのと同様に、ビネガーにもぶどうの「でき」が影響するのです。

口当たりは軽い感じ。反対に赤は、白より渋みが強く味にも重さがあります。このワインビネガー独特の渋みのある

日本でもすっかりおなじみになった、ワインから作るお酢がワインビネガー。イタリア料理やフランス料理には欠かせない調味料で、ヨーロッパの食卓にはワインビネガーのビンが必ず並んでいるほど。ぶどうの酸味と香りが楽しめる、おいしいお酢の代表選手。

料理・ドリンクの使い方

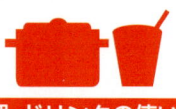

◆ **白は野菜や魚料理に**
ワインと同じく、白ワインビネガーは、あっさりとした野菜、魚、鶏料理によく合います。

◆ **赤は牛や豚、鶏料理に**
赤ワイン同様に牛肉、豚、鶏の煮込み料理などによく合います。

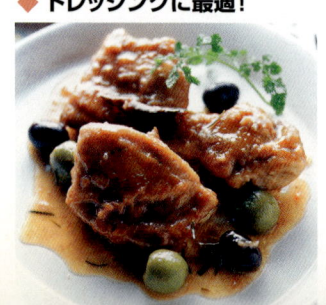

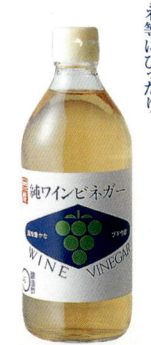

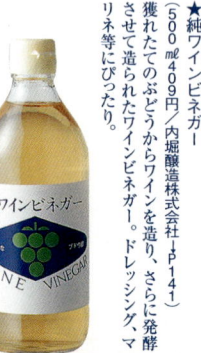

◆ **ドレッシングに最適！**

★ 純ワインビネガー
（500ml 499円／内堀醸造株式会社→P141）
獲れたてのぶどうからワインを造り、さらに発酵させて造られたワインビネガー。ドレッシング、マリネ等にぴったり。

★ ペルシュロンプレステージビネガー 白ワインビネガー（醸造品）
（500ml 462円／輸入元・株式会社アルカン）
問 03-3799-0888 03-3799-5257
良質のワインを樫樽の中でゆっくり熟成させたフランス産のワインビネガー。香り高くマイルドな風味が特徴です。

★ シャンテワインビネガー 酸度7％ 赤・白
（550ml 735円／株式会社ダイヤモンド酒造→P141）
山梨県勝沼町で醸造された良質のワインだけを発酵させたヨーロッパ風の香り高いぶどう酢です。料理やドリンクに。

ぶどう酢
バルサミコ酢

北イタリアのモデナ地方に伝わるお酢で、長い間、貴族だけが味わえる「占有物」だったとか。
じっくりと熟成に時間をかけた芳醇な香りは、一度知ったらやみつきに。ソースやドレッシング、煮物のかくし味まで、さまざまな料理の風味をアップさせてくれます。

料理・ドリンクの使い方

● ドレッシングやマリネに
バルサミコ酢はどんな料理とも相性が抜群。ドレッシング、マリネにもよく合います。

● 肉や魚のソテーのソースに
煮詰めて肉や魚のソテーのソースとして、また、カレーやシチューなどのかくし味に。

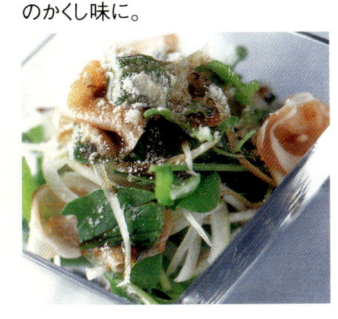

★ バルサミコ酢5年
(250ml 1800円／輸入元・株式会社アーク)
[問] 03-5287-3870 [FAX] 03-5287-3871
様々な樽の木の香りと芳醇なぶどうの風味、濃厚な旨みと豊かなコクを与えるあらゆる料理に使える魔法のソースです。

★ サンテレモ バルサミコビネガー
(250ml 1365円／輸入元・光が丘興産株式会社)
[問] 03-5377-4619 [FAX] 03-5377-4626
5年以上の熟成により、ふくよかな香りと端麗な味わいがあります。煮込み料理のかくし味など幅広く使えます。

★ デニグリス バルサミコビネガー (6スター)
(250ml 630円／輸入元・株式会社ミナト商会)
[問] 0120-766-867
製造行程を工夫することで、豊かな風味を出せるようにしました。バルサミコ酢の風味が楽しめ、かつ価格はリーズナブル。

原料と造り方

原料は甘みの強いぶどうに限られ、果汁を半分くらいになるまでじっくり煮詰めます。その後、栗や樫、桜など材質の異なる樽に移し替えながら5〜7年かけてじっくりと熟成。樽の種類や移し替えの回数によって、独自のバルサミコ酢が誕生します。**熟成期間が長いほど珍重され、20年や30年の**ものは当たり前。中には200年以上熟成した逸品もあるそうです。100mlで1〜3万円と価格は高めですが、最近では大量生産のものも出回っているので、500mlで1000円〜2000円程度のものから試してみましょう。

味、香りの特徴

独特のまろやかな甘みと香りがバルサミコ酢の特徴です。熟成期間、樽の材質、移し替えの回数などによって、香りが違ってくるので、いろいろと試して好みの風味を見つけては。**色はつややかな褐色**。ほんの数滴たらすだけでも料理の味がぐんと引き立ちます。「調味料のキャビア」という異名を持つほどのテイストを日常の食生活にプラスすれば、料理の腕と幅がさらに広がること間違いなし。**酸味がやわらかく優しい味わい**なので、洋風料理だけでなく、日本料理にも取り入れることができます。

粕酢

江戸時代末期に作られるようになった日本独特のお酢。家庭ではあまりなじみがありませんが、お寿司との相性は最高で、「寿司飯の酢といえば粕酢」という江戸前寿司の職人さんは少なくないほど。「赤酢」とも呼ばれ、深いうまみと甘み、コクを持っています。

原料と造り方

江戸時代、濁り酒を漉して清酒が造られるようになると、大量の酒粕が出るようになりました。この酒粕を利用してお酢を作り出すことを考えたのが、当時知床半島の酒造家だった（株）ミツカンの初代、中野又左衛門。江戸前寿司の流行を見て「お酢の需要が高まるはずだ」と考え開発に取り組んだというのですね。造り方は、酒粕を1〜3年ほど寝かせ、その搾り汁に酢酸菌を加えて発酵させます。熟成期間が長い酒粕からできるお酢は、赤みを帯びたあめ色になるため「赤酢」と呼ばれることも。

味、香りの特徴

米酢に比べると、麹の香りが少なくクセもあまりありません。やわらかい香りと独特のうまみが特徴的。これは、酒粕に含まれる米麹や酵母などの分解物がうまみ成分になっているからなので、寿司飯に使うときは、ほとんど砂糖を加えなくても酢飯独特のうまみと香りが立ちのぼります。香りやうまみがすばらしく、江戸前寿司にはなくてはならない存在ですが、残念ながら有機酸やアミノ酸は米酢の1/5程度。健康のために、というよりも純粋にその味を楽しむ、そんな「粋なお酢」といえるでしょう。

料理・ドリンクの使い方

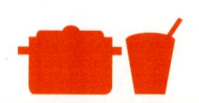

◆ **酢めしとの相性は抜群！**
家庭で作るちらし寿司や手巻き寿司なども、粕酢を使えば本格的な味を楽しむことができます。

◆ **酢の物や煮魚のかくし味に**
粕酢のやわらかい香りとうまみ。お酢そのものの味わいを損なわないために、他の調味料は控えめに。

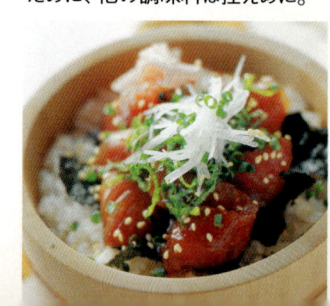

★ 三ツ判山吹
（900㎖1050円／ミッカン→p141）
熟成した酒粕だけを原料にしたミッカン創業時のお酢です。飴色の深い色合いと芳しい風味が特徴で和食に最適です。

★ 九重酢 常磐
（900㎖493円／雑賀豊吉商店→p141）
砂糖、食塩等を使用せず木桶で発酵させたため、雑味なくまろやかな味とキリッとした切れ味が素材を引き立たせます。

★ 三ツ井酢
（900㎖800円／三ツ井酢店→p141）
米もろみから造った香り豊かな米酢と、酒粕を原料に造った力強い味わいを持つ酒粕酢をブレンドしたくせのない力のあるお酢です。

お酢にこだわる！体にいいお酢いろいろ　――粕酢／もろみ酢

料理・ドリンクの使い方

◆ **タイ料理などアジア料理に！**
もろみ酢のもとである泡盛の原料がタイ米なので、タイ料理などアジア料理によく合います。

◆ **酢大豆作りにぴったり！**
大豆を漬け込めば、手軽に栄養豊富な酢大豆が作れます。

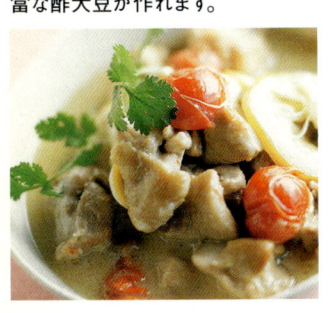

★泡盛百年酢
（720㎖2640円／南島酒販株式会社→P141）
日本一の長寿県・沖縄の特産品「泡盛」の製造過程から発生した有用成分に沖縄産の黒糖を加えて飲みやすくした健康飲料です。

★瑞穂之邦もろみ酢
（720㎖2100円／瑞穂酒造株式会社→P141）
1848年の創業以来、守り受け継がれてきた泡盛作りの手法を生かして造られました。天然のクエン酸・アミノ酸飲料でそのまま召し上がれます。

もろみ酢

沖縄のお酒、泡盛の蒸留過程でできる「もろみ」で作ったお酢。クエン酸が主成分で、疲労回復、代謝アップなどさまざまな効果が注目を集めています。また、アミノ酸の含有量もなんと黒酢の2倍！健康面から考えると、ますますブームに拍車がかかりそう！

原料と造り方

日本最古の蒸留酒といわれる沖縄のお酒、泡盛。タイ米と黒麹菌という菌から、独特の香りを持つおいしいお酒が生まれます。この**泡盛の蒸留過程でできる「もろみ」を原料にしたのがもろみ酢**。大量のクエン酸を生成する黒麹菌をたっぷり含んだ「もろみ」からできるこのお酢の**主成分は、なんとクエン酸**（普通のお酢の主成分は酢酸）。通常は、酢酸を体内で活性化させて生まれるクエン酸をダイレクトに吸収できるとあって、**疲労回復、代謝アップ、ダイエット**などさまざまな健康面での効果が期待されています。

味、香りの特徴

もろみ酢の原液そのままでは雑味がありますが、ほとんどの製品には黒糖が混ぜてあるため、**甘くてフルティーな味わい**。クエン酸が主成分なので**酸味はまろやか**、酸っぱいのが苦手という人でも抵抗なく使うことができます。黒酢の2倍といわれるアミノ酸（人間に必要なすべての必須アミノ酸を含んでいるのです！）やクエン酸の含有量、加糖、無糖など、種類によって異なるので、ラベルをチェックしてから購入するようにしましょう。好みの味を見つけて健康ドリンクとして摂取すれば、毎日の健康に役立つはずです。

139

私たちもすっぱい仲間です！

お酢と同様に酸味が強く、クエン酸を多く含み、健康効果が期待できる「すっぱい仲間」を紹介します。かんきつ類や梅干しのそれぞれの特徴をおぼえて、料理やドリンクに大いに利用しましょう。

レモン

■特徴

古くからビタミンCの供給源として重宝されてきたレモン。「酢ミカン」とも呼ばれ、世界中で栽培されています。果汁中にはクエン酸が多く含まれその酸濃度は6〜7％と高いのが特徴。豊富なビタミンCとクエン酸が、疲労回復など健康面もサポートしてくれます。

■料理、ドリンクの使い方

さわやかな酸味と香りのレモンは、肉や魚のソテーに絞りかけたり、ドレッシングにしたり、ケーキの香りづけをしたり…と幅広く活用することができます。また、レモンスカッシュやはちみつ＆レモンなど飲み物としても最適。

すだち

■特徴

すだちはもともと「酢橘」という意味で、昔はその果汁をそのまま食酢として利用していました。産地は徳島県、30〜40g程度の小粒な実で、熟す前の若い緑色果の風味は、とても優れています。カルシウム、カリウム、ビタミンC、ビタミンAと栄養も豊富で、酸味もまろやか。

■料理、ドリンクの使い方

お浸し、刺身、焼き魚、湯豆腐、松茸料理など、半身に切った実を食べる直前に絞りかければ、言うことなし！また、果皮は薬味として活用できます。

梅干し

■特徴

古くから「健康食品」として日本人に愛されている梅干しは、カルシウム、マグネシウム、カリウムなどのミネラルを豊富に含む、アルカリ性食品の代表格。もちろん、すっぱさのもとであるクエン酸も豊富。その殺菌パワーを昔の人は知恵として身につけていたから「おにぎりに梅干し」が定番になったのですね。

■料理、ドリンクの使い方

1日に数粒は食べたい梅干しですが、気になるのは塩分…。料理に利用して、塩分と酸味を調味料代わりにするのが、賢い摂取法でしょう。

ゆず

■特徴

鍋物にゆず…日本の冬を温かくする食卓の風景。ゆずは、その高い香りだけでなく、栄養面でも優れていて、果皮にはみかんの4倍ものビタミンCが含まれています。また、クエン酸や酒石酸も豊富で、最近では毛細血管の流れをスムーズにするヘスペリジンという成分も発見されました。

■料理、ドリンクの使い方

鍋以外でも、酢の物にしたり、刻んだ果皮をうどんや汁ものに乗せたりと、華やかな仕上げの演出には欠かせません。ゆずこしょうなどの加工品にも幅広く使われています。

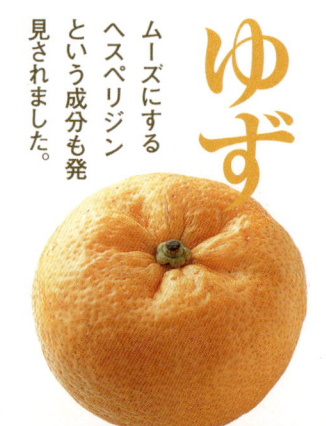

140

こだわりのお酢　取り寄せ＆問い合わせガイド

■東北

カネショウ株式会社→P.134、P.135
（尾上工場）青森県南津軽郡尾上町大字日沼字富田30-12
TEL 0172-57-2121（代）
FAX 0172-57-5500
0120-30-0231
URL　http://www.ringosu.com/

■甲信越・北陸

株式会社　ダイヤモンド酒造→P.136
〒409-1313
山梨県東山梨郡勝沼町下岩崎880
TEL 0553-44-0129
FAX 0553-44-2613
URL　http://www.wine.or.jp/diamond

高野酢造→P.131
〒920-2133
石川県石川郡鶴来町大国町ホ103
TEL 0761-93-1188
FAX 0761-93-1088
URL　http://www.takano-su.co.jp

株式会社　とば屋酢店→P.131
〒917-0232
福井県小浜市東市場34-6-2
0120-56-1514
FAX 0120-56-1513
URL　http://www.tobaya.com

■東海

内堀醸造株式会社→P.130、P.131、P.132、P.133、P.136
〒505-0303
岐阜県加茂郡八百津町伊岐津志437
TEL 0574-43-1185
FAX 0574-43-1781
URL　http://www.uchibori.com

株式会社　ミツカングループ本社→P.138
〒475-8585
愛知県半田市中村町2-6
TEL 0569-26-3300（お客様相談室）
URL　http://www.mitsukangroup.com

株式会社　三井酢店→P.138
〒470-2212
愛知県知多郡阿久比町大字卯坂字下同志鐘1-10
TEL 0569-49-2211
FAX 0569-49-2200
URL　http://www.321su.com

■近畿

タマノイ酢株式会社→P.130
〒590-0940
大阪府堺市車之町西1-1-32
TEL 072-238-1021
FAX 072-228-0926
URL　http://www.tamanoi.co.jp

株式会社　飯尾醸造→P.134
〒626-0052
京都府宮津市小田宿野373
TEL 0772-25-0015
FAX 0772-25-1414
URL　http://www.iio-jozo.co.jp

株式会社　雑賀豊吉商店→P.138
〒640-8342
和歌山県和歌山市友田町4-3
TEL 073-423-1285
FAX 073-432-5383

■九州・沖縄

江崎酢醸造元→P.132、P.133
〒834-0016
福岡県八女市大字豊福212-1
TEL 0943-23-0552
FAX 0943-23-7500
URL　http://www.kash.jp/esakisu/

九州酢造→P.133、P.134、P.135
〒811-2303
福岡県粕屋郡粕屋町酒殿1123
TEL 092-938-3678
FAX 092-939-0241
0120-38-1104
URL　http://www.k1104.com

坂元醸造株式会社→P.132
〒890-0052
鹿児島県鹿児島市上之園町21-15
TEL 099-258-1777
FAX 099-250-1555
0120-207-717
URL　http://www.kurozu.co.jp

南島酒販株式会社→P.139
〒901-1111
沖縄県島尻郡南風原町字兼城406
TEL 098-889-4831
FAX 098-889-4806
URL　http://www.nanto-shuhan.com/

瑞穂酒造株式会社→P.139
〒903-0801
沖縄県那覇市首里末吉町4-5-16
TEL 098-885-0121
FAX 098-885-0202
URL　http://www.mizuhoshuzo.co.jp/www/

材料別料理さくいん

かに
- サンラータン ……………………… 40

たこ
- たこの揚げ煮 …………………… 30
- シーフードマリネ ………………… 62
- たこときゅうりの和風サラダ …… 66
- シーフードライスサラダ ………… 88

海藻類
- きゅうりとわかめの冷やしスープ … 42
- 海藻サラダ ……………………… 66
- たこときゅうりの和風サラダ …… 66
- もずく酢/えのきとほっき貝の酢の物 … 74
- ひじきの酢の物 ………………… 77
- めかぶ丼 ………………………… 91

豆・大豆加工品

豆腐
- サンラータン ……………………… 40
- 揚げ出し豆腐の野菜あんかけ … 52

大豆・豆類
- 豆ミネストローネ ………………… 45
- 豆とアボカドのサラダ …………… 69

納豆
- 納豆キムチチャーハン ………… 88
- ぶっかけ納豆うどん温泉卵のせ … 99

きのこ類
- 鶏手羽と干ししいたけの酸味スープ … 41
- 酢豚 ……………………………… 48
- きゅうりの甘酢炒め …………… 57
- えのきとほっき貝の酢の物 …… 74
- 汁ビーフン ……………………… 97

野菜類

カリフラワー・ブロッコリー
- 牛肉の赤ワイン煮 ……………… 35
- カリフラワーと桜えびの炒め物 … 54
- 彩りピクルス …………………… 70
- カリフラワーとうずらの卵のカレーピクルス … 72

キャベツ
- えびといかのプリプリロールキャベツ … 32
- ザワークラウト ………………… 72

きゅうり
- きゅうりとわかめの冷やしスープ … 42
- ガスパチョ ……………………… 43
- きゅうりの甘酢炒め …………… 57
- かつおのカレー風味マリネ …… 64
- たこときゅうりの和風サラダ …… 66

- 簡単冷麺 ………………………… 96
- ぶっかけ納豆うどん温泉卵のせ … 99

うずらの卵
- カリフラワーとうずらの卵のカレーピクルス … 72
- めかぶ丼 ………………………… 91

魚介類（魚・貝など）

いわし
- いわしの梅酢煮 ………………… 30
- じゃがいもの白ワインビネガー炒め … 55
- いわしの刺身キムチたれかけ … 81

鮭
- 新玉ねぎとスモークサーモンのマリネ … 65
- 鮭ちらし寿司 …………………… 87
- シーフードライスサラダ ………… 88

しらす干し（ちりめんじゃこ）
- 海藻サラダ ……………………… 66
- めかぶ丼 ………………………… 91

たら
- たらのビネガー煮 ……………… 34
- 白身魚と卵のチリソース炒め … 59

まぐろ・ツナ
- にんじんとツナのサラダ ………… 68
- まぐろと長いものからし酢じょうゆあえ … 81
- まぐろの手ごね寿司 …………… 86

その他魚
- さばのヌックマム煮 …………… 36
- 太刀魚のコチュジャン煮 ……… 37
- あじの南蛮漬け ………………… 50
- わかさぎのエスカベーシュ …… 51
- 揚げ魚の甘酢ソースかけ（エスニック風） … 58
- かつおのカレー風味マリネ …… 64
- うなぎスタミナそうめん ……… 101

貝類
- あさりの酸味スープ …………… 41
- トマトと卵と帆立の中華風スープ … 42
- あさりのにんにくポン酢炒め … 51
- かきと長ねぎの黒酢炒め …… 56
- えのきとほっき貝の酢の物 …… 74

えび
- えびといかのプリプリロールキャベツ … 32
- トムヤムクン …………………… 38
- カリフラワーと桜えびの炒め物 … 54
- シーフードマリネ ………………… 62
- 豆とアボカドのサラダ …………… 69
- さっぱりあんかけ焼きそば …… 92

いか
- えびといかのプリプリロールキャベツ … 32
- シーフードマリネ ………………… 62

肉類（肉・肉加工品・レバーなど）

牛肉
- 牛肉の赤ワイン煮 ……………… 35
- ハンバーグおろしソース ……… 53
- 牛肉とセロリのバルサミコ炒め … 55
- ローストビーフの洋風ちらし寿司 … 87
- ビビンバ ………………………… 90

豚肉
- 豚肉の辛酸味煮 ………………… 28
- 豚ばら肉とゆで卵のすっぱ煮 … 29
- 白菜と肉団子のスープ ………… 45
- 酢豚 ……………………………… 48
- ハンバーグおろしソース ……… 53
- 豚肉とにらの酸味炒め ………… 54
- きゅうりの甘酢炒め …………… 57
- ゆで豚のからし酢みそ ………… 78
- 納豆キムチチャーハン ………… 88
- フライドエッグのエスニックごはん … 89
- 焼き豚ときゅうりの中華あえ丼 … 91
- さっぱりあんかけ焼きそば …… 92
- じゃじゃ麺 …………………… 100

鶏肉
- カチャトーラ …………………… 26
- 鶏手羽先のさっぱり煮 ………… 29
- 鶏肉のココナッツミルク煮 …… 37
- 鶏手羽と干ししいたけの酸味スープ … 41
- 揚げ団子の黒酢あんがらめ … 56
- 冷やし中華 ……………………… 94
- バンバンジー風サラダ麺 ……… 95
- 簡単冷麺 ………………………… 96
- 汁ビーフン ……………………… 97

ハム・ベーコン・ソーセージ
- ポトフ風サワースープ ………… 44
- 豆ミネストローネ ………………… 45
- ハムと大根のマリネ …………… 62
- ルッコラのサラダ・バルサミコ酢風味 … 69
- 冷やし中華 ……………………… 94

レバー
- レバーの煮込み ………………… 31

卵類

鶏卵
- 豚ばら肉とゆで卵のすっぱ煮 … 29
- サンラータン ……………………… 40
- トマトと卵と帆立の中華風スープ … 42
- 白身魚と卵のチリソース炒め … 59
- ローストビーフの洋風ちらし寿司 … 87
- 鮭ちらし寿司 …………………… 87
- フライドエッグのエスニックごはん … 89
- ビビンバ ………………………… 90

142

じゃがいもの白ワインビネガー炒め　55

長いも
まぐろと長いものからし酢じょうゆあえ　81
うなぎスタミナそうめん　101

さつまいも
さつまいものレモン煮　121

牛乳・乳製品

ポトフ風サワースープ　44
白桃ラッシー　113
即席ヨーグルトドリンク　117
いちごのせアイスクリーム・バルサミコ酢かけ　118

果物

いちごサワーシロップ　108
黒酢はちみつレモン　110
オレンジサワードリンク　112
グレープフルーツドリンク　112
白桃ラッシー　113
りんごサワージュース　113
いちごのせアイスクリーム・バルサミコ酢かけ　118
りんご酢ゼリー　120
フルーツハーブマリネ　121

ごはん

ロール巻き寿司3種＆いなり寿司　84
まぐろの手ごね寿司　86
ローストビーフの洋風ちらし寿司　87
鮭ちらし寿司　87
シーフードライスサラダ　88
納豆キムチチャーハン　88
フライドエッグのエスニックごはん　89
ビビンバ　90
焼き豚ときゅうりの中華あえ丼　91
めかぶ丼　91

麺

春雨サラダ　68
さっぱりあんかけ焼きそば　92
冷やし中華　94
バンバンジー風サラダ麺　95
簡単冷麺　96
汁ビーフン　97
トマトのさっぱりひんやりサラダパスタ　98
ぶっかけ納豆うどん温泉卵のせ　99
サラダそば　99
じゃじゃ麺　100
うなぎスタミナそうめん　101

豚肉とにらの酸味炒め　54

長ねぎ
揚げ出し豆腐の野菜あんかけ　52
かきと長ねぎの黒酢炒め　56
長ねぎのホットマリネ　64

にがうり
にがうりの酢の物　77

にんじん
牛肉の赤ワイン煮　35
ポトフ風サワースープ　44
酢豚　48
揚げ出し豆腐の野菜あんかけ　52
春雨サラダ　68
にんじんとツナのサラダ　68
切り干し大根の酢の物　76
なます（ベトナム風：ニョクチャム）　80
ビビンバ　90

白菜
白菜と肉団子のスープ　45
ラーパーツァイ　73

ピーマン・パプリカ
ラタトゥイユ　33
ガスパチョ　43
酢豚　48
揚げ魚の甘酢ソースかけ（エスニック風）　58
彩りピクルス　70

もやし
あさりのにんにくポン酢炒め　51
ビビンバ　90
汁ビーフン　97

レタス
海藻サラダ　66
シーフードライスサラダ　88
バンバンジー風サラダ麺　95
サラダそば　99

れんこん
れんこんの酢の物　76

キムチ
納豆キムチチャーハン　88
簡単冷麺　96

野菜ジュース
青い野菜サワードリンク/にんじんサワードリンク　114
トマトサワードリンク　115

いも類

じゃがいも
たらのビネガー煮　34
牛肉の赤ワイン煮　35
ポトフ風サワースープ　44

春雨サラダ　68
彩りピクルス　70
きゅうりのピリ辛漬け　73
焼き豚ときゅうりの中華あえ丼　91
冷やし中華　94
バンバンジー風サラダ麺　95
じゃじゃ麺　100

グリーンアスパラガス
わかさぎのエスカベーシュ　51
ローストビーフの洋風ちらし寿司　87

セロリ
あじの南蛮漬け　50
牛肉とセロリのバルサミコ炒め　55

大根
ハンバーグおろしソース　53
ハムと大根のマリネ　62
切り干し大根の酢の物　76
なます（ベトナム風：ニョクチャム）　80
いわしの刺身キムチたれかけ　81
ビビンバ　90

玉ねぎ
スペアリブのマスタード煮込み　34
たらのビネガー煮　34
あじの南蛮漬け　50
わかさぎのエスカベーシュ　51
揚げ魚の甘酢ソースかけ（エスニック風）　58
新玉ねぎとスモークサーモンのマリネ　65
彩りピクルス　70

チンゲン菜
さっぱりあんかけ焼きそば　92
汁ビーフン　97

トマト
ラタトゥイユ　33
鶏肉のココナッツミルク煮　37
トマトと卵と帆立の中華風スープ　42
ガスパチョ　43
豆ミネストローネ　45
わかさぎのエスカベーシュ　51
牛肉とセロリのバルサミコ炒め　55
かつおのカレー風味マリネ　64
シーフードライスサラダ　88
冷やし中華　94
バンバンジー風サラダ麺　95
トマトのさっぱりひんやりサラダパスタ　98

なす
ラタトゥイユ　33
揚げなすの和風マリネ　65
なすの中華あえ　80

にら
あさりの酸味スープ　41

監修者プロフィール
落合 敏（おちあい とし）

相模女子大学短期大学部卒業。ノーベル大学大学院研究員修了。千葉県立衛生短期大学栄養学科教授、千葉大学看護学部講師などを経て、現在、茨城キリスト教大学生活科学部食物健康科学科教授。栄養学博士。肥満治療栄養障害研究会世話人。『おもいッきりテレビ』(NTV)など、テレビ番組でも活躍。主な著書に『お酢のパワーを使いきる！ 107の便利帳』(青春出版社)、『食べるカルシウムバイブル』(日東書院)、『缶詰は食生活を改善する』(ブックマン社)、『野菜はからだの毒をとる』(サンガ)など多数。

Staff

撮影	松島均
デザイン	羽田野朋子
企画・編集協力	長谷川美喜（食のスタジオ）
編集アシスタント	吉岡久美子・宮崎総子（食のスタジオ）
取材・文	神崎のりこ
レシピ制作・調理・スタイリング	牛尾理恵（食のスタジオ）
	田中みさと・池田桂子
本文イラスト	石田純子

＜参考文献＞
改訂調理用語辞典（社団法人　全国調理師養成施設協会）
コツと科学の調理事典（医歯薬出版株式会社）
「お酢のパワー」で元気になる！（PHP研究所）
魔法の液体ビネガー（お酢）278の使い方（飛鳥新社）

体に効く！
酢をおいしくたっぷり食べるレシピ

監　修　落合　敏
発行者　深見　悦司
印刷所　大日本印刷株式会社

発　行　所
成美堂出版

©SEIBIDO SHUPPAN 2004
PRINTED IN JAPAN
ISBN4-415-02746-6

落丁・乱丁などの不良本はお取り替えします
●定価はカバーに表示してあります

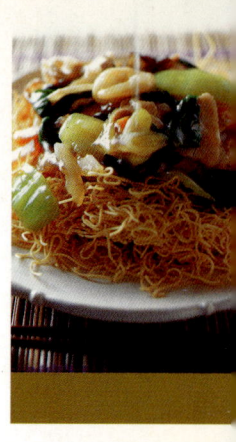